ゼロからはじめる！
Knee Osteotomy アップデート

編著

日本 Knee Osteotomy フォーラム

全日本病院出版会

序

　整形外科分野において変形性膝関節症(膝OA)は加齢とともに多くの人々に訪れる最もポピュラーな疾患の一つです。疼痛や変形の程度、さらには既往症や年齢に応じて保存的治療から外科的治療まで幅広い対応が必要となります。現在、最も一般的な外科的治療は人工膝関節置換術(TKA)です。2017年はその数は90,000件を上回る勢いでした。一方、膝骨切り術は約8,000件程度であり以前よりは増える傾向にありますが、まだまだ両者には大きな開きがあります。近年の科学技術の進歩とともにTKAは機種の改良もなされ性能も向上してきたとは思いますが、完全に膝関節機能を担えるか？というとそれは不可能です。生来の自分の膝の機能は人工関節に優るものであり、決して安易に置換するものではありません。

　1965年のMB. Coventryの報告に始まった高位脛骨骨切り術(HTO)は、日本では1980年から2000年にかけて一般的な外科的治療法となりつつありましたが、人工膝関節の性能の向上に伴ってその影をひそめることになってしまいました。また、以前のHTOは手術手技が煩雑で術後のアライメントの維持も困難で、長下肢ギプスを使用したこともあり、患者さんも長期間の入院を強いられた過去があります。そのような経験を重ねた先生方はどうしてもHTOには否定的となり、部下の若手の先生方には積極的な教育をしてこなかった時代があったようです。しかし、ここ数年でHTOの流れは大きく変わりました。骨を連結する内固定材の進歩や手術テクニックおよびリハビリテーション技術の向上などにより入院期間が大幅に短縮されるに至ったのです。近年、膝周囲骨切り術(around the knee osteotomy：AKO)という概念が台頭し、さらに多くの膝の変形をベースとする疾患に対応できるようになりました。これまでは膝OAに対しての骨切り術はHTO一辺倒でしたが、大腿骨遠位骨切り術や新しい脛骨近位骨切り術、さらにはそれらを組み合わせた手術の開発のお陰で、患者さん一人一人の生活背景や膝OAの進行状況に合わせたオーダーメードの治療ができるようになってきました。膝骨切り術も新しい時代に入ったのです。

　膝関節を開けてみて "なぜTKAを選択した？" と自問自答した経験がある先生方も多くいるのではないでしょうか？それが若い患者さんであればなおさらです。さらに、日本では自分や自分の家族に対して率先してTKAを行いますか？という問いかけに対してほとんどの整形外科医は "ノー" と答えます。自分の身内には適応することを拒む手術を他人であれば躊躇なく実施することができるとはどういうことでしょうか。まずは関節を温存する治療を考えることが常識であると私は思います。粗い言い方にはなりますが、膝骨切り術は患者さんにとって失うものがTKAに比べてはるかに少ないとも考えられます。膝関節が残っているからこそ次の一手が打てるということは患者さんばかりでなく我々医師の側にとっても幸せなことです。最近の再生医療や医工学技術の進

歩には目を見張るものがあります．近い将来，AKO と膝関節再生治療はウインウインの関係となることが大いに期待されます．

　この先 AKO に関する知識や技術がなければ膝関節外科医を名乗ることができない時代となるでしょう．これまで AKO に関する系統的な教材がなく，これを学ぼうとする先生方に相当なご不便をお掛けしていたことに気付き，ここに日本 Knee Osteotomy フォーラムの世話人の先生方が中心となって「ゼロからはじめる！Knee Osteotomy アップデート」というタイトルの MOOK を発刊することとなりました．いずれも AKO に明るい先生方ばかりで読者の皆様の疑問にも明確にお答えすることができると信じています．2011 年にプレフォーラムを開催いたしましたが，正式には日本 Knee Osteotomy フォーラムは 2012 年に第 1 回を安田和則会長のもとに開催して以来 2018 年で第 7 回となります．これから是非多くの先生方にご参加いただきたいと思います．

　最後に日々の診療や研究にお忙しい中，快く執筆の依頼をお引き受けいただきました先生方に心より感謝申し上げます．また，膝骨切り術という新しい概念に基づいた日本で初めての参考書の出版をお引き受けいただきました全日本病院出版会の皆様にこの場をお借りして厚く御礼申し上げます．

　本書を明日からの膝診療のお役に立てていただければ幸いです．

2018 年　春
横須賀市立市民病院関節外科センター

竹内良平

Contents

ゼロからはじめる！
Knee Osteotomy アップデート　　編著　日本 Knee Osteotomy フォーラム

Ⅰ. 骨切りの歴史

1　日本での流れ ……………………………………………………… 安田和則　2

2　世界の流れ ………………………………………………………… 澤口　毅　7

Ⅱ. 骨切り術に必要な解剖

1　血管，リンパ，神経分布 ………………………………………… 安村建介　14

2　大腿骨骨切りに必要な解剖

  a. 外側アプローチ ………………………………… 秋山武徳，仲村俊介　19

  b. 内側アプローチ ………………………………… 秋山武徳，仲村俊介　22

3　脛骨骨切りに必要な解剖

  a. 内側アプローチ ………………………………………………… 安村建介　25

  b. 外側アプローチ ………………………………… 秋山武徳，仲村俊介　29

Ⅲ. 手術総論

1　セットアップ ……………………………………………… 齊藤英知，島田洋一　34

2　適応と除外 ………………………………………………… 齊藤英知，島田洋一　36

3　術前計画 …………………………………………………… 齊藤英知，島田洋一　40

4　JLCA とアライメント …………………………………… 小川寛恭，松本　和　47

Ⅳ. 手術各論

A Open wedge high tibial osteotomy (OWHTO)

1　Anatomical TomoFix プレート ……………………………………… 竹内良平　52

2　TriS プレート …………………………………………… 近藤英司，安田和則　58

3　Puddu type プレート ……………………………………………… 阿部雅志　64

4　Hemicallotasis ……………………………………………………… 中村英一　70

5　半月板と OWHTO …………………………………………… 中村立一，髙橋祐樹　75

6　ACL 不全膝に対する OWHTO―ロングプレート― …………… 久保田光昭　80

7　ACL 不全膝に対する OWHTO―ショートプレート― …………… 鈴木智之　85

| 8 | ナビゲーション手術 | 山本祐司，石橋恭之 | 92 |
| 9 | 青壮年美容的矯正 | 藤間保晶 | 97 |

B 骨癒合

1	Gap filling	澤口　毅，五嶋謙一	102
2	骨棘移植	秋山武徳，仲村俊介	107
3	同種骨移植併用	井手衆哉	112
4	骨補填剤	田中孝昭，熊谷吉夫	116
5	その他の工夫	横山勝道	120

C Closed wedge high tibial osteotomy（CWHTO）

1	Interlocking CWHTO	岡崎　賢	125
2	Hybrid CWHTO	竹内良平	132
3	腓骨骨切り術	齊藤英知，島田洋一	137

D その他の脛骨近位骨切り術

1	腓骨骨切り部プレート固定を伴ったドーム型骨切り術	葛城良成	141
2	島根大式ドーム状骨切り術	熊橋伸之，内尾祐司	147
3	逆Ｖ字型高位脛骨骨切り術	近藤英司，安田和則	154
4	脛骨顆外反骨切り術 （tibial condylar valgus osteotomy；TCVO）	米倉暁彦	160

E 大腿骨遠位骨切り術

| 1 | Distal femoral osteotomy（DFO） | 松下雄彦，荒木大輔 | 168 |
| 2 | Double level osteotomy（DLO） | 中山　寛，吉矢晋一 | 174 |

F High tibial osteotomy（HTO）の合併症—回避のコツ—

1	骨癒合遷延	中村立一	185
2	Tibial posterior slope angle（TPS）の増大	石川博之，竹内良平	191
3	血管損傷	花田弘文，藤原　明	197
4	Deep vein thrombosis（DVT）	武内謙輔，藤原　明	202
5	感染	三岡智規	206
6	脛腓関節障害	五味徳之，近石宣宏	210
7	HTOからTKAへ	谷口　亘，近藤　誠	215

V. 術後後療法

| 1 | 早期荷重のためのリハビリテーション | 石川博之，竹内良平 | 222 |

Ⅵ. 評価とバイオメカニクス

1 評価方法 .... 岡崎　賢 228

2 高齢者の成績 .... 五嶋謙一, 澤口　毅 232

3 HTO 後の効果 .... 五嶋謙一, 澤口　毅 236

4 歩行解析 .... 五味徳之, 近石宣宏, 山田英司, 片岡悠介 241

5 力学 .... 島　洋祐, 澤口　毅 247

Ⅶ. High tibial osteotomy(HTO)と関節軟骨

1 HTO と軟骨再生総論 .... 中村憲正, 山田裕三 254

2 HTO 前後の膝蓋大腿関節(PF)評価 .... 山田裕三, 中村憲正 259

3 CWHTO と OWHTO の膝蓋大腿関節(PF)の変化 .... 大槻周平 264

4 OWHTO と軟骨再生 .... 阿部里見 270

5 骨軟骨移植と HTO の併用 .... 佐伯和彦 276

索　引 293

執筆者一覧

◆日本 Knee Osteotomy フォーラム会長

竹内良平　　　横須賀市立市民病院関節外科・人工関節センター，診療部長

◆編集委員（五十音順）

秋山武徳　　　秋山クリニック，院長

岡崎　賢　　　東京女子医科大学整形外科，教授

五嶋謙一　　　富山市民病院関節再建外科，部長

近藤英司　　　北海道大学大学院医学研究院スポーツ先端治療開発医学分野，特任教授

澤口　毅　　　富山市民病院，副院長/整形外科部長

田中孝昭　　　国立病院機構宇都宮病院，副院長
　　　　　　　東京慈恵会医科大学整形外科

中村憲正　　　大阪保健医療大学保健医療学部，教授

中村立一　　　春江病院整形外科関節温存・スポーツ整形外科センター，センター長

松下雄彦　　　神戸大学整形外科，講師

◆執筆者一覧（執筆順）

安田和則　　　八木整形外科病院，名誉院長
　　　　　　　北海道大学，名誉教授（招聘教授）

澤口　毅　　　富山市民病院，副院長/整形外科部長

安村建介　　　レイクタウン整形外科病院，院長

秋山武徳　　　秋山クリニック，院長

仲村俊介　　　秋山クリニック，副院長

齊藤英知　　　秋田大学附属病院リハビリテーション科，助教

島田洋一　　　秋田大学大学院整形外科，教授

小川寛恭　　　岐阜大学大学院医学系研究科整形外科学，特任助教

松本　和　　　岐阜大学大学院医学系研究科整形外科学，准教授

竹内良平　　　横須賀市立市民病院関節外科・人工関節センター，診療部長

近藤英司　　　北海道大学大学院医学研究院スポーツ先端治療開発医学分野，特任教授

阿部雅志　　　藤枝市立総合病院整形外科，第二診療部長

中村英一　　　熊本大学大学院生命科学研究部整形外科学分野，講師

中村立一　　　春江病院整形外科関節温存・スポーツ整形外科センター，センター長

髙橋祐樹　　　やわたメディカルセンター整形外科，医長

久保田光昭　　越谷市立病院整形外科/リハビリテーション科，部長

鈴木智之　　　札幌医科大学整形外科，講師

山本祐司　　　弘前大学整形外科，講師

石橋恭之　　　弘前大学整形外科，教授

藤間保晶　　　市立奈良病院整形外科，医長

五嶋謙一　　　富山市民病院関節再建外科，部長

井手衆哉　　　佐賀大学整形外科人工関節学講座，准教授

田中孝昭	国立病院機構宇都宮病院，副院長 東京慈恵会医科大学整形外科
熊谷吉夫	国立病院機構宇都宮病院，外科系診療部長 東京慈恵会医科大学整形外科
横山勝道	岡山旭東病院整形外科，主任医長
岡崎 賢	東京女子医科大学整形外科，教授
葛城良成	札幌整形循環器病院整形外科，部長
熊橋伸之	島根大学整形外科，講師
内尾祐司	島根大学整形外科，教授
米倉暁彦	長崎大学整形外科，病院准教授
松下雄彦	神戸大学整形外科，講師
荒木大輔	神戸大学整形外科，助教
中山 寛	兵庫医科大学整形外科，助教
吉矢晋一	兵庫医科大学整形外科，主任教授
石川博之	横須賀市立市民病院関節外科・人工関節センター，科長
花田弘文	福岡リハビリテーション病院整形外科，部長
藤原 明	福岡リハビリテーション病院整形外科，診療部長
武内謙輔	福岡リハビリテーション病院血管外科，部長
三岡智規	八尾市立病院整形外科，部長
五味徳之	坂出回生病院関節外科センター，センター長
近石宣宏	坂出回生病院関節外科センター，課長
谷口 亘	貴志川リハビリテーション病院人工関節センター 和歌山県立医科大学整形外科，講師
近藤 誠	貴志川リハビリテーション病院人工関節センター，副院長
山田英司	坂出回生病院関節外科センター附属理学療法部
片岡悠介	坂出回生病院関節外科センター附属理学療法部
島 洋祐	KKR北陸病院整形外科，医長
中村憲正	大阪保健医療大学保健医療学部，教授
山田裕三	八尾市立病院整形外科，医長
大槻周平	大阪医科大学整形外科，講師(准)
阿部里見	旭川医科大学整形外科，助教/講師(学内)
佐伯和彦	福岡大学整形外科，講師

(2018 年 3 月現在)

用語一覧

A～C	
ACL	anterior cruciate ligament/前十字靱帯
ascending cut	ascending cut/アセンディングカット
β-TCP	β-tricalcium phosphate/β-リン酸三カルシウム
CWDFO	closed wedge distal femoral osteotomy
CWHTO	closed wedge high tibial osteotomy

D・F	
DFO	distal femoral osteotomy/大腿骨遠位骨切り術
DLO	double level osteotomy
DVT	deep vein thrombosis/深部静脈血栓症
FTA	femorotibial angle/大腿脛骨角

H～J	
HKA angle	hip-knee-ankle angle
HTO	high tibial osteotomy/高位脛骨骨切り術
ICRS 分類	International Cartilage Repair Society 分類
JLCA	joint line convergence angle
JOA スコア	膝関節 JOA スコア

K・L	
K-L 分類	Kellgren-Lawrence 分類
KOOS	Knee Injury and Osteoarthritis Outcome Score
K-wire	Kirschner wire/キルシュナー鋼線
LCP	locking compression plate
LDFA	lateral distal femoral angle
LIPUS	low-intensity pulsed ultrasound/低出力超音波パルス

M	
MCL	medial collateral ligament/内側側副靱帯
MDF	medial distal femoral

Mikulicz line	Mikulicz line
MIPO	minimally invasive plate osteosynthesis/最小侵襲プレート固定法
MPTA	medial proximal tibial angle
O・P	
OA	osteoarthritis/変形性関節症
OWDFO	open wedge distal femoral osteotomy
OWHTO	open wedge high tibial osteotomy
PCL	posterior cruciate ligament/後十字靱帯
PF-OA	patello-femoral osteoarthritis
S・T	
SONK	spontaneous osteonecrosis of the knee/特発性膝骨壊死
TCVO	tibial condylar valgus osteotomy
TKA	total knee arthroplasty/人工膝関節全置換術
TPS	tibial posterior slope/脛骨後方傾斜
transverse cut	transverse cut/トランスバースカット
U・W	
UKA	unicompartmental knee arthroplasty/人工膝関節内(外)側置換術
WOMAC	Western Ontario and McMaster Universities Osteoarthritis Index
和語	
外側型膝 OA	外側型変形性膝関節症
内側型膝 OA	内側型変形性膝関節症
商品名	
OSferion60	OSferion60/オスフェリオン 60, 吸収性骨再生用材料
TomoFix	TomoFix/体内固定用プレート
TriS	TriS/体内固定用プレート

ゼロからはじめる! Knee Osteotomy アップデート

I. 骨切りの歴史

ゼロからはじめる！Knee Osteotomy アップデート

Ⅰ．骨切りの歴史

1

日本での流れ

はじめに

外側楔状閉鎖式高位脛骨骨切り術(closed wedge high tibial osteotomy；CWHTO)は，1950年代末から1960年代のJackson，Coventry，Insallらの臨床研究によって，内側型OA膝に対する有用な手術として確立された．本邦では1970年代からCWHTOが広く行われるようになり，間もなく本邦の膝関節外科における中心的研究課題となった．内側楔状開大式高位脛骨骨切り術(open wedge HTO；OWHTO)も1960年代に研究が始まったが，現在のような普及をみるのは2003年以降である．しかし本邦では1990年代の後半から様々なOWHTOの研究が始まった．筆者は1980年に膝関節外科医を目指した若輩であり，特に1970年代における本邦のHTO研究創始期の歴史を語るための十分な知識を持たない．しかし幸いなことに，当時の本邦におけるHTOの優れた臨床研究の成果は原著論文として残されている．その後，欧米においてHTOに対する関心が低下した時期においても，本邦の膝関節外科医達はそれに左右されることなく独自の臨床研究成果を論文として世に残してきた．2017年12月現在におけるWeb of Scienceによれば，世界のHTO関連論文1,818編中の我が国からの論文数は135編(世界第4位)であり，その被引用数の合計は2,989回に及ぶ．これは我が国が世界に誇れる業績である．紙面の限られた本稿において「High tibial osteotomy(HTO)研究史：日本での流れ」を書くに当たり，筆者は本邦のHTO研究史の中で特に大きなimpactを世界へ与えた論文(被引用回数上位25編)を紹介させていただくことによって，本邦のHTO研究における中心的なテー

マの変遷と当該領域における国際貢献の歴史を概説したい．

CWHTOの中期成績に関する研究

1970年代後半から1980年代にかけての臨床研究は，CWHTOの中期成績を中心に展開された．1979年，奈良医科大学のFujisawaら[1]はHTOの評価に関節鏡を導入し，120膝を術後4か月～6年において鏡視して軟骨様組織の再生が起こることを初めて報告した．また最良の臨床成績はmechanical axisが脛骨外側関節面の中心から30～40%の点を通るような十分な矯正を行った場合に得られたことを指摘した．この関節面通過点は現在Fujisawa pointと呼ばれており，この論文は本邦からの論文中で最も頻回に引用されている(引用数247回)．同年，横浜市立大学のKoshinoら[2]はCWHTOを行った136膝の1～5年成績を評価し，82%で除痛が得られたこと，および立位での解剖学的大腿脛骨角(femorotibial angle；FTA)が約170°(10°外反)の膝の成績が最も良好であったことを報告した．

1982年，Koshino[3]は骨壊死37膝に対するCWHTOの良好な2～8年成績を報告し，HTOが骨壊死にも有効であることを初めて示した．壊死部へのdrillingまたは骨移植を行った群のほうが，これを行わなかった群よりも成績がよかったことを指摘した．

1986年，北海道大学のSasakiら[4]は，CWHTO 71膝を平均7年経過観察し，術後FTAは平均で169°であり，86%が良好な成績であったことを報告した．またHTOに粗面前方移動を合併した41膝の成績が，HTO単独の30膝よりも成績がよかったことを指摘し

た．1989 年，Koshino ら[5]は blade plate を使った手術手技論文を発表し，HTO における plate 固定の有用性を強調した．

CWHTO の長期成績に関する研究

1990 年代から 2000 年代の初めには，本邦から HTO 創始期に行われた症例の 10 年を超える長期成績が世界に先駆けて報告され，その後の世界の HTO の研究に大きな影響を与えた．この時代に行われた研究結果の正しい理解には，HTO の対象症例の多くが著明に進行した OA 膝であったこと，患者の多くが術後も重労働の継続を必要とした時代であったこと，また日本人の体格が現代より短下肢長の患者が多かったことなど，現在の医療状況とは差異があることを理解する必要がある．

1992 年，北海道大学の Yasuda ら[6]は CWHTO の 10～15 年成績を世界で初めて報告した．それは 6 年成績と比べて低下していたが，それでも 63％で良好であった．そして 10～15 年成績が最も良好だった症例の FTA は 164～168°であったことから，進行した内側 OA に対する HTO で良好な 10 年成績を得るためには FTA を約 168°に矯正する必要があると報告して，その後の研究に大きな影響を与えた（被引用数 123 回）．加えて 2000 年に，北海道大学の Majima ら[7]は HTO における FTA で 164～168°の外反矯正が，術後 10～15 年間に内側および外側関節面の OA 変化の進行に与える効果を評価し，外反矯正の程度が大きいほど内側 OA の進行は有意に抑制されたこと，およびその程度の外反矯正が外側 OA を有意に進行させることはなかったことを報告した．

2004 年，Koshino ら[8]は CWHTO の 15～28 年成績を報告した．術後の平均 FTA は 171°であり，臨床成績は良好であった．2008 年，長野松代総合病院の Akizuki ら[9]は CWHTO の 16～20 年成績を報告した．73.7％で良好な成績が維持されており，累積生存率は 10 年で 97.6％，15 年で 90.4％であった．有意なリスク因子は，術前体容積指数が 27.5 kg/m² 以上，および可動域 100°以下の 2 因子であった．

HTO 後の軟骨再生に関する研究

HTO 後の軟骨再生に関する研究は，上述した Fujisawa らの論文を嚆矢とする．1997 年，Akizuki ら[10]は HTO 後の軟骨再生を促進するための abrasion 形成術の追加が HTO 後の軟骨再生および臨床成績に与える効果を明らかにした．「HTO に abrasion を追加」群と「HTO 単独」群の鏡視所見および 2～9 年成績を比較した結果，abrasion 形成術は有意に軟骨再生を促進していたが，臨床成績には有意の効果を与えていなかった．その後，2007 年に長野松代総合病院の Matsunaga ら[11]は，「HTO 単独」群，「HTO + microfracture」群，および「HTO + abrasion 形成術」群の 3 群間で軟骨の再生の程度を比較し，abrasion 追加群でのみ有意の軟骨再生がみられたことを示した．しかし臨床成績では 3 群間で有意差がなく，HTO における骨髄刺激療法の臨床有用性は明らかではないと結論した．

2000 年の前半には HTO 後の軟骨再生に与える臨床因子に関する研究結果の報告が相次いだ．2002 年，福岡大学の Kanamiya ら[12]は CWHTO 58 膝を 18 か月間観察し，関節鏡視において grade 2 の再生が 34％に，grade 3 または 4 の再生が 55％にみられ，再生が全くなかったのは 3 膝のみであったこと，および軟骨再生の程度，臨床スコア，および矯正角度との間に有意の相関があったことを報告した．同年，長野松代総合病院の Wakabayashi ら[13]は OA grade Ⅳ（eburnation）37 膝と grade Ⅲ（fibrillation）36 膝に対して CWHTO を行い，術後 12 か月で関節鏡視を行って，十分な外反矯正は eburnation 群における線維軟骨再生を有意に促進したこと，および fibrillation 群における変性硝子軟骨のさらなる変性を抑制したが fibrillation 自体が修復されることはなかったことを報告した．2003 年，Koshino ら[14]は HTO 後 2 年経過した 146 膝における内側関節面の軟骨様組織再生状況を調べ，，25％で線維軟骨の部分再生が，32％で広範再生が認められたこと，後者の広範再生膝では外反矯正が有意に大きかったことを報告した．

HTO の術前計画に関する研究

1991 年，九州大学の Ogata ら[15]は，術前の立位 X 線写真における condylar-plateau angle は術後に変化

1．日本での流れ 3

するが，術前の臥位におけるこの角度は術後のそれに近いことを世界で初めて報告し，術前計画には臥位X-pを使うほうが合理的であると指摘した．最近，術前計画におけるこの種の問題を論じる論文が散見されるが，それらの中に27年前のこの研究を越える新しい発見はないと筆者は思っている．2002年，Koshinoら[16]は，脛骨を正しい正面で撮影したX-pにおいて，屈曲拘縮が増加すると解剖学的FTAが本来の値よりも外反にみえることを報告した．これは屈曲拘縮を有する膝に対するHTOの術前計画における重要な留意点である．

その他のHTO関連研究

1997年，横浜市立大学のAkamatsuら[17]は，内側型OAにおける脛骨内側プラトー骨硬化現象のHTO前後における変化をDual X-ray absorptiometryを用いて評価した．術前においては内外側骨塩濃度比と内反変形の程度の間には有意の相関があった．HTO術後においては，その骨塩濃度比が1年以内に急激に低下した．1998年，福井医科大学のWadaら[18]は内側OA膝におけるHTO後の臨床成績，下肢アライメント，および歩行解析における外転モーメント間の相互関係を解析した．歩行時におけるピーク外転モーメントは下肢アライメントおよび6年成績との間に有意の相関を示した．下肢アライメントと6年成績との間にも有意の相関があった．術前のピーク外転モーメントの大きさは，HTOにおいて十分な外反矯正を行えば6年成績に影響を与えていなかった．

新しいOWHTOの確立へ向けた研究

1. 世界のOWHTO研究史概説

OWHTOは1962年に仏語で書かれたDebeyreとPatteの報告を嚆矢とし，CWHTOとほぼ同じ長さの歴史を持つ．彼らの手技では現代とほぼ同様の骨切りを行うが，その後は間隙に腸骨ブロックを移植し，固定は行わなかった．HernigouらはCWHTOの10年成績の最初の報告に先んじる1987年に，この手技の10〜13年成績を報告した．術後FTAは内反10°〜外反10°（平均外反1°）に分布し，「不良」評価が55%を占めたその成績は，当時のCWHTOの10年成績と比べて劣っていた．しかしこの論文はOWHTOという手術概念を確立した点において，現在も高く評価されている．その後，OWHTOにおける内固定の応用や仮骨延長法の応用などが研究され，本邦からの大きな貢献があった．そして2003年，LobenhofferらとStaubliらによるbiplanar骨切りとTomoFix® locking plateの開発がOWHTOにイノベーションをもたらし，現在に至っている．OWHTO発展の歴史はこのイノベーションを境に大きく変わることを理解する必要がある．

2. OWHTO研究史における本邦からの貢献

2003年，Koshinoら[19]はOWHTOにおける空隙にhydroxyapatite wedgeを移植して2枚のplateで固定する手技の有用性を報告し，その後のOWHTO発展の礎を造った（被引用数126回）．21膝を平均6.6年経過観察した結果，術後FTAは平均169.7°と十分な外反矯正が得られ，臨床成績は良好であった．術後内反増加例やwedge圧壊例はなかった．

2000年代の初頭の本邦では，仮骨延長法をOWHTOに応用する研究が多くなされた．2001年，熊本大学のNakamuraら[20]は無作為に振り分けたドーム骨切り術と仮骨延長OWHTOを比較した．膝蓋腱長は前者で減少したが，後者では変化がなかった．脛骨後傾角はどちらも減少したが，その程度は後者で軽度であった．2004年，大阪大学のTsumakiら[21]は両側OA 21例に対して両側同時仮骨延長OWHTOを行い，開大終了時に生成した仮骨に対して一側のみにlow-intensity pulsed ultrasoundを毎日20分間照射し，他側を対照としてその効果を調べた．4週後に両側の骨塩濃度を測定した結果，超音波照射は仮骨の成熟を有意に促進したと報告した．

2003年のLobenhofferらやStaubliらの報告以降，Biplanar骨切りとTomoFix® locking plateを用いたOWHTO手技に関する研究が急速に増加している．2009年，横浜市立大学のTakeuchiら[22]はこの手技にβ-TCP wedgeを用いることにより，2週から全荷重する早期荷重プログラムが可能であることを報告した．57膝を平均40か月観察し，合併症はなく臨床成績は良好であった．2012年，Takeuchiら[23]は104膝のOWHTOにおいて26膝に発生した外側骨皮質ヒンジ周辺骨折を3型に分類した．骨折が近位脛腓関節内またはそのすぐ近位部に及ぶI型が19膝，骨折が近位

脛腓関節の遠位に及ぶⅡ型が5膝，骨折が外側関節面に存在するⅢ型は2膝であった．特にⅡ型骨折では後療法を遅らせたにもかかわらず，5膝中の2膝が遷延治癒となって3〜7°の矯正角の減少が起こったことから，避けるべき重大な合併症であることを強調した．同年，Akamatsuら[24]はOWHTOにおけるナビゲーションの使用は，前額面における矯正の精度を上げることを報告した．また同年，近畿大学のAsadaら[25]はOWHTOにおける後方傾斜角増加の原因を解明するため，後方傾斜角の変化と前額面の矯正角の関係を調べた．後方傾斜角の増加はcorrection lossの結果であると考えられ，後方傾斜角の増加を避けるためには，前方と後方のgapを別々に固定する必要があると記述している．

おわりに

ここに概説した本邦におけるHTO研究の流れは，そのまま世界のHTOの臨床的研究における中心的課題の変遷とそれに伴うHTOの進歩の過程を示している．本邦におけるHTOの研究は，世界のHTOの研究史に大きな影響を与えてきた．これらの成果は今後の日本の整形外科学発展のための大きな遺産である．今後，HTO領域だけでなく様々な領域において本邦の若い研究者がその成果を世界に問おうとするとき，世界の動向に左右されずに粛々と研究を発展させてきた本邦のHTO研究史は，彼らの背中を強く押してくれるはずである．

（安田和則）

文献

1）Fujisawa Y, Masuhara K, Shiomi S. Effect of high tibial osteotomy on osteoarthritis of the knee. Arthroscopic study of 54 knee joints. Orthop Clin North Am 1979；10：585-608.

2）Koshino T, Tsuchiya K. Effect of high tibial osteotomy on osteoarthritis of the knee. Clinical and histological observations. Int Orthop 1979；3：37-45.

3）Koshino T. Treatment of spontaneous osteonecrosis of the knee by high tibial osteotomy with and without bone-grafting or drilling of the lesion. J Bone Joint Surg Am 1982；64A：47-58.

4）Sasaki T, Yagi T, Monji J, et al. High tibial osteotomy combined with anterior displacement of the tibial tubercle for osteoarthritis of the knee. Int Orthop 1986；10：31-40.

5）Koshino T, Morii T, Wada J, et al. High tibial osteotomy with fixation by a blade plate for medial compartment osteoarthritis of the knee. Orthop Clin North Am 1989；20：227-243.

6）Yasuda K, Majima T, Tsuchida T, et al. A 10-year to 15-year follow-up observation of high tibial osteotomy in medial compartment osteoarthrosis. Clin Orthop Relat Res 1992；282：186-195.

7）Majima T, Yasuda K, Katsuragi R, et al. Progression of joint arthrosis 10 to 15 years after high tibial osteotomy. Clin Orthop Relat Res 2000；381：177-184.

8）Koshino T, Yoshida T, Ara Y, et al. Fifteen to twenty-eight years' follow-up results of high tibial valgus osteotomy for osteoarthritic knee. Knee 2004；11：439-444.

9）Akizuki S, Shibakawa A, Takizawa T, et al. The long-term outcome of high tibial osteotomy. A ten- to 20-year follow-up. J Bone Joint Surg Br 2008；90B：592-596.

10）Akizuki S, Yasukawa Y, Takizawa T. Does arthroscopic abrasion arthroplasty promote cartilage regeneration in osteoarthritic knees with eburnation? A prospective study of high tibial osteotomy with abrasion arthroplasty versus high tibial osteotomy alone. Arthroscopy 1997；13：9-17.

11）Matsunaga D, Akizuki S, Takizawa T, et al. Repair of articular cartilage and clinical outcome after osteotomy with microfracture or abrasion arthroplasty for medial gonarthrosis. Knee 2007；14：465-471.

12）Kanamiya T, Naito M, Hara M, et al. The influences of biomechanical factors on cartilage regeneration after high tibial osteotomy for knees with medial compartment osteoarthritis. Clinical and arthroscopic observations. Arthroscopy 2002；18：725-729.

13）Wakabayashi S, Akizuki S, Takizawa T, et al. A comparison of the healing potential of fibrillated cartilage versus eburnated bone in osteoarthritic knees after high tibial osteotomy：An arthroscopic study with 1-year follow-up. Arthroscopy 2002；18：272-278.

14）Koshino T, Wada S, Ara Y, et al. Regeneration of degenerated articular cartilage after high tibial valgus osteotomy for medial compartmental osteoarthritis of the knee. Knee 2003；10：229-236.

15）Ogata K, Yoshii I, Kawamura H, et al. Standing radiographs cannot determine the correction in high tibial osteotomy. J Bone Joint Surg Br 1991；73B：927-931.

16）Koshino T, Takeyama M, Jiang LS, et al. Underestimation of varus angulation in knees with flexion deformity. Knee 2002；9：275-279.

17）Akamatsu Y, Koshino T, Saito T, et al. Changes in

1．日本での流れ　5

osteosclerosis of the osteoarthritic knee after high tibial osteotomy. Clin Orthop Relat Res 1997；334：207-214.

18) Wada M, Imura S, Nagatani K, et al. Relationship between gait and clinical results after high tibial osteotomy. Clin Orthop Relat Res 1998；354：180-188.

19) Koshino T, Murase T, Saito T. Medial opening-wedge high tibial osteotomy with use of porous hydroxyapatite to treat medial compartment osteoarthritis of the knee. J Bone Joint Surg Am 2003；85A：78-85.

20) Nakamura E, Mizuta H, Kudo S, et al. Open-wedge osteotomy of the proximal tibia with hemicallotasis. J Bone Joint Surg Br 2001；83B：1111-1115.

21) Tsumaki N, Kakiuchi M, Sasaki J, et al. Low-intensity pulsed ultrasound accelerates maturation of callus in patients treated with opening-wedge high tibial osteotomy by hemicallotasis. J Bone Joint Surg Am 2004；86A：2399-2405.

22) Takeuchi R, Ishikawa H, Aratake M, et al. Medial opening wedge high tibial osteotomy with early full weight bearing. Arthroscopy 2009；25：46-53.

23) Takeuchi R, Ishikawa H, Kumagai K, et al. Fractures around the lateral cortical hinge after a medial opening-wedge high tibial osteotomy：A new classification of lateral hinge fracture. Arthroscopy 2012；28：85-94.

24) Akamatsu Y, Mitsugi N, Mochida Y, et al. Navigated opening wedge high tibial osteotomy improves intraoperative correction angle compared with conventional method. Knee Surg Sports Traumatol Arthrosc 2012；20：586-593.

25) Asada S, Akagi M, Mori S, et al. Increase in posterior tibial slope would result in correction loss in frontal plane after medial open-wedge high tibial osteotomy. Knee Surg Sports Traumatol Arthrosc 2012；20：571-578.

I. 骨切りの歴史

2 世界の流れ

膝周辺骨切り術のはじまり

　下肢変形に対する骨切り術(osteotomy；osteo＝bone，tomy＝cut)の概念は古来からあり[1]，ヒポクラテス(紀元前460～370年)の時代にはHippocratic Scamnuといわれる牽引器具による変形矯正が試みられた[2]．また16世紀には骨変形に対し人為的に骨折を起こすosteoclasiaが行われた[1]．実際の骨切り術は，19世紀になりMorton(1846年，米)のエーテル麻酔による無痛手術，Lister(1867年，英)の石炭酸による消毒法，Röntgen(1895年，独)のX線の発見により可能となった．近代の最初の骨切りは1826年にBarton(米)が，股関節の屈曲内転拘縮に対し，転子下で骨切りして偽関節となるようにしたことに始まる[3]．さらに膝周辺骨切り術は，同じBarton(米)が1835年に膝強直に対して大腿骨顆上部骨切りを行ったのが最初である(図1)[3,4]．Mayer(独)は，1839～1854年にかけくる病による変形に対して骨切りを行っている[3]．またLangenbeck(独)は，1850年代に皮下骨切り術を行った[1,3]．さらにMacewen(英)[5]は，1880年に骨切り術に関する最初の書籍を著した．1940年頃までは骨切りは主に変形矯正を目的として行われたが，その後は膝片側型OAの痛みに対する治療として行われるようになった．1938年にBrittain(英)が，反張膝に対する脛

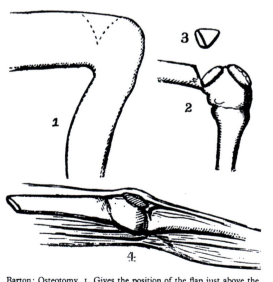

図1
John Rhea Bartonと大腿骨顆上部骨切り術(文献4より引用)
　a：John Rhea Barton
　b：Bartonによる膝強直に対する大腿骨顆上部骨切り術

表1　膝周辺骨切り術年表（報告者と発展）（文献 1 より引用）

Dates	Name	Role
400 BC	Hippocrates（460〜370）	Documented scamnum for deformity correction
1500s	Bosch, Lorenz	Developed osteoclasia techniques
1835	John Rhea Barton（1794〜1871）	Supracondylar wedge femoral osteotomy
1850s	Bernhard von Langenbeck（1810〜1887）	Osteotomies for rachitic deformity and ankylosis
1859	Joseph Pancoast（1805〜1882）	Subcutaneous femoral osteotomy using multiple perforations through a small skin incision
1868	Theodor Billroth（1829〜1894）	First subcutaneous tibial osteotomy using a chisel
1869	Louis Stromeyer Little（1840〜1911）	First reported osteotomy about the knee in England
1875	Sir William Macewen（1848〜1924）	First antiseptic osteotomy in UK, presented 1,800 cases
1880	Sir William Macewen（1848〜1924）	First book published exclusively on osteotomy about the knee. Concentrating on opening- and closing-wedge procedures of the distal femur
1928	Sir Robert Jones（1857〜1933）	Performed tibial osteotomy at the junction of middle and proximal thirds, for rachitic deformity
1934	AL Brett	First HTO proximal to tibial tubercle（for genu recurvatum）
1948	HA Brittain	Described lateral opening DFO for children with genu valgum and in adults with secondary valgus OA
1960s	JP Jackson and W Waugh	HTO performed just distal to the tibial tuberosity, first to publish radiographic evidence of realignment and union
1964	EN Wardle	Used intra-osseous venography to demonstrate normalisation of tibial venous flow following corrective osteotomy
1964	R Garie´py	Transfibular lateral CW HTO, just proximal to tibial tubercle, for unicompartmental OA with genu varum. First to report on an internal compression clamp to stabilise the osteotomy site
1965	Mark B Coventry	HTO secured with staples, proximal to tibial tubercle
1969	Mark B Coventry	Introduction of the stepped staple to prevent loosening of hardware at the osteotomy site
1970	WR Harris	First to demonstrate correction related to mechanical and anatomical axis on long-leg alignment views
1971	Werner Muller	First report of AO T-plating for osteotomy fixation
1979	Yoshiyuki Fujisawa	Seminal arthroscopic study on the effects of HTO on articular cartilage degeneration, recommending the ideal correction when the mechanical axis passed through a point 30-40% lateral to the midpoint of the tibial plateau
1984	Kosuke Ogata	Introduced the step-cut 'interlocking wedge' osteotomy to improve stability
1985	Mark B Coventry	Preoperative planning method published using anatomical axis to calculate appropriate correction required in HTO
1988	William L Healy	First report of 90-degree AO distal femoral blade plate
1992	TW Dugdale	Preoperative planning method published using weight-bearing line to calculate appropriate correction required in HTO
1998	Goran Magyar	Reported on hemicallotasis（angular callus distraction）for OW osteotomy
1999	RE Ellis	Computer-assisted surgical planning and guidance system developed
2002	Giancarlo Puddu	Developed first generation 'tooth' plate to stabilise osteotomy
2000〜2003	Alex E Staubli, Philipp Lobenhoffer	Development and confirmation of efficacy of fixed angular stable plates
2003	Philipp Lobenhoffer	Development of refined surgical technique and early rehabilitation protocol
2005	Dominique Saragaglia	Navigation of osteotomies around the knee to improve accuracy of correction
2008	Rene´ Marti	Published seminal instructional book on post-traumatic deformity correction

HTO；high tibial osteotomy, DFO；distal femoral osteotomy, OA；osteoarthritis,
CW；closed wedge, AO；Arbeitsgemeinschaft für Osteosynthesefragen

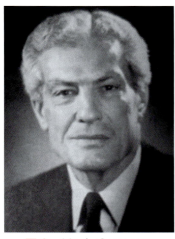

図2　Mark Coventry

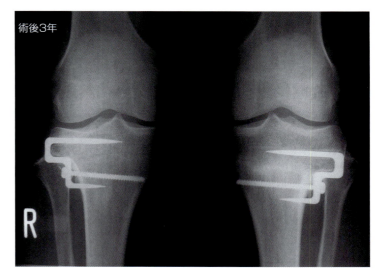

図3　Interlocking lateral CWHTO（Ogata）自験例

骨粗面近位での前方開大骨切り術を，さらに1948年には外反膝に対する大腿骨遠位骨切り術（DFO）を報告した[6]．1958年にはJacksonら（米）が，外反膝に対するDFOと脛骨骨切り術を報告し，さらに1961年に変形性膝関節症（膝OA）に対する脛骨骨切り術を報告した[7]．一方，1964年にWardleは膝OAに対する脛骨粗面遠位での骨切り術を報告した[8]（表1）．

Lateral closed wedge high tibial osteotomy（LCWHTO）

1964年，Gariépy（加）は，LCWHTOにより関節変性を遅らせると報告した[9]．これを発展させてCoventry（米）[10]は，ステープルによる固定を追加し，術後1年で30例中18例に疼痛の軽減と良好な可動域を得た（図2）．彼の考えではこの部位の骨切りは変形に近く，海綿骨が多いため骨癒合に有利で，さらに大腿四頭筋による骨切り部への圧迫が骨癒合に有利に働くというものであった．しかし実際には内固定を行うにもかかわらず，4～6週のギプス固定を必要とした．Coventryの報告後，多くの膝周辺骨切り術，内固定法が開発されることになった．1970年にHarrisらは，下肢全長X線像を用いて荷重軸とアライメントを評価することの重要性を報告した[11]．しかしながら当時の手術適応は広く，どの手術法も固定性に乏しいためギプス固定を併用する場合が多く，長期のリハビリテーションを必要とした．また矯正不足，内反変形再発，偽関節，感染，骨折，神経損傷，血管損傷などの合併症も少なくなかった．そのため人工膝関節の成績向上に伴い膝骨切り術は一時衰退した．しかしながら一部では適応の明瞭化，手術手技の改良と内固定の工夫が継続された．特にCoventryは，1973年にCWHTOの9年の長期成績を報告し，HTOの理想的適応は早期の片側型OAであるとした[12]．内固定法に関しては，ステープルに次いで創外固定，種々のブレードプレート[13,14]が考案された．1984年にOgata[15]は外側CWHTOをより安定させる方法として，近位骨片の後方皮質と遠位骨片の前方皮質を残すinterlocking lateral CWHTOを考案した（図3）．矯正角度に関してはmechanical axisが重視されるようになり，1979年の我が国のFujisawaらはHTO前後の関節鏡所見とmechanical axisに関する検討から，膝中央から外側30～60％にmechanical axisが矯正された場合には線維軟骨による修復が起こることを示した報告は大きな影響を与え，現在でも欧米では"Fujisawa point"（内側から膝全体の幅の62.5％）として広く普及している[16]．また矯正角度と予後に関し1993年にCoventryら[17]は，内反が残った場合には生存率が低下し，外反8°以上では生存率の低下が少ないことより，長期成績は骨癒合の時点での矯正角度に依存し，外反8～10°が理想的であるとした（図4）．多くの報告は軽度過矯正をすすめる一方，過矯正は外側コンパートメントの変性が起こるとの指摘もある[18]．また矯正の目標にはFTA（femorotibial angle）よりも荷重線（Mikulicz line）の脛骨関節面との交点を指標にするのが一般的になっている．LCWHTOの長期成績に関しては1970年代後半より次々と報告され，TKAへの置換と再骨切りをendpointとした生存率は，5年で90％，10年

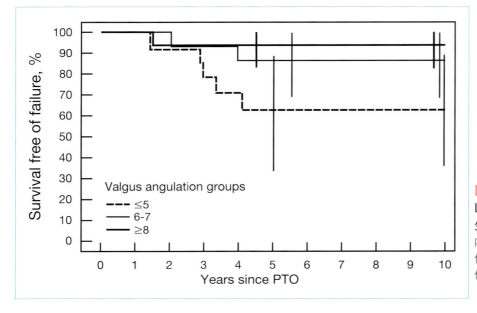

図4
LCWHTOの術後膝外反角度と生存率(文献17より引用)
内反が遺残した場合には生存率が低下し，外反8°以上では生存率の低下が少ない．

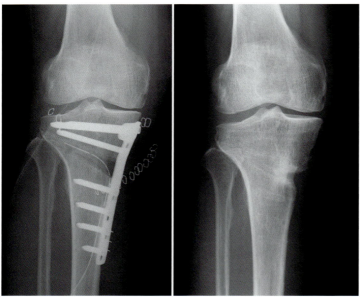

図5
TomoFix plate(ジョンソンエンドジョンソン株式会社)を用いたMOWHTO自験例
a：術直後．骨切り開大部には何も入れていない．
b：術後1年半抜釘時．骨切り開大部に旺盛な骨形成を認める．

で50〜90%である．CWHTOの欠点としては，正確な矯正が難しく矯正不足や過矯正を生じやすい，腓骨骨切りが必要で腓骨神経損傷やコンパートメント症候群発生のリスクがある，骨癒合遷延，偽関節が少なくない．人工関節置換が必要となった場合，脛骨関節面の中心と脛骨軸のずれがあり脛骨コンポーネント設置が難しくなるなどがある．

Medial open wedge HTO (MOWHTO)

脛骨近位MOWHTOは，Debeyreら[19]により1951年頃より始まった．1987年にHernigouらは平均11.5年の長期成績を報告し，成績にはアライメント(hip-knee-ankle angle；HKA angle)が関係し，HKA angle 183〜186°(現在の計測法では3〜6°)の成績が良好であったことを報告した．また術前の正確なmechanical axisの計測と注意深い手術が必要で，固定にはTプレート，骨切りギャップには腸骨移植をすすめた[18]．MOWHTOは，手術手技は比較的容易で，術中の角度調整も容易，腓骨骨切りをしないので腓骨神経麻痺やコンパートメント症候群のリスクがないこと，total knee arthroplasty(TKA)への変換が容易であるなどの利点を持ちながら，長期にわたり普及しなかった．これは骨切り開大部に骨移植が必要で，強固な内固定材料がなかったことが原因である．1990年代以降，骨切りギャップ内側皮質骨部分で支持する薄い金属スペーサを持ったPuddu plateなどが考案された

が，最初のデザインのプレートは，高頻度の骨癒合不全が報告されている[20]．2003年にはStaubliら[21]により開発されたスクリューとプレート孔がlocking機能を持つTomoFix plate（ジョンソンエンドジョンソン株式会社）を用いたMOWHTOは，早期荷重が可能で矯正角度が維持され，高い骨癒合率，骨切り開大部に骨移植が不要など多くの利点があり，良好な中期成績が報告されている[22]．ここ十数年の間にlocking plateを用いたMOWHTOは急速に普及した（図5）．その理由は青壮年期における人工関節の成績が芳しくないこと，また活動性の高い患者は関節温存と人工関節で得られるよりも大きな関節可動域を希望することなどによる．しかし外側ヒンジ骨折，特に近位脛腓関節より遠位に向かう骨折では骨癒合が遷延すること[23]，膝蓋骨高位の低下や臨床症状は伴わないが膝蓋大腿関節軟骨の変性が生じやすいことが指摘されている[24]．

その他のHTO

LCWHTO以外の骨切り術としては，1970年代より創外固定を用いたドーム状骨切りが行われるようになった[25][26]．また1990年代後半からMOWHTOに創外固定を併用して徐々に骨切り部を開大するhemicallotasis[27][28]が報告されるようになった．Hemicallotasisは手術が比較的容易で侵襲が少なく矯正角度を調整しやすい利点がある一方，長期にわたり創外固定装着を必要とし，pin tract感染のリスクがあることが欠点である[27]．

DFO

外反膝の多くは大腿骨遠位関節面傾斜の増大によるものが多く，大腿骨遠位内側closed wedge骨切り術が行われる．1988年Healyらは，AO 90°ブレードプレートを用いた大腿骨遠位内反骨切り術の良好な成績を報告した[29]．現在ではDFOにもlocking plateが使用されている．

まとめ

膝周囲骨切り術の世界における発展の経緯を述べた．約200年をかけ徐々に発展してきた膝周囲骨切り術は，手術適応，目標とする矯正角，手術計画，骨切りの部位や方法，内固定法，術後リハビリテーションに多くの工夫が加えられ，特にlocking plateの導入により，現在ではかなり安定した成績が得られるようになった．しかし未解決な点も多く，さらなる発展が期待される．

（澤口　毅）

文献

1) Smith JO, Wilson AJ, et al. Osteotomy around the knee : evolution, principles and results. Knee Surg Sports Traumatol Arthrosc 2013 ; 21 : 3-22.
2) Griffiths DL, Brockbank W. Orthopaedic surgery in the 16. and 17. centuries ; traction apparatus ; the vidian pictures. J Bone Joint Surg Br 1949 ; 31B : 313-317.
3) Lobenhoffer P, Van Heerwaarden R, et al. The history of osteotomy. Osteotomies around the knee : indications-planning-surgical techniques using plate fixators. Stuttgart : Georg Thieme Verlag ; 2009. XIII-XXII.
4) Barton J. Views and treatment of an important fracture of the wrist. Medical Examiner 1838 ; 1 : 365-368.
5) Macewen W. Osteotomy with an inquiry into the aetiology and pathology of knock-knee, bow-leg, and other osseous deformities of the lower limb. London : Churchill ; 1880.
6) Brittain HA. Treatment of genu valgum ; the discarded iron. Br Med J 1948 ; 2 : 385-387.
7) Jackson JP, Waugh W. Tibial osteotomy for osteoarthritis of the knee. J Bone Joint Surg Br 1961 ; 43-B : 746-751.
8) Wardle EN. Osteotomy of the tibia and fibula in the treatment of chronic osteoarthritis of the knee. Postgrad Med J 1964 ; 40 : 536-542.
9) Gariépy R. Genu varum treated by high tibial osteotomy. In proceedings of the joint meeting of orthopaedic associations. J Bone Joint Surg Br 1964 ; 46 : 783-784.
10) Coventry MB. Osteotomy of the upper portion of the tibia for degenerative arthritis of the knee. A preliminary report. J Bone Joint Surg Am 1965 ; 47 : 984-990.
11) Harris WR, Kostuik JP. High tibial osteotomy for osteoarthritis of the knee. J Bone Joint Surg Am 1970 ; 52 : 330-336.
12) Coventry MB. Osteotomy about the knee for degenerative and rheumatoid arthritis. J Bone Joint Surg Am 1973 ; 55 : 23-48.
13) Koshino T, Morii T, Wada J. et al. High tibial osteotomy with fixation by a blade plate for medial com-

2．世界の流れ　　11

partment osteoarthritis of the knee. Orthop Clin North Am 1989 ; 20 : 227-243.

14) Merle d'Aubigne R. Joint realignment in the management of osteoarthritis. In Straub LR, Wilson PD Jr, editors. Clinical trends in orthopaedics. New York : Thieme-Stratton ; 1982. 246.

15) Ogata K. Interlocking wedge osteotomy of the proximal tibia for gonarthrosis. Clin Orthop Relat Res 1984 ; 186 : 129-134.

16) Fujisawa Y, Masuhara K, Shiomi S. The effect of high tibial osteotomy on osteoarthritis of the knee. An arthroscopic study of 54 knee joints. Orthop Clin North Am 1979 ; 10 : 585-608.

17) Coventry MB, Ilstrup DM, Wallrichs SL. Proximal tibial osteotomy. A clinical long term study of eighty seven cases. J Bone Joint Surg Am 1993 ; 75 : 196-201.

18) Hernigou P, Medevielle D, Debeyre J, et al. Proximal tibial osteotomy for osteoarthritis with varus deformity. A ten to thirteen-year follow-up study. J Bone Joint Surg Am 1987 ; 69 : 332-354.

19) Debeyre J, Artigou JM. Long term results of 260 tibial osteotomies for frontal deviations of the knee. Rev Chir Orthop Reparatrice Appar Mot 1972 ; 58 : 335-339.

20) Nelissen EM, van Langelaan EJ, Nelissen RG. Stability of medial opening wedge high tibial osteotomy : a failure analysis. Int Orthop 2010 34 : 217-223.

21) Staubli AE, De Simoni C, Babst R, et al. TomoFix : a new LCP-concept for open wedge osteotomy of the medial proximal tibia-early results in 92 cases. Injury 2003 ; 34(Suppl 2) : B55-B62.

22) Floerkemeier S, Staubli AE, Schroeter S. Outcome after high tibial open-wedge osteotomy : a retrospective evaluation of 533 patients. Knee Surg Sports Traumatol Arthrosc 2013 ; 21 : 170-180.

23) Takeuchi R, Ishikawa H, Kumagai K, et al. Fractures around the lateral cortical hinge after a medial opening-wedge high tibial osteotomy : a new classification of lateral hinge fracture. Arthroscopy 2012 ; 281 : 85-94.

24) Goshima K, Sawaguchi T, Shigemoto K, et al. Patellofemoral osteoarthritis progression and alignment changes after open-wedge high tibial osteotomy do not affect clinical outcomes at mid-term follow-up. Arthroscopy 2017 ; 33 : 1832-1839.

25) Blaimont P. Curviplane osteotomy in the treatment of gonoarthrosis. Acta Orthop Bel 1982 ; 48 : 97-109.

26) Maquet P. The treatment of choice in osteoarthritis of the knee. Clin Orthop 1985 ; 192 : 108-112.

27) Magyar G, Toksvig-Larsen S, Lindstrand A. Open wedge tibial osteotomy by callus distraction in gonarthrosis. Operative technique and early results in 36 patients. Acta Orthop Scand 1998 ; 69 : 147-151.

28) Nakamura E, Mizuta H, Kudo S. et al. Open-wedge osteotomy of the proximal tibia with hemicallotasis. J Bone Joint Surg Br 2001 ; 83 : 1111-1115.

29) Healy WL, Anglen JO, Wasilewski SA, et al. Distal femoral varus osteotomy. J Bone Joint Surg Am 1988 ; 70 : 102-109.

ゼロからはじめる! Knee Osteotomy アップデート

Ⅱ．骨切り術に必要な解剖

Ⅱ．骨切り術に必要な解剖

1 血管，リンパ，神経分布

血　管

　大腿動脈は外腸骨動脈の続きとして鼠径靭帯の下に始まり，下るに従って次第に大腿内側から後側に廻り，下行膝動脈，外側上膝動脈，内側上膝動脈を分枝した後，膝窩で膝窩動脈となる．膝窩動脈は膝関節の後面を下り，外側下膝動脈，内側下膝動脈を分枝した後，ヒラメ筋の起始部で前脛骨動脈と後脛骨動脈に分かれる．Open wedge high tibial osteotomy（OWHTO）の展開では，この内側下膝動脈を骨切り部のメルクマールとすることが多い（図1，2）．前脛骨動脈は，下腿上部で骨間膜を貫いてその前面を下って足背で，足背動脈となる．後脛骨動脈はヒラメ筋の下層を下って内果の下を後ろから前に廻り内側および外側足底動脈となる．後脛骨動脈の起始部付近で分枝する腓骨動脈は，本幹の外側を並行して下り，外果付近に及ぶ（図3）．

　下肢の静脈は上肢と同様，深静脈と浅静脈に区別されている．深静脈は動脈の伴行静脈で，大腿静脈，膝

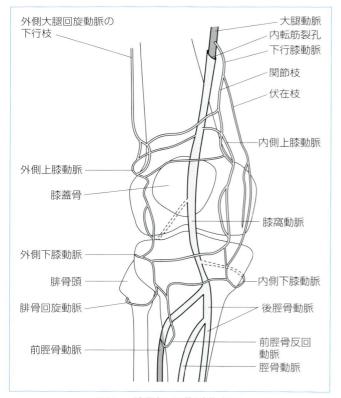

図1　膝周辺の動脈分布図

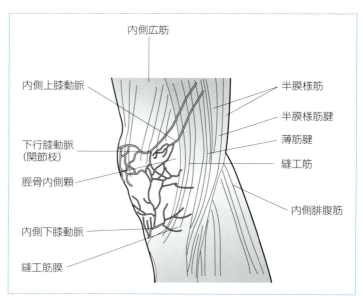

図2　内側下膝動脈の分布図

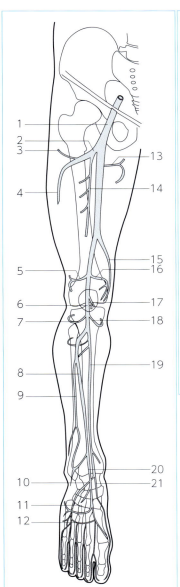

1	大腿動脈：	femoral artery
2	大腿深動脈：	profunda femoris artery
3	外側大腿回旋動脈の上行枝：	ascending branch of lateral circumflex femoral artery
4	外側大腿回旋動脈の下行枝：	descending branch of lateral circumflex femoral artery
5	外側上膝動脈：	lateral superior genicular artery
6	膝窩動脈：	popliteal artery
7	外側下膝動脈：	lateral inferior genicular artery
8	前脛骨動脈：	anterior tibial artery
9	腓骨動脈：	peroneal artery
10	外側足底動脈：	lateral plantar artery
11	背側中足動脈と弓状動脈：	arcuate artery with dorsal metatarsal arteries
12	底側中足動脈と足底動脈弓：	plantar arch with plantar metatarsal arteries
13	内側大腿回旋動脈：	medial circumflex femoral artery
14	大腿深動脈と貫通枝：	profunda femoris artery with perforating arteries
15	下行膝動脈：	descending genicular artery
16	内側上膝動脈：	medial superior genicular artery
17	中膝動脈：	middle genicular artery
18	内側下膝動脈：	medial inferior genicular artery
19	後脛骨動脈：	posterior tibial artery
20	足背動脈：	dorsalis pedis artery
21	内側足底動脈：	medial plantar artery

図3
下肢の主な動脈．模式図

窩静脈，前脛骨静脈，後脛骨静脈など動脈と同じ名が付けられている．浅静脈は皮静脈で，大伏在静脈と小伏在静脈があり，ともに深静脈に注ぐ．大伏在静脈は，足背静脈弓の血液を受けて内果の前を通り，下腿と大腿内側面の皮下を上行し，鼠径靱帯の下方で大腿筋膜を貫いて大腿静脈に入る．小伏在静脈は，足背外側部から外果後方を通って下腿後面の皮下を上がり，膝窩において膝窩静脈に注ぐ（図4）．

リンパ

脛骨内側前上方から後下方に向かう斜め皮切を用いる際，リンパの流れを阻害することが感染原因になり得ることから，リンパの解剖も重要である．

1. 概　要

下肢のリンパ管は浅層と深層の2系統に分かれる．浅層のリンパ管は足部から上行してくるリンパ管と腹壁浅層から下行してくるリンパ管が鼠径部において合流し，浅層の鼠径リンパ節に入る．下腿浅層にあるリンパ管の一部はそのまま膝窩リンパ節に入る．深層のリンパ管はそのまま深鼠径リンパ節に入る．

2. 下腿浅層のリンパ管

浅リンパ管の太さは起始部と中枢部で比較するとほとんど変わらず，血管と並走せず，浅筋膜の上にある皮下脂肪組織内を単独で走行している．足趾先端に始まり足背と足底にある足背リンパ網・足底リンパ網を通り，下腿内側面と外側面に分かれる．内側面のリンパ管は大伏在静脈周辺に位置し，一部は脛骨果の前

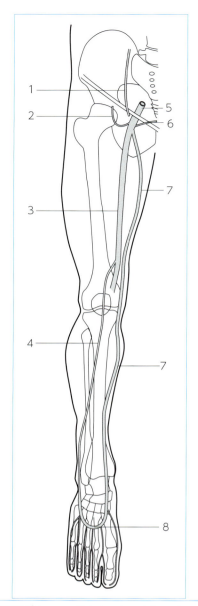

1	浅腹壁静脈：superficial epigastric vein
2	浅腸骨回旋静脈：superficial circumflex iliac vein
3	大腿静脈：femoral vein
4	小伏在静脈：small saphenous vein
5	外腸骨静脈：external iliac vein
6	外陰部静脈：external pudendal vein
7	大伏在静脈：great saphenous vein
8	足背静脈弓：dorsal venous arch

図4　下肢の主な静脈．模式図

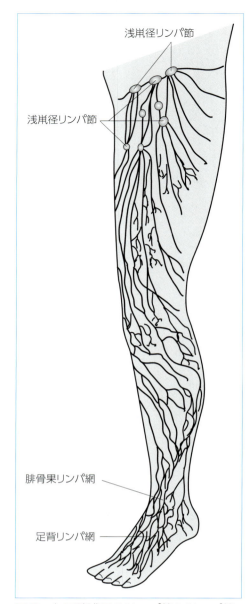

図5　左下肢浅層のリンパ管とリンパ節．模式図

を，そのほかは脛骨果後方を上行し，膝内側面と大腿前面を上方に進み浅鼠径リンパ節に入る．外側面リンパ管の大部分は足部外側面から上行し，膝窩部を斜めに越えて内側面リンパ管と合流する．またその一部は小伏在静脈周辺を上行後，腓腹筋両頭の間で深層に入り，膝窩リンパ節に入る．大腿後面からは内側と外側を廻って鼠径部に進む（図5）．

3. 下肢深層のリンパ管

　全長にわたって血管とともに走行し，前脛骨動静脈，後脛骨動静脈，腓骨動静脈に伴う3系統に分けられる．下肢深層リンパ管の大部分は，膝窩リンパ節につながり，一部は前脛骨リンパ節に続く．これらリンパ節から出るリンパ管は，大腿動静脈周囲のリンパ管と合して上行し，深鼠径リンパ節に入る．

神　経

　Th_{12}〜L_4の前枝によって作られる腰神経叢最大枝である大腿神経は，大腰筋と腸骨筋間を外下方に下り，両筋とともに鼠径靱帯の下を通って大腿の前面に

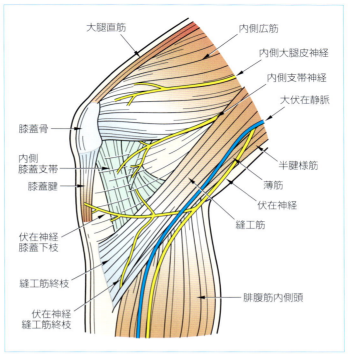

図6 膝前内側から内側部の浅層神経分布図

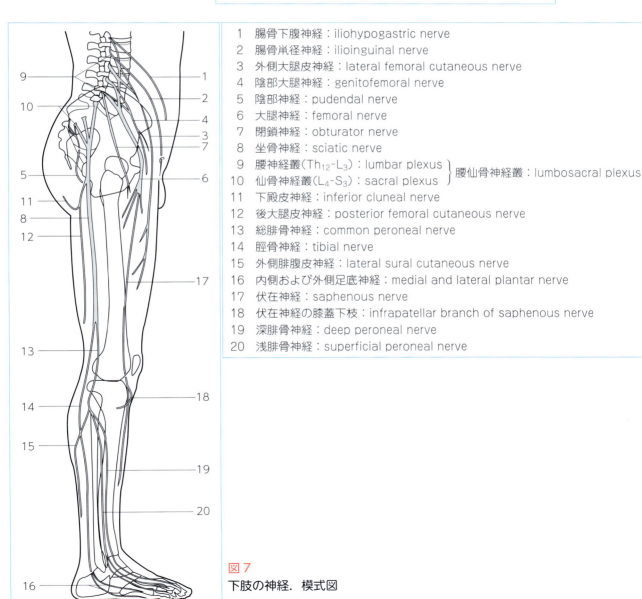

1 腸骨下腹神経：iliohypogastric nerve
2 腸骨鼠径神経：ilioinguinal nerve
3 外側大腿皮神経：lateral femoral cutaneous nerve
4 陰部大腿神経：genitofemoral nerve
5 陰部神経：pudendal nerve
6 大腿神経：femoral nerve
7 閉鎖神経：obturator nerve
8 坐骨神経：sciatic nerve
9 腰神経叢（Th_{12}-L_3）：lumbar plexus ⎱ 腰仙骨神経叢：lumbosacral plexus
10 仙骨神経叢（L_4-S_3）：sacral plexus ⎰
11 下殿皮神経：inferior cluneal nerve
12 後大腿皮神経：posterior femoral cutaneous nerve
13 総腓骨神経：common peroneal nerve
14 脛骨神経：tibial nerve
15 外側腓腹皮神経：lateral sural cutaneous nerve
16 内側および外側足底神経：medial and lateral plantar nerve
17 伏在神経：saphenous nerve
18 伏在神経の膝蓋下枝：infrapatellar branch of saphenous nerve
19 深腓骨神経：deep peroneal nerve
20 浅腓骨神経：superficial peroneal nerve

図7 下肢の神経．模式図

1．血管，リンパ，神経分布　17

出る．そこで筋枝を大腿の伸筋群に，皮枝を大腿前側の皮膚に与える．一終枝である伏在神経は，斜めに下腿内側を下り膝蓋下枝を分枝した後，縫工筋枝を最後として皮膚に分布する．OWHTOの展開時にはこの膝蓋下枝や縫工筋枝を損傷しやすい．また膝周辺骨切り術時に注意すべき皮神経として，同じく大腿神経の枝である大腿内側皮神経や内側支帯神経が知られている（図6）．

　人体で最大の神経である坐骨神経は，梨状筋の下で下殿神経とともに大坐骨孔を出て，大殿筋と大腿二頭筋の長頭とに被われて大腿の後側を下り，筋枝をすべての大腿屈筋群に与えた後，膝窩のやや上方で総腓骨神経と脛骨神経に分かれる．総腓骨神経は，膝窩において下腿外側の皮膚に分布する外側腓腹皮神経を分枝した後，腓骨上端外側で深腓骨神経と浅腓骨神経に分かれる．深腓骨神経は腓骨上端外側で，長腓骨筋と長趾伸筋との起始部を貫き，下腿前側の深部に出て，前脛骨動脈と並走し足背部に達する．その経過中に筋枝を下腿の伸筋群と足背の諸筋とに与え，皮枝を足背の一部に送る．浅腓骨神経は深腓骨神経の外側で下腿表層を下り，筋枝を腓骨筋に，皮枝を足背の皮膚に与える．脛骨神経は総腓骨神経から内側に分かれて膝窩の中央を下行し，下腿後側の深層を後脛骨動脈と並走して，内果後方で内側足底神経と外側足底神経に分枝し足底へ行く．その経過中に筋枝を下腿の屈筋と足底の諸筋に，皮枝を下腿の後面と足底の皮膚に送る（図7）．

（安村建介）

文　献

1) 藤田恒太郎．人体解剖学．改訂第42版．東京：南江堂；2003.
2) Rauber AA, Kopsch F. Lehrbuch Der Anatomie Des Menschen. Volume 6. Thieme；2012.
3) 岡本道雄（監訳）．Sobotta図説人体解剖学．第3版．東京：医学書院；1989.
4) Rohen JW，横地千似．解剖学カラーアトラス．第2版．東京：医学書院；1990.
5) Noyes FR. NOYES' Knee Disorders. 2nd ed. ELSEVIER；2017.

II. 骨切り術に必要な解剖

2 大腿骨骨切りに必要な解剖

a. 外側アプローチ

適応

　大腿骨外側アプローチの最もよい適応は，大腿骨遠位に変形中心がある内反膝変形に対する lateral closed wedge distal femoral osteotomy（l-CWDFO）である．内側型変形性膝関節症（内側型膝OA）において，大腿骨に変形中心がある場合はこのアプローチを用いるが，脛骨近位の内反変形も伴うことが多いために high tibial osteotomy（HTO）と同時に行う場合が多い．大腿骨遠位に変形中心がある外反膝変形であり，大腿骨の短縮がある場合は，lateral open wedge distal femoral osteotomy（l-OWDFO）を行うことも可能だが，腓骨神経や腸脛靱帯が伸長される悪影響を考慮し，安易に行わないほうがよい．

皮膚切開（図1）

　腸脛靱帯を皮膚上から触知し，腸脛靱帯の前縁に縦切開を加える．皮膚切開の遠位は大腿骨外側上顆のレベルとし，近位はプレートの最近位のスクリューが挿入できるレベルとする．

大腿骨遠位外側部の解剖とアプローチ（図2）

　腸脛靱帯の前縁（図3）を，その線維方向に切開し，外側広筋の外縁を確認する．次に，外側広筋を遠位から近位方向に剥離していく（図4）．外側広筋は筋間中隔に一部起始を持つため，外側広筋を筋間中隔から剥離しながら，さらに前方に圧排することで，大腿骨外

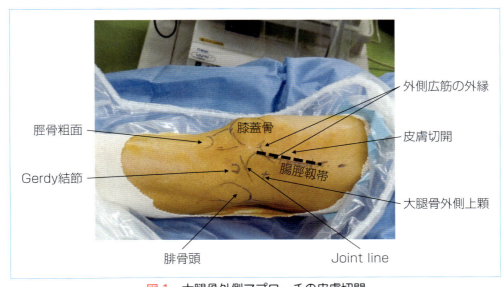

図1　大腿骨外側アプローチの皮膚切開

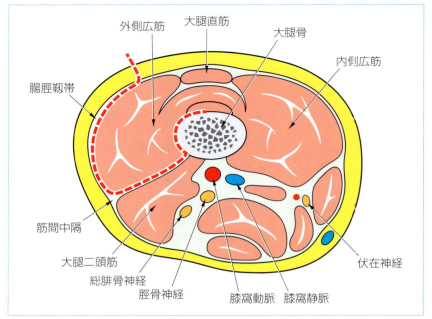

図2　大腿骨遠位外側部の解剖とアプローチ法

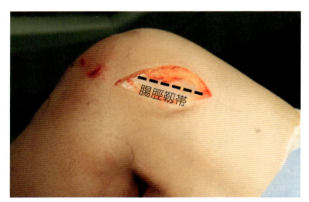

図3　腸脛靱帯の展開

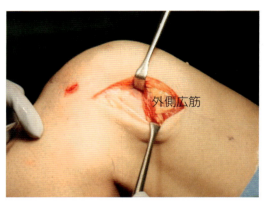

図4　外側広筋の剥離

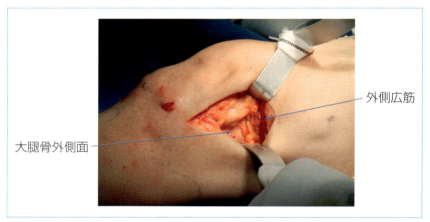

図5　大腿骨外側面の展開

側面を展開していく（図5）．

コツ ホーマン鉤を大腿骨前面へ挿入し，外側広筋を前方に持ち上げるようにして，筋間中隔および大腿骨外側面から剥離すると，比較的容易に大腿骨外側面が展開できる（図6）．

大腿骨骨切りで注意すべき後方の神経血管

大腿骨骨切りの際，最も注意すべきは後方の神経血管の損傷である．後方には膝窩動静脈，坐骨神経（脛骨

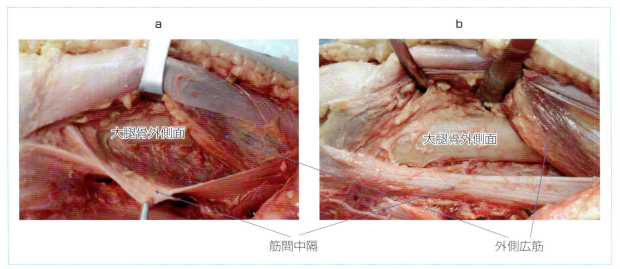

図6
a：大腿骨外側アプローチ（カダバー）
b：大腿骨外側面を広範囲に展開した写真（カダバー）

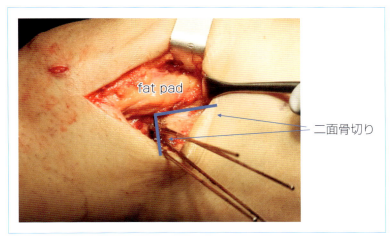

図7　二面骨切り術で必要な解剖

神経，総腓骨神経）が存在し，これらを1つでも損傷すると，重大な合併症を引き起こす．

⚠注意　そのため骨切りを行う際は，後方にしっかりとレトラクターを挿入し，ノミやボーンソーの歯がレトラクターから外れないように，慎重に骨切りを行うことが重要である．

二面骨切り術で必要な解剖（図7）

大腿骨遠位前面には膝蓋上嚢およびその表面を覆うfat padが存在し，大腿四頭筋との間の動きをスムースにする役割がある．

💡コツ　二面骨切りでは，これらの膝蓋上嚢およびfat padを温存し，早期の可動域改善と大腿四頭筋筋力の改善にも有効と報告されている．

（秋山武徳，仲村俊介）

II．骨切り術に必要な解剖

2 大腿骨骨切りに必要な解剖

b. 内側アプローチ

適 応

　大腿骨内側アプローチの最もよい適応は，大腿骨遠位に変形中心がある外反膝変形に対するmedial closed wedge distal femoral osteotomy（m-CWDFO）である．外側型変形性膝関節症（外側型膝OA）では大腿骨に変形中心がある場合が多く，このアプローチを用いる．大腿骨遠位に変形中心がある内反膝変形であり，大腿骨の短縮がある場合は，medial open wedge distal femoral osteotomy（m-OWDFO）を行う場合がある．

皮膚切開（図1）

　まず，皮膚上から大腿骨骨幹部を触知しながら，大腿骨の位置を把握する．膝蓋骨内側縁のやや内側からその触知した大腿骨骨幹部の中央に沿って，大腿骨前内側面に縦切開を加える．皮膚切開の遠位は大腿骨内側上顆のレベルとし，近位はプレートの最近位のスクリューが挿入できるレベルとする．

大腿骨遠位内側部の解剖とアプローチ（図2）

　大腿筋膜を皮膚切開に沿って切開し，内側広筋の筋

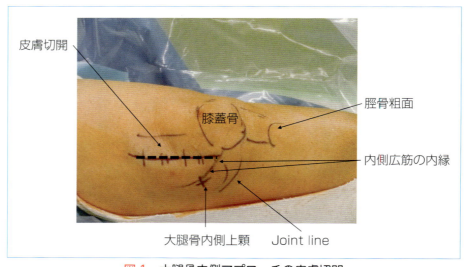

図1　大腿骨内側アプローチの皮膚切開

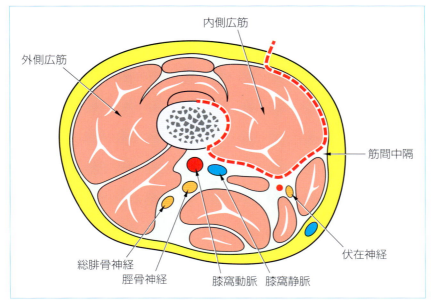

図2　大腿骨遠位内側部の解剖とアプローチ法

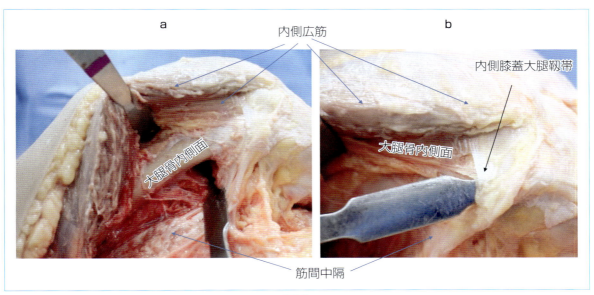

図3
a：大腿骨内側アプローチ（カダバー）
b：内側膝蓋大腿靱帯の解剖（カダバー）

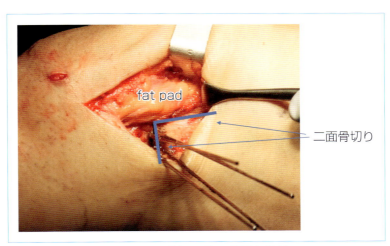

図4　二面骨切り術で必要な解剖

内縁を確認し，内側広筋を遠位から近位方向に向かって剥離していく．内側広筋は一部筋間中隔に起始を持つため，内側広筋を筋間中隔から剥離し，前方に圧排しながら，大腿骨内側面を展開していく（図3）．

コツ ホーマン鉤を大腿骨前面へ挿入し，内側広筋を前方に持ち上げるようにして，筋間中隔および大腿骨内側面から剥離すると，比較的容易に大腿骨内側面が展開できる（図3-a）．

注意 内側広筋の遠位深層には内側膝蓋大腿靭帯が存在するため，その損傷に注意する（図3-b）．

大腿骨骨切りで注意すべき後方の神経血管

外側アプローチの際と同様に，後方の神経血管の損傷に注意する．

二面骨切り術で必要な解剖（図4）

二面骨切りでは，外側アプローチの際と同様に膝蓋上囊および fat pad を温存する．

（秋山武徳，仲村俊介）

Ⅱ. 骨切り術に必要な解剖

3 脛骨骨切りに必要な解剖

a. 内側アプローチ

適応

脛骨近位に変形中心がある内反膝変形に対するopen wedge high tibial osteotomy（OWHTO）やclosed wedge HTO（CWHTO），またはtibial condylar valgus osteotomy（TCVO）を行う際に適応となる．OWHTOではP-F圧や開大幅の問題から，femorotibial angle（FTA）180°前後までの膝を適応とする場合が多い．かつては斜め皮切が多用されたが，リンパの流れを遮断し感染の原因となる可能性があることから，現在では縦皮切が推奨されている．

皮膚切開

脛骨内側関節面より約1.5 cm遠位から，脛骨内側面ほぼ中央に縦切開を加える．皮切の長さは体格にもよるが約10 cm程度，minimally invasive plate osteosynthesis（MIPO）で行う場合は約5 cm＋遠位にscrew挿入分の約1.5 cmが必要となる．大腿神経の一終枝である伏在神経は，斜めに下腿内側を下り膝蓋骨の下で外側方向に膝蓋下枝を分岐するので，損傷しないよう注意しながら皮下組織を剝離し脛骨内側面を展開する．

脛骨近位内側部の解剖とアプローチ

脛骨内側面では関節支帯の上で，脛骨粗面から後下方に走る膝窩動脈の一枝である内側下膝動脈が確認できる．この動脈は丁度骨切り部周辺を走るので，展開のメルクマールとなる．脛骨粗面遠位内側には鵞足が

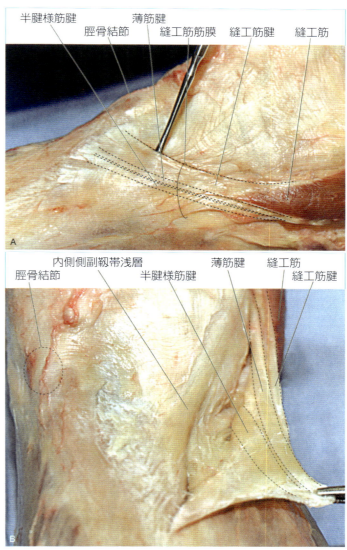

図1　下腿内側部（文献1より）
縫工筋腱，薄筋腱，半腱様筋腱下に内側側副靱帯浅層を認める．

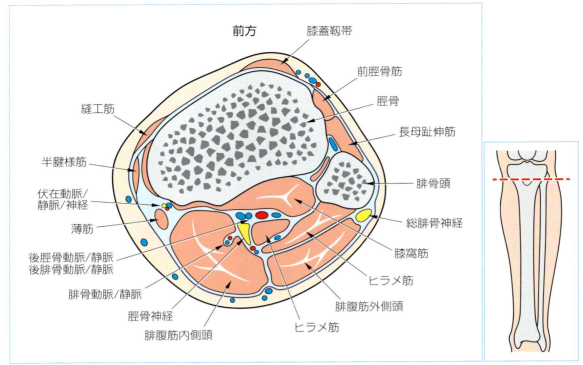

図2　脛骨内外顆で横断した解剖図

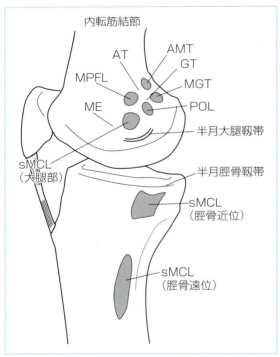

図3　大腿骨骨性ランドマークと膝内側軟部組織付着部

AMT；adductor magnus tendon（大内転筋腱）
GT；gastrocnemius tubercle（腓腹筋結節）
MGT；medial gastrocnemius tendon（内側腓腹筋腱）
POL；posterior oblique ligament（後斜靱帯）
AT；adductor tubercle（内転筋結節）
MPFL；medial patellofemoral ligament（内側膝蓋大腿靱帯）
ME；medial epicondyle（内側上顆）

あり，縫工筋筋膜（sartorial fascia）と薄筋腱（gracilis tendon），半腱様筋腱（semitendinosus tendon）がついているので，これらを付着部より一塊として後方へ切離反転すると内側側副靱帯（medial collateral ligament；MCL）浅層（sMCL）が脛骨内後方の直上に現れる（図1）．sMCLと脛骨の間を剥離し，脛骨直下にレトラクターを入れることで，膝窩筋ごと膝窩動静脈と脛骨神経を後方によけることができる（図2）．Fangらは新鮮凍結10膝を計測し，sMCLの脛骨付着部の幅は14.9±5.7 mm，脛骨付着部の長さは31.1±8.1 mm，関節面から付着部中心までの距離は62.4±5.5 mmと報告している[4]．LaPradeらは新鮮凍結8膝を計測し，脛骨関節面からsMCLの脛骨近位付着部までの距離は12.2 mm，関節面から遠位付着部までの距離は61.2 mmと報告している[5]（図3）．sMCLを剥離すべきか，または切離すべきかの結論は出ていないが，いずれにしても開大するのに必要なsMCLの処置は必須である．

二面骨切りで必要な解剖

脛骨粗面内側縁を近位方向にエレバトリウムで探ることで，膝蓋腱脛骨側近位付着部を知ることができる．その前方には膝蓋下脂肪体があるが，痛みの原因となるので決して傷つけてはならない．脛骨粗面とほぼ平行に切るascending cutは，膝蓋骨が真上を向き，

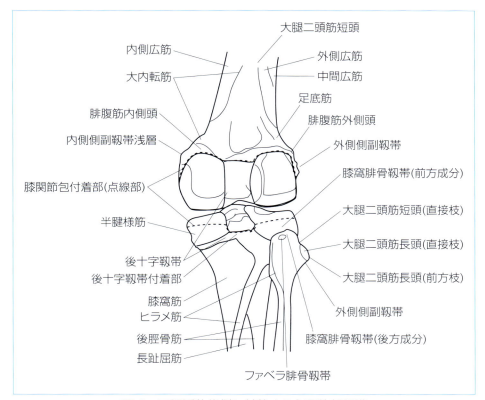

図4　下腿近位後側に付着する主要軟部組織

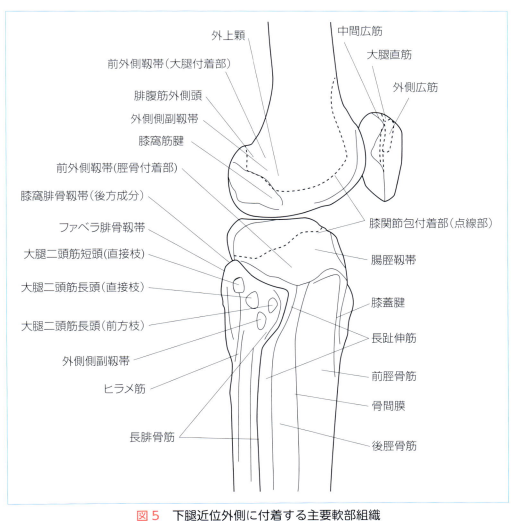

図5　下腿近位外側に付着する主要軟部組織

表1　腓骨頭に付着する主要軟部組織

付着する軟部組織	腓骨頭の場所
大腿二頭筋長頭 （直接枝）	後外側端 （腓骨頭遠位外側）
大腿二頭筋長頭 （前方枝）	後外側端 （大腿二頭筋長頭直接枝付着部よりやや遠位外側）
大腿二頭筋短頭 （直接枝）	後端 （腓骨頭外側， 大腿二頭筋長頭直接枝付着部の内側）
膝窩腓骨靱帯	腓骨頭内側
外側側副靱帯	前外側端 （腓骨頭より28mm遠位， 腓骨前から8mm後方）
ファベラ腓骨靱帯	腓骨頭外側

手術室の床が膝蓋骨と平行になっていることを確認してから切りに行けば，脛骨外側関節面に切り込むことなく安全である．

脛骨骨切りで注意すべき後方の神経血管

膝窩動静脈と脛骨神経が，脛骨骨切りで注意すべき後方の神経血管である．sMCLと脛骨の間を剥離し，脛骨直下にレトラクターを骨切り線上に入れることで，膝窩筋ごと安全に後方へよけることができる．

外側ヒンジ部の解剖

腓骨近位部後方にはヒラメ筋（soleus）や後脛骨筋（tibialis posterior），前方では長指伸筋（ext. digitorum longus），長腓骨筋（peroneus longs）などが付着し，腓骨頭部には大腿二頭筋の長頭や短頭と外側側副靱帯（fibular collateral ligament），膝窩腓骨靱帯（popliteo-fibular ligament），ファベラ腓骨靱帯（fabellofibular ligament）などが付着するので，外側ヒンジ部は解剖

学的に強固に固定されている（図4，5，表1）．よって矯正角度が大きくなるほど，近位脛腓関節の腓骨頭寄りを狙う必要があるが，竹内分類のtype 3 fractureの発生に注意を要す．

プレート固定の際に必要な解剖と注意点

脛骨近位の骨形状から，プレートを座りのよい場所に置くと，内前方の設置となりやすい．プレートを内前方設置でscrewを刺入すると，膝窩動静脈の方向にscrew先端が向き，膝窩動静脈損傷を起こすことが報告されている．また内前方から開大し予定角度まで矯正すると，ヒンジ部に対して骨切り面が平行に開かないため矯正ロスの原因となる．これらの危険性を回避するため，近位screwをなるべく真横から刺入する必要があり，プレートはできるだけ内後方に設置すべきである．

（安村建介）

文献

1) Noyes FR. NOYES' Knee Disorders. Second edition. ELSEVIER：2017.
2) Von Hagens G, et al. The Visible Human Body. LEA & Febiger：1991.
3) Takeuchi R, et al. Fractures around the lateral cortical hinge after a medial opening-wedge high tibial osteotomy：a new classification of lateral hinge fracture. Arthroscopy 2012；28：85-94.
4) Fang Liu, et al. Morphology of the medial collateral ligament of the Knee. J Orthop Surg Res 2010；5：69.
5) LaPrade FR, et al. The Anatomy of the Medial Part of the Knee. J Bone Joint Surg Am 2007；89：2000-2010.
6) 中村立一ほか. Opening wedge HTOにおいてMCL浅層は切離すべきか，剥離すべきか？ JOSKAS 2010；35（3）：668-674.

II. 骨切り術に必要な解剖

3 脛骨骨切りに必要な解剖

b. 外側アプローチ

適 応

　脛骨外側アプローチの最もよい適応は，脛骨近位に変形中心がある内反膝変形に対する lateral closed wedge high tibial osteotomy (l-CWHTO) あるいは hybrid CWHTO である．内側型変形性膝関節症（内側型膝 OA）において，脛骨に変形中心がある場合は内側アプローチを用いることが多いが，PF 関節 OA を合併した場合や矯正角度が大きくなる場合，さらに反対側に CWHTO の手術歴がある場合に，このアプローチを選択する．このアプローチでは，同時に腓骨骨切りが必須である．

皮膚切開（図1）

　近位部は Gerdy 結節のやや後方から遠位は脛骨前方縁のやや外側に沿った前方凸の縦切開を加える．皮膚切開の遠位はプレートの最遠位のスクリューが挿入できるレベルとする．

脛骨近位外側の解剖とアプローチ（図2）

　前脛骨筋の起始部の最前縁から最近位まで筋膜に縦切開を加え，前脛骨筋を骨膜下に剥離し，外側に圧排しながら，脛骨外側面を展開していく．この際，剥離が骨膜下に行われれば，容易に脛骨外側面が展開できる（図3）．

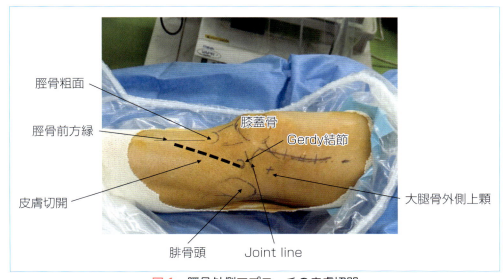

図1　脛骨外側アプローチの皮膚切開

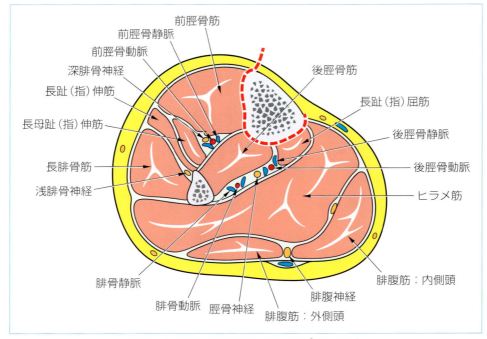

図2　脛骨近位外側の解剖とアプローチ法

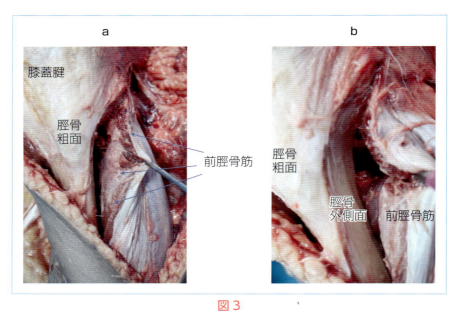

図3
a：前脛骨筋の剥離（カダバー）
b：脛骨外側面の展開（カダバー）

⚠️**注意**　深腓骨神経損傷の可能性があり，暴力的な剥離は避けるべきである．

脛骨骨切りで注意すべき後方の神経血管

脛骨骨切りにおいても，大腿骨と同様に後方の神経血管の損傷に注意する必要がある．後方には後脛骨動静脈，腓骨動静脈，脛骨神経が存在し，その損傷により重大な合併症の可能性がある．

⚠️**注意**　骨切りを行う際は，脛骨後方も骨膜下にしっかりと剥離したうえで，骨切り部後方にレトラクターを挿入し，後方の神経血管を保護しながら，慎重に骨切りを行うことが重要である．

二面骨切り術で必要な解剖（図4）

膝蓋腱後方には膝蓋下脂肪体や滑液包が存在する．

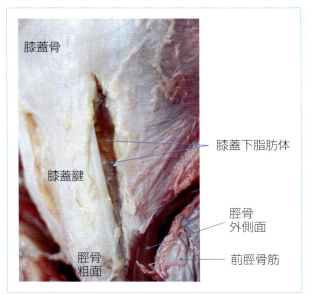

図4
二面骨切り術で必要な解剖（カダバー）

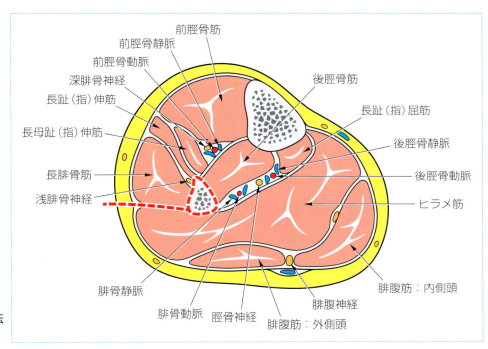

図5
腓骨骨切りのアプローチ法

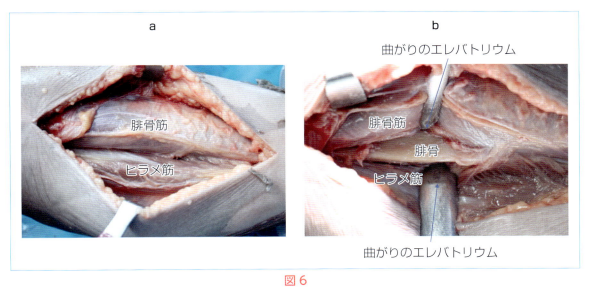

図6
a：腓骨筋と腓腹筋の展開（カダバー）　　b：腓骨の展開（カダバー）

3．脛骨骨切りに必要な解剖　b．外側アプローチ

二面骨切り術を行う場合，この脂肪組織を極力傷つけないように，注意することが大切である．

腓骨骨切りの皮膚切開とアプローチ（図5）

　足関節を底背屈しながら，皮膚上から腓骨筋とヒラメ筋および腓腹筋の間を触知する．腓骨頭と足関節外果の中央のレベルで，腓骨筋とヒラメ筋，腓腹筋の筋間に沿って，縦切開を加える．皮膚切開の長さは，骨切りの大きさによって決める．皮膚切開に沿って，下腿筋膜を切開し，前方は長腓骨筋と短腓骨筋，後方は

ヒラメ筋と腓腹筋の間を展開し（図6-a），腓骨骨膜を縦に切開し，腓骨を露出していく．腓骨前面から腓骨筋，腓骨後縁からヒラメ筋と長母趾屈筋を遠位から近位方向に向かって骨膜下に剥離しながら，腓骨前後面を展開していく．さらに曲がりのエレバトリウムにて，腓骨の内面に付着する骨間膜を骨膜下に剥離し，腓骨全面の展開が完了する（図6-b）．腓骨の剥離展開する範囲は骨切りの大きさによって決める．

⚠注意　腓骨筋の暴力的な剥離による浅腓骨神経損傷の可能性があることを留意し，腓骨は必ず骨膜下に剥離することが重要である．

（秋山武徳，仲村俊介）

ゼロからはじめる! Knee Osteotomy アップデート

Ⅲ．手術総論

III. 手術総論

1 セットアップ

準 備

手術に際し，使用機材が到着し，適切に滅菌されているか，助手が確保されているか，X線透視装置（C-arm）や関節鏡が使用可能か，麻酔科や手術部，病棟との連携を確認する．

麻 酔

麻酔科管理の全身麻酔が望ましい．術中から術後の疼痛管理目的で，硬膜外ブロック，脊椎麻酔，超音波ガイド下の末梢神経ブロックなど，麻酔科と検討する．

体 位

膝周囲骨切り術（around knee osteotomy：AKO）は，原則仰臥位で行う．膝蓋骨が真上を向くように，骨盤と大腿骨の前捻を固めの枕で調節しておく（図1-a）．脛骨近位部の骨切りは，膝屈曲90°で行っているので，大腿部外側に体幹固定器をセットし，保持できるようにしておく（図1-b）．

駆血帯

駆血帯を使用するか，原則，術者の判断による．AO Joint Preserving Expert Group のChairmanのドイツのLobenhoffer らは，駆血帯は使用せず，open wedge high tibial osteotomy（OWHTO）の際，膝90°屈曲位でボーンソーを用いて骨切りし，distal femoral osteotomy（DFO）の際は，伸展位で骨切りしている．我々もDFO，OWHTO，tibial condylar valgus osteotomy（TCVO），double level osteotomy（DLO），double level triple osteotomy（DLTO）では，駆血帯は使用しないが，hybrid closed wedge HTO（CWHTO）では，

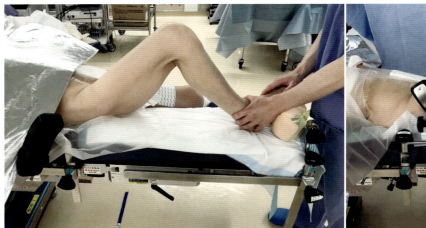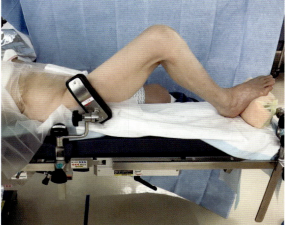

図1 固めの枕で調節し，体幹固定器をセットする　　a｜b

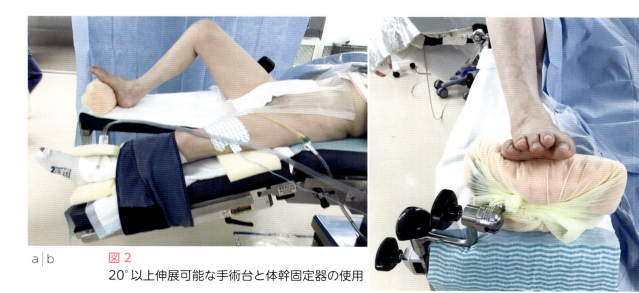

a|b 図2
20°以上伸展可能な手術台と体幹固定器の使用

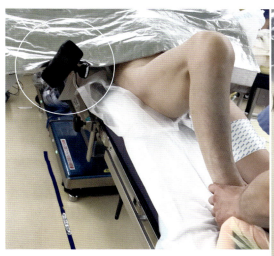

図3
大腿外側の体幹固定器

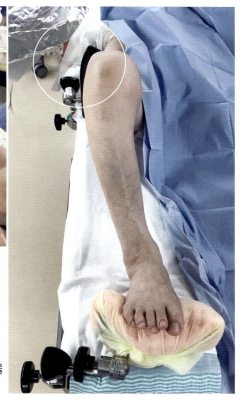

腓骨周囲の静脈叢からの出血コントロールにしばしば難渋することがあるため，あらかじめ滅菌された駆血帯を準備しておく．駆血帯の有無にかかわらず，血管神経損傷には，十分に注意が必要である．

手術台

下腿内側にアプローチする必要がある術式（OWHTO・TCVO）では，そのアプローチに際し，健側下肢に遮られないよう，健側股関節で20°以上伸展可能な手術台を準備する（図2-a）．我々は，OWHTOやTCVOは膝90°屈曲位で骨切りを行うため，体幹固定器を2つ使用し，90°屈曲位を保持できるように，1つは足底部（図2-b）に，もう1つは大腿外側に設置する（図1-b）．DLOの際は，大腿外側の体幹固定器をフリーにしておいて，DFOを完遂し，OWHTOのときに，外回りの看護師に大腿外側にセットしてもらう（図3）．

（齊藤英知，島田洋一）

Ⅲ. 手術総論

2 適応と除外

膝周囲骨切り術の適応の原則

1. General consideration

　膝周囲骨切り術は，人工関節と違って，術後の活動に制限はない．RAなどの炎症性疾患は適応外である．膝周囲骨切り術は，変形のレベルとタイプに応じて矯正されるべきであり，新たな変形が作られることは厳に慎まなければならない．また，膝周囲骨切り術には，各種様々な方法があり，その利点と欠点をよく理解しておく必要がある．その詳細は手術各論を参考にされたい．変形解析は非常に重要である．特に脛骨の変形は，関節外変形(tibia vara)と関節内変形(genu varum)に大別できる[1]（図1）．原則，膝周囲骨切り術の中で，脛骨内側プラトーが著しく陥凹するような関節内変形(pagoda deformity)（図2）に対し適応を持つのは脛骨顆外反骨切り術(tibial condylar valgus osteotomy；TCVO)[2]のみである．しかし，日本では，関節外変形も伴うことが多いので，他の関節外変形を矯正するような膝周囲骨切り術を併用することも時として必要となる．一方，Caucasianでは，関節外変形のない軟骨の摩耗(関節内変形単独)による内反変形膝が存在する（図3）．欧米では，このような膝に対して，一般にunicompartmental knee arthroplasty(UKA)が行われている．

2. 患者因子

a) 変形性関節症(OA)ステージ

　限局した軟骨欠損に対し行われた膝周囲骨切り術で，最も良好な術後成績が得られる．Kellgren-Lawrence分類(K-L分類)stage 4では，痛みが残存することを術前にinformed consentしておく必要がある．

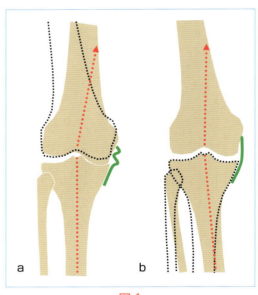

図1
a：Intra-articular deformity(genu varum)
b：Extra-articular deformity(tibia vara)
（文献1より改変）

　原則，内側または外側コンパートメントの単独OAに対して行う．膝蓋大腿関節(PF)のOAも存在するかは，術前に必ず確認しておく．並存する場合は，各術式の特色を考慮し(open wedge high tibial osteotomy(HTO)では膝蓋骨は低位化，closed wedge HTOでは高位化する[3])，hybrid closed wedge HTO(CWHTO)などのCWHTO系（図4-a）か，coronal plate osteotomyを遠位方向に切り下げるinversed open wedge HTO(OWHTO)（図4-b）[4]などを検討する．

　原則，pagoda type tibiaは膝周囲骨切り術の適応外である．なぜならば，この変形は，脛骨内側プラトーの陥凹（関節内変形）であり，関節外で矯正した場合，

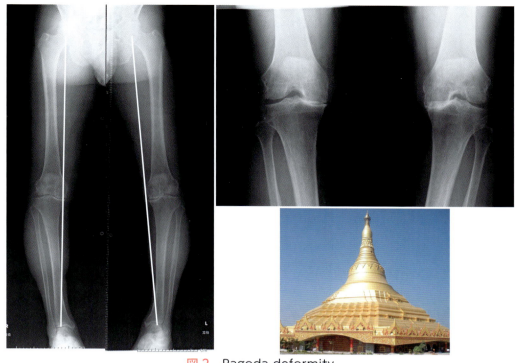

図2　Pagoda deformity

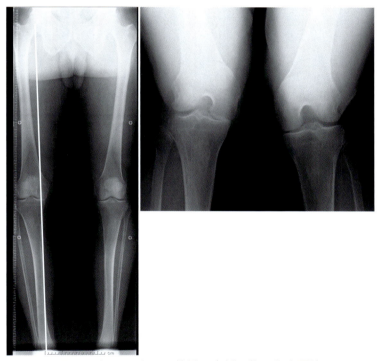

図3　Caucasianの軟骨の摩耗に伴った内反膝

過矯正で新たな変形を作ってしまったり，矯正不足となってしまったりするからである．しかし，関節内変形を矯正できるTCVO（図5-a）を適応すれば，生理学的アライメントに矯正可能である（図5-b）．

b）靱帯の状態

膝周囲骨切り術は，UKAと比べると，靱帯不全膝に対してかなり広い適応とレパートリーを持ってい

る．内側半月板損傷や軟骨摩耗に伴う内側型膝OAに対しては，通常の膝周囲骨切り術（OWHTOなど）で対応できる．Anterior cruciate ligament（ACL）不全膝では，脛骨プラトーの後方傾斜（tibial posterior slope；TPS）が増加すれば，脛骨前方移動量もそれに伴って増えることが知られており[5]，TPSを減じるような膝周囲骨切り術や，ACL再建を併用した膝周囲骨切り術

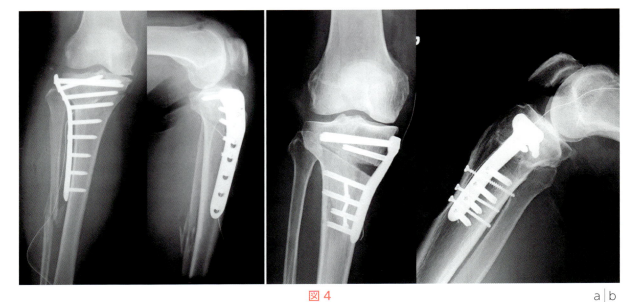

図4　a｜b
a：膝蓋骨低位のため hybrid CWHTO を施行した例
b：膝蓋骨低位のため inversed OWHTO を施行した例

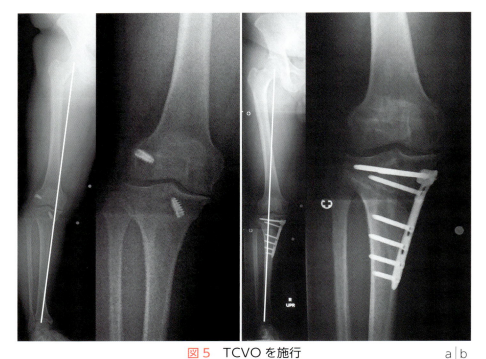

図5　TCVO を施行　a｜b
a：ACL 再建後の ACL 不全による二次性 OA の術前
b：術後

で対応している．

c) 年　齢

近年は，手術適応に関して年齢制限を設けない施設が増えてきている．実際に，年齢が高いことは術後成績に影響を及ぼしてない[6]．詳細は，Ⅵ．評価とバイオメカニクス　2. 高齢者の成績（p.232〜235）を参照．

d) 可動域

完全伸展できることは，膝周囲骨切り術で良好な成績を残すための必要条件である．内側型膝 OA では，しばしば屈曲拘縮がみられる．10°までは，OWHTO で完全伸展を取り戻すことが可能だが，もし，それ以上の屈曲拘縮がある場合は，術前に介達牽引を行う．それでも改善しない場合は，CWHTO を選択し，TPS を減じるように骨切除し，完全伸展を得る．

e) 過体重と喫煙

骨切り部の偽関節のリスクファクターは，過体重と

喫煙，および lateral hinge fracture[7]であり，過体重者と喫煙者に膝周囲骨切り術をすすめる場合，よくよく話し合ってから行うべきである．これらのハイリスク群の膝周囲骨切り術を行う場合は，CWHTO 系骨切り術や，自家腸骨移植なども検討する[8]．術後のリハビリテーションは慎重にすすめる．

（齊藤英知，島田洋一）

文　献

1）Goodfellow J. Unicompartmental arthroplasty with the Oxford knee. Oxford；New York：Oxford University Press；2006.

2）Chiba K, Yonekura A, Miyamoto T, et al. Tibial condylar valgus osteotomy（TCVO）for osteoarthritis of the knee：5-year clinical and radiological results. Arch Orthop Trauma Surg 2017；137(3)：303-310.

3）Nha KW, Kim HJ, Ahn HS, et al. Change in posterior tibial slope after open-wedge and closed-wedge high tibial osteotomy：a meta-analysis. Am J Sports Med 2016；44(11)：3006-3013.

4）Gaasbeek RD, Sonneveld H, van Heerwaarden RJ, et al. Distal tuberosity osteotomy in open wedge high tibial osteotomy can prevent patella infera：a new technique. Knee 2004；11(6)：457-461.

5）Dejour H, Bonnin M. Tibial translation after anterior cruciate ligament rupture. Two radiological tests compared. J Bone Joint Surg Br 1994；76(5)：745-749.

6）Goshima K, Sawaguchi T, Sakagoshi D, et al. Age does not affect the clinical and radiological outcomes after open-wedge high tibial osteotomy. Knee Surg Sports Traumatol Arthrosc 2017；25(3)：918-923.

7）Takeuchi R, Ishikawa H, Kumagai K, et al. Fractures around the lateral cortical hinge after a medial opening-wedge high tibial osteotomy：a new classification of lateral hinge fracture. Arthroscopy 2012；28(1)：85-94.

8）Meidinger G, Imhoff AB, Paul J, et al. May smokers and overweight patients be treated with a medial open-wedge HTO? Risk factors for non-union. Knee Surg Sports Traumatol Arthrosc 2011；19(3)：333-339.

ゼロからはじめる！Knee Osteotomy アップデート

Ⅲ．手術総論

3 術前計画

はじめに

膝関節は，人体で最も大きく，複雑な関節であり，最も長いレバーアームを持つ．その長いレバーアームにより，膝関節に内転モーメントが作用し，その結果，膝関節に軸圧が生じ，歩行時には体重の3.4倍，階段登坂時には体重の4.3倍の機械的負荷が発生する[2]．

また立位で，膝関節の関節面は3°内反しており，歩行時のheel contact時に，下肢が股関節で内転する結果，膝関節面が水平化し，内転モーメントを軽減していると考えられている[3]．したがって，膝周囲骨切り術には，術前評価として，Paleyら[4]の変形解析を行い，変形中心に対する矯正骨切りを行う．水平な関節面傾斜を再獲得することで，良好な長期成績も期待できる[5]．

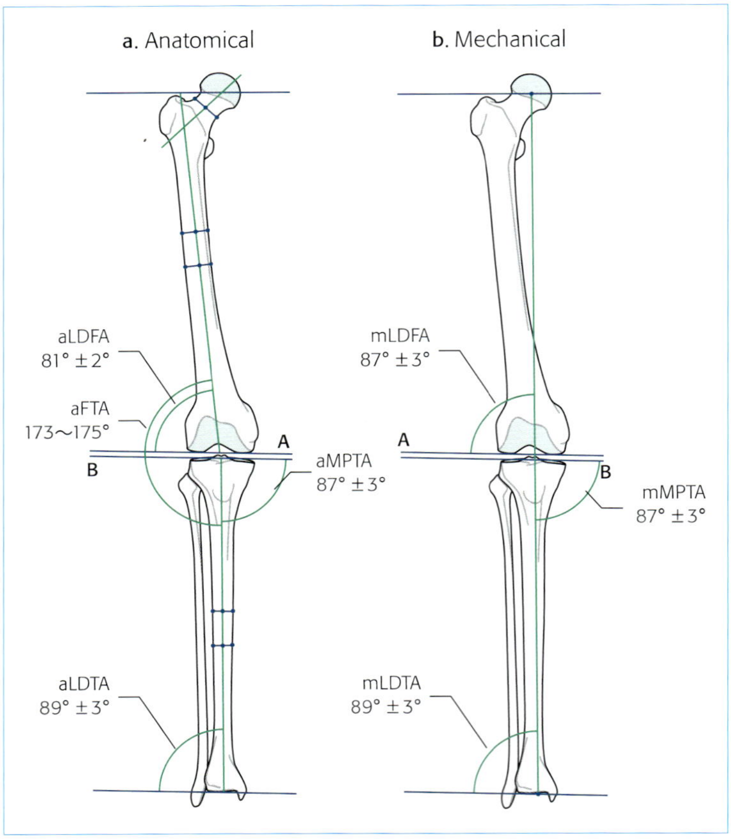

下肢の生理的アライメント

下肢アライメントは，骨軸を指標とするアナトミカルアライメント（図1-a）と関節中心を指標とするメカニカルアライメントがある（図1-b）．Femorotibial angle（FTA）は，anatomical axisを指標とした大腿骨と脛骨のなす角であり，%mechanical axis（MA）やhip-knee-ankle angle（HKA angle）はMAをその指標としたものである．Anatomical axisとMAは，大腿骨では異なるが，脛骨では同一の値となる．例えば，lateral distal femoral angle（LDFA）は，anatomicalでは81°，mechanicalでは84°であり，aLDFA，mLDFAとしてこれを区別している．一方，脛骨では，それらは同一値であり，medial proximal tibial angle（MPTA）にaMPTA，mMPTAのように区別する必要はない．また，膝周囲骨切り術は，膝蓋骨のアライメントや脛骨後方傾斜（tibial posterior slope；TPS）にも影響を与えることから，矢状面での膝蓋骨の高さや，TPSについても術前に評価しておく必要がある．

図1 下肢アライメント
a：アナトミカルアライメント　　b：メカニカルアライメント

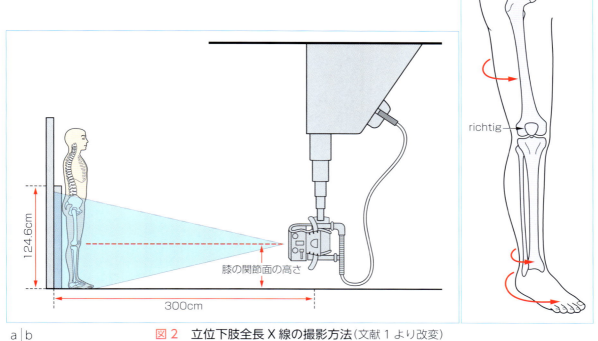

図2 立位下肢全長X線の撮影方法(文献1より改変)
a：管球の位置
b：内旋で膝蓋骨が正面を向くポジション

立位下肢全長X線の撮影方法

立位下肢全長X線像の精度と再現性は，膝周囲骨切り術を施行するうえで，非常に重要である．X線管球は膝レベルから放射する(図2-a)．したがって股関節と足関節は，膝関節より拡大して撮影されていることに留意しておく．この撮影では，膝蓋骨を膝関節の中央に置くことにより，高い再現性が得られる．この際，下肢は内旋位で撮影されていなければならない(図2-b)．膝蓋骨が中央にない場合(図3-a)は，放射線技師に撮り直してもらう習慣(図3-b)をつける．伸展制限がある膝の場合で，かつclosed系膝周囲骨切り術を考慮している場合には，過矯正の手術を計画してしまう恐れがあるので，注意する．なお，伸展制限がある膝では，拡大率に左右差が生じるため，大腿骨遠位部の横径にも差が生じるので見逃さない(図4)．

変形解析

正確な下肢立位全長X線像を用いて変形解析を行い，変形中心を算出する[4]．その際，関節中心を指標とするMAを計測する．関節中心とは，股関節では骨頭中心，膝関節では大腿骨顆部または脛骨プラトーの中央，足関節では距骨の中央になる．筆者らは，%MA，FTA，HKA(図5-a〜c)，mLDFA，MPTA，joint line convergence angle(JLCA)(図5-d〜f)，TPS(図5-g)，膝蓋骨高を三浦-川村変法(mMK)(図5-h)で計測している．三浦-川村変法の長所は，再現性の高さと，大腿骨を指標とするため，膝周囲骨切りによるアライメント変化やプレートによる指標消失の影響を受けづらいことである[6]．原則，異常値が得られた部位の膝周囲骨切り術を検討する．

手術プランニング

変形解析の結果から，どの骨切り術を選択するか検討する．術前プランニングの方法には，紙にトレースして，ハサミと定規と角度計を用いて行う方法から，Adobe photoshop®を使う方法，特別なソフトウェアを使う方法までいくつか報告されているが，本稿では，Miniaciの方法[7]について説明する．

1. Open wedge high tibial osteotomy (OWHTO)

まず，股関節中心と矯正術後のMAの通過点(例：外側顆間隆起)を結ぶ直線lを引く．次に足関節中心Aからhinge point C(例：脛骨近位部腓骨頭レベル)と

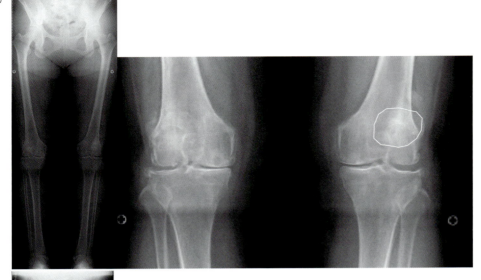

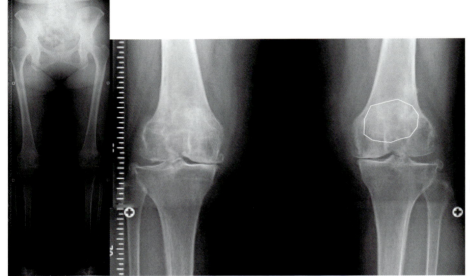

図3
a：膝蓋骨が中央にない立位下肢全長X線像
b：放射線技師が撮り直した立位下肢全長X線像

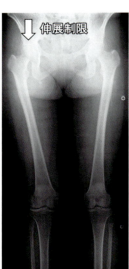

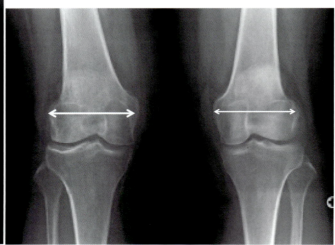

図4
伸展制限のある膝のX線像の撮影

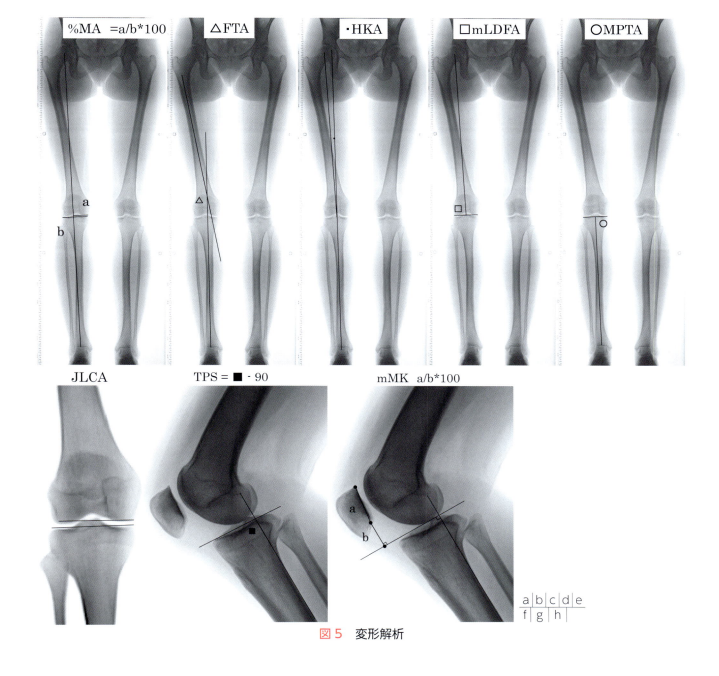

図5 変形解析

等しい長さの直線を hinge point C から直線 l に向けて引く．その接点を B とする（AC＝BC）．角 ACB（θ）を計測する（図6-a）．θ は open wedge の開大角と等しい．Open wedge の first cut 線（直線 m）を脛骨近位部内側（M）から hinge point C に向かって引く．Hinge point C に対して直線 m から θ をなす直線 n を引く（MC＝NC）．線分 MN（距離 D）が open wedge での開大距離となる（図6-b）．

2. Hybrid closed wedge HTO (CWHTO) （図7）

OWHTO 同様に直線 l と θ を求める．θ は CWHTO の楔状切除骨の角度と等しくなる．Hinge point C を first cut 線（直線 m）上に定義する．直線 m と hinge point C に対し θ をなす直線 n を引く（MC＝NC）．線分 MN が closed wedge での骨切除の距離となる．

3. Distal femoral osteotomy (DFO) （図8）

大腿骨の骨切りの場合は，逆に足関節中心から脛骨プラトーの矯正目標点を通る直線 l を大腿骨頭方向に向けて引く．大腿骨頭中心 A から hinge pont C と等しい長さの直線を hinge point C から直線 l に向けて引く．その接点を B とする（AC＝BC）．角 ACB（θ）を計測する．θ は DFO の楔状閉鎖角と等しい．DFO の first cut 線（直線 m）を脛骨近位部内側（M）から hinge point C に向かって引く．Hinge point C に対して直線 m か

3．術前計画　43

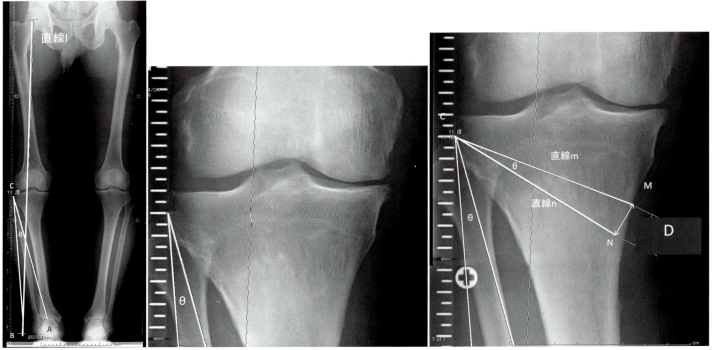

図6 OWHTOの手術プランニング

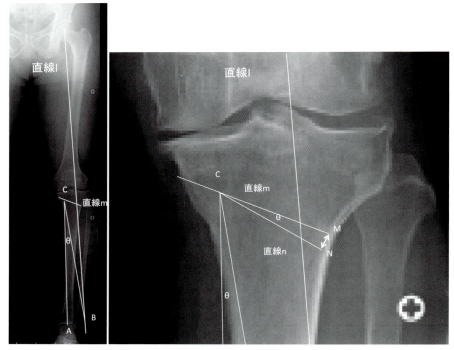

図7 Hybrid CWHTOの手術プランニング

らθをなす直線nを引く(MC＝NC)．線分MNがDFOでの骨切除の距離となる．

矯正目標

矯正目標について，諸家の報告を表1に示す．矯正目標としては脛骨プラトーの内側端から62％付近を目指す，Fujisawa pointが全世界的に有名である．しかし，実際には，second-lookで最も軟骨や半月板の治癒がよかったのは脛骨プラトー内側端から65～70％の範囲に矯正されていた群であったことをここに明記しておく[17]．軟骨の摩耗の程度によっても，矯正目標をどこに置くかによって術後成績に違いが生じることも念頭に置く必要がある[18]．また，ヨーロッパで

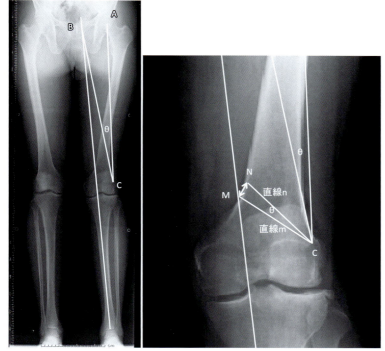

図8 CWDFOの手術プランニング

表1 矯正目標（諸家の報告）

	参照軸	値
Coventry[8]	FTA	8〜10°
Engel et al[9]	FTA	5〜10°
Kettelkamp et al[10]	FTA	>5°
Koshino et al[11]	FTA	6〜15°
Hernigou et al[12]	HKA	3〜6°
Ivarsson[13]	HKA	3〜6°
Myrnerts[14]	HKA	3〜6°
Miniaci et al[7]	%MA	60〜70%
Noyes et al[15]	%MA	62%
Dugdale et al[16]	%MA	50〜75%
Fujisawa et al[17]	%MA	65〜70%

は，DLOの際の矯正目標は脛骨プラトーの中央に設定され，良好な成績が報告されている．一方，矢状面において，OWHTOではTPSは約2°増加し，CWHTOでは約2°減少することがわかっており[19]，プランニングの際には，留意する必要がある．

（齊藤英知，島田洋一）

文献

1) Lobenhoffer P, Heerwaarden RV, Agneskirchner JD. Kniegelenknahe Osteotomien Indikation-Planung-Operationstechniken mit Plattenfixateuren. Rüdigerstr 14 70469 Stuttgart Deutschland：Georg Thieme Verlag：2014.
2) Morrison JB. Function of the knee joint in various activities. Biomed Eng 1969；4(12)：573-580.
3) Amis AA. Biomechanics of high tibial osteotomy. Knee Surg Sports Traumatol Arthrosc 2013；21(1)：197-205.
4) Paley D, SpringerLink(Online service). Principles of Deformity Correction. Available from：http://dx.doi.org/10.1007/978-3-642-59373-4.
5) Babis GC, An KN, Chao EY, et al. Double level osteotomy of the knee：a method to retain joint-line obliquity. Clinical results. J Bone Joint Surg Am 2002；84-A(8)：1380-1388.
6) 赤羽美香，澤口 毅，五嶋謙一．TomoFixを使用したOpen-Wedge高位脛骨骨切り術における膝蓋骨高位測定法の検討．JOSKAS 2016；41(2)：468-469.
7) Miniaci A, Ballmer FT, Ballmer PM, et al. Proximal tibial osteotomy. A new fixation device. Clin Orthop Relat Res 1989；246：250-259.
8) Coventry MB. Upper tibial osteotomy for osteoarthritis. J Bone Joint Surg Am 1985；67(7)：1136-1140.
9) Engel GM, Lippert FG 3rd. Valgus tibial osteotomy：avoiding the pitfalls. Clin Orthop Relat Res 1981；160：137-143.
10) Kettelkamp DB, Wenger DR, Chao EY, et al. Results of proximal tibial osteotomy. The effects of tibiofemoral angle, stance-phase flexion-extension, and medial-plateau force. J Bone Joint Surg Am 1976；58(7)：952-960.
11) Koshino T, Morii T, Wada J, et al. High tibial osteotomy with fixation by a blade plate for medial compartment osteoarthritis of the knee. Orthop Clin North Am 1989；20(2)：227-243.
12) Hernigou P, Medevielle D, Debeyre J, et al. Proximal tibial osteotomy for osteoarthritis with varus deformity. A ten to thirteen-year follow-up study. J Bone Joint Surg Am 1987；69(3)：332-354.
13) Ivarsson I, Myrnerts R, Gillquist J. High tibial osteotomy for medial osteoarthritis of the knee. A 5 to 7 and 11 year follow-up. J Bone Joint Surg Br 1990；72(2)：238-244.
14) Myrnerts R. Failure of the correction of varus deformity obtained by high tibial osteotomy. Acta Orthop Scand 1980；51(3)：569-573.
15) Noyes FR, Barber SD, Simon R. High tibial osteotomy and ligament reconstruction in varus angulated, anterior cruciate ligament-deficient knees. A two- to seven-year follow-up study. Am J Sports Med 1993；21(1)：2-12.

16) Dugdale TW, Noyes FR, Styer D. Preoperative planning for high tibial osteotomy. The effect of lateral tibiofemoral separation and tibiofemoral length. Clin Orthop Relat Res 1992；(274)：248-264.

17) Fujisawa Y, Masuhara K, Shiomi S. The effect of high tibial osteotomy on osteoarthritis of the knee. An arthroscopic study of 54 knee joints. Orthop Clin North Am 1979；10(3)：585-608.

18) Marti CB, Gautier E, Wachtl SW, et al. Accuracy of frontal and sagittal plane correction in open-wedge high tibial osteotomy. Arthroscopy 2004；20(4)：366-372.

19) Nha KW, Kim HJ, Ahn HS, et al. Change in posterior tibial slope after open-wedge and closed-wedge high tibial osteotomy：a meta-analysis. Am J Sports Med 2016；44(11)：3006-3013.

Ⅲ. 手術総論

4 JLCAとアライメント

はじめに

近年，変形性膝関節症（膝OA）に対して高位脛骨骨切り術（HTO）などの膝周囲骨切り術が脚光を浴びている．膝周囲骨切り術は脛骨近位または大腿骨遠位部で矯正骨切りを行い，目的とする下肢アライメントを獲得することで関節内荷重分散をコントロールして症状を改善する．Open wedge high tibial osteotomy（OWHTO）では，術後目標%weight bearing line（%WBL）を60.0～62.5%程度とする報告が多いが，正確な術前計画と手術手技によってアライメント矯正を行っても矯正エラー，特に過矯正が生じることが知られている[1)2)]．矯正エラーの原因の大部分は術前計画または手術手技によるもので，術前計画においては膝周囲軟部組織が術後下肢アライメントに与える影響を予測できないことが問題である．膝関節周囲軟部組織バランスの変化はjoint line convergence angle（JLCA）の変化としてとらえることができ，本稿ではこのJLCAと下肢アライメントの関係について述べる．膝周囲骨切り術で目標とする下肢アライメントを正確に得るためには，手術手技を習熟するだけでなく術前後でのJLCAの変化を考慮した術前計画が重要である．

JLCAと下肢アライメントについて

JLCAは大腿骨関節面と脛骨関節面それぞれの接線のなす角度である（図1-a）．JLCAは正常膝関節では0±1°であるが，側副靱帯を含む膝関節周囲軟部組織の緊張の変化や関節軟骨の減少などにより変化する．内側型膝OAでは，内側半月板の変性断裂や内側関節

軟骨の消失により荷重時に内側関節裂隙は狭小化し内反JLCAが増加する（図1-b）．一方，OWHTO後は荷重が内側から外側へシフトすることで，弛緩した内側側副靱帯（MCL）は緊張し，狭小化または消失した内側関節裂隙が開大し内反JLCAは減少する（図1-c）．JLCAの変化は下肢アライメントの変化に影響し，術後の内反JLCAの減少分だけ外反矯正，つまり過矯正となるため，膝周囲骨切り術を行う際には，矯正骨切りによって生じる骨の変化によるアライメントの変化（bony correction）と軟部組織の変化によるアライメントの変化（soft tissue correction）の合計が最終的なアライメントの変化（global correction）になることを理解しておく必要がある[2)]．現時点で最適な術後%WBLについての一定のコンセンサスは得られていないものの，近年，活動性の高い若年者に対するOWHTOにおいては，極端な解剖学的変化やそれに伴う機能的変化を避けるため過矯正よりもより正常に近いアライメントを目指す風潮があり，また過度の過矯正は外観上の問題や将来的に人工膝関節置換術へ移行する際にも問題となることが指摘されていることからも，OWHTOにおいて計画以上の過矯正を避けるべきであると思われる[3)]．その他，下肢アライメントに影響する因子として足関節JLCA変化[4)]や脛骨外側亜脱臼[1)]などが報告されている．

術後JLCA変化の予測

術後JLCAの変化（soft tissue correction）が予測可能となれば，目標とするglobal correctionからsoft tissue correctionを除して必要なbony correctionを正

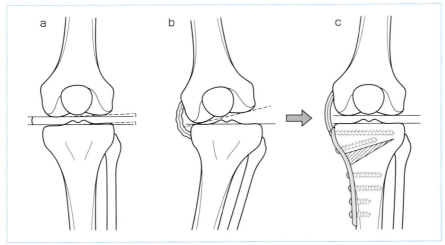

図1 JLCAの変化
a：JLCA
b：内反変形による内反JLCAの低下と弛緩したMCL
c：OWHTOによる内反JLCAの低下と緊張したMCL

確に算出できるため，より正確な術後目標アライメントの設定および術前計画が可能となる．前述したように，最適な術後％WBLは明らかにされていないが，術前後でのsoft tissue correctionを正確に予測することで，良好な臨床成績が得られる最適な％WBLを明らかにすることができるだけでなく，目標とする最適な％WBLを獲得し安定してより良好な成績を得ることが可能となると思われる．

術後soft tissue correctionの予測は目標アライメントの獲得だけでなくOWHTOの手術適応にも関連している．後述するように，術後のsoft tissue correctionを予測することで適切なbony correction angleは減少する．近年，過度のmedial proximal tibial angle (MPTA)の増加は膝蓋大腿関節圧の上昇，膝蓋骨外側変位，膝蓋骨低位などによる膝蓋大腿関節障害や外側コンパートメントへの過剰負荷が懸念されている．術後soft tissue correctionを考慮してbony correction angleを適正に減少することで術後MPTAも低下し過矯正を回避するだけでなく，OWHTOの適応症例を正確に最大限とらえることができるようになり，膝蓋大腿関節への影響も最小限にとどめることができると考えられる．

そこで筆者らは，術前の内外反動揺性に着目し，内外反動揺性と術後soft tissue correctionの関連性について明らかにした[2]．OWHTOの術前計画の際，JLCAを考慮せず術後％WBLが62.5％を通過するようにbony correctionを設定して手術を行った場合，術前内反ストレス下JLCAの約59％がsoft tissue correctionの変化量となることが明らかとなった．さらに，soft tissue correctionはJLCA変化量と近似値を示したことから，soft tissue correctionで最も重要な因子は膝関節JLCAであるといえる[2]．

当科におけるsoft tissue correctionを考慮した術前計画

我々はsoft tissue correctionを考慮し，以下の手順で術前計画を行っている．まず，両脚立位下肢全長X線画像で％WBLが62.5％となるようにglobal correction angleを決定する．術前内反ストレス下JLCA (manual maxまたはテロスSE 150N)が6°を超える場合もしくはKellgren-Lawrence分類(K-L分類)3以上の内反型膝OAの際にsoft tissue correctionを考慮する．術前内反ストレス下JLCAの約40〜50％をsoft tissue correction angle予測値とし，global correction angleからsoft tissue correction angleを除した値を矯正骨切り角度(bony correction angle)とする．Soft tissue correction angleを考慮したbony correction angleでも術後MPTAが94°を超える場合は，double level osteotomyやhybrid closed wedge high tibial osteotomyなどへ術式変更を行っている．一方，soft tissue correctionを考慮しても，矯正ロスを防ぐために術後MPTAは90°以下にならないように注意している．

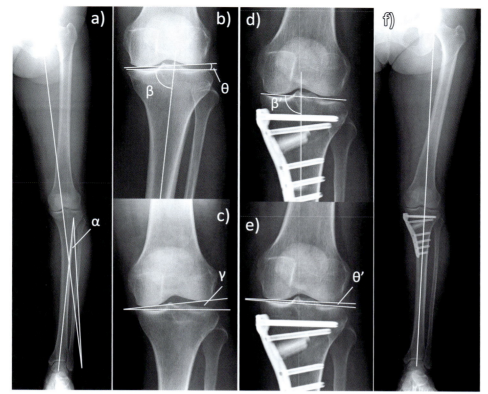

図2 JLCAを考慮した術前計画の実際
a：両脚立位下肢全長X線で術後WBL% 62.5%を目標としたglobal correction angle（α）
b：両脚立位下肢全長X線における術前JLCA（θ）と術前MPTA（β）
c：内反ストレス下JLCA（γ）
d：両脚立位下肢全長X線における術後MPTA（β'）
e：両脚立位下肢全長X線における術後JLCA（θ'）
f：術後WBL% 62%

当科におけるsoft tissue correctionを考慮した術前計画の実際

(1) 両脚立位下肢全長X線正面画像で術後%WBLを62.5%とするための矯正角度（global correction angle）は12°である（図2-a）.

(2) 術前MPTAが85°で（図2-b），これにglobal correction angle 12°をbony correctionで矯正すると術後MPTAが97°となり95°より大きくなるため，soft tissue correctionを考慮する.

(3) 術前内反ストレス下JLCA（manual maxまたはテロスSE 150N）が6°であるので，soft tissue correction angleの予測値は術前内反ストレス下JLCAの約50%の3°とする（図2-c）.

(4) (1)で決定したglobal correction angle 12°から(2)で予測したsoft tissue correction angle 3°を差し引いた値9°をbony correction angleとし，実際の骨切り矯正角度とする．このとき，術後MPTA（術前MPTA＋bony correction angle）は94°で90°より大きいことを確認する（図2-d）.

(5) 術後立位下肢全長X線では，術前JLCAθ（図2-b）6°は術後JLCAθ'（図2-e）3°に低下しsoft tissue correction angle 3°が得られている．Bony correction angle（β'-β）（図2-b, d）9°と，soft tissue correction angle（θ'-θ）3°の合計12°が得られたglobal correction angleであり，術後%WBLは62%となっている（図2-f）.

Soft tissue correctionを考慮した術前計画の注意点

自験例において，soft tissue correctionを考慮した術前計画を行った場合，ほとんどの場合において過矯正は回避できるが矯正ロスを生じる危険性があると思われた．Soft tissue correctionによるアライメントの変化はbony correctionに伴う内側関節裂隙の開大変化であるため，術前内反ストレス下JLCAが小さい膝，内反拘縮などにより内側関節裂隙がスムーズに開

表1　Soft tissue correction を考慮した術前計画の適応除外基準

- 術前外反ストレス下 JLCA＜0°（内反拘縮膝）
- 術前内反ストレス下 JLCA＜6°
- K-L 分類グレード1または2の OA
- 内側コンパートメント内側の著しい骨棘形成
- 屈曲拘縮 15°以上
- 術後 MPTA＜90°

大しない膝，膝周囲軟部組織が全体的に硬い膝では，soft tissue correction が小さくなる傾向があり矯正ロスを生じる危険性が高くなる．したがって，矯正ロスを避けるために筆者らは表1に示すように soft tissue correction を考慮した術前計画の適応除外基準を設定している．反対に膝関節全体の弛緩性が高い軟らかい膝では術前後で JLCA は変化しやすく，soft tissue correction を考慮すべきであると考えている．

おわりに

　OWHTO で良好な長期成績を得るためには適切な手術適応，術後アライメント，術後 MPTA などが重要であると考えられるが，これらの詳細についてはまだ一定の見解が得られていない．術前後での JLCA の変化は術後下肢アライメントに影響する重要な因子であるが，JLCA の変化に影響する因子は骨形態や膝周囲靱帯組織をはじめとし数多く存在する．個々の患者に応じてこれらの複数の因子を総合的に判断し，JLCA の変化を正確に予測する方法を開発することが今後の課題である．

（小川寛恭，松本　和）

文　献

1) Akamatsu Y, Ohno S, Kobayashi H, et al. Coronal subluxation of the proximal tibia relative to the distal femur after opening wedge high tibial osteotomy. Knee 2017；24：70-75.
2) Ogawa H, Matsumoto K, Ogawa T, et al. Preoperative varus laxity correlates with overcorrection in medial opening wedge high tibial osteotomy. Arch Orthop Trauma Surg 2016；136：1337-1342.
3) Kim HJ, Kim YG, Min SG, et al. Total knee arthroplasty conversion after open-wedge high tibial osteotomy：a report of three cases. Knee 2016；23：1164-1167.
4) Bito H, Takeuchi R, Kumagai K, et al. A predictive factor for acquiring an ideal lower limb realignment after opening-wedge high tibial osteotomy. Knee Surg Sports Traumatol Arthrosc 2009；17：382-389.

Ⅳ．手術各論

ゼロからはじめる！Knee Osteotomy アップデート

Ⅳ. 手術各論

Ａ Open wedge high tibial osteotomy（OWHTO）

1 Anatomical TomoFix プレート

はじめに

腟骨近位部において内反を矯正してアライメントを整え，膝の内側関節に偏った荷重の多くを外側関節に移動する open wedge high tibial osteotomy（OWHTO）は，中等度までの変形性膝関節症（膝 OA）に対しては適切な外科的手法である[1][2]．しかし，術後に膝蓋骨が遠位へ移動し，膝蓋・大腿関節の圧力が増加すると考えられるため patello-femoral osteoarthritis（PF-OA）を合併している例には適していない．術後成績のよい手術を行うためには，手術適応を守ることが必要である．本稿では筆者の考える OWHTO の正しい手術適応と Anatomical TomoFix（ジョンソンエンドジョンソン株式会社；J & J 社）を使用した手術手技，術後の早期リハビリテーションについて述べる．

手術適応

適応は内側型膝 OA と特発性膝骨壊死（spontaneous osteonecrosis of the knee；SONK）である[3]．特に以下の条件を満たすものが好ましいと考える．
・PF 関節 OA がないかまたは極めて軽度の例
・矯正手術後の medial proximal tibial angle（MPTA）が 95° を超えない例
・屈曲拘縮が 5° 以下の例
・術後のリハビリテーションが積極的に行える例
年齢の制限はない．

除外項目としては，
・PF-OA を合併した例
・外側大腿・腟骨関節に OA がある例
・外側半月板の損傷を伴う例
・骨形成不全がある例
・関節リウマチ（今のところエビデンスがないため）
・膝関節近傍の感染性疾患を有する例
・乾癬やアトピー性皮膚炎などの疾患で膝周囲に湿疹が存在する例
・肝硬変や血小板減少などにより術後に止血困難が予測される例
・手術側の脚長が健側に比べて長い例
などが挙げられる．

術前計画

OWHTO 術後の長期成績はアライメントの良し悪しが大きく関係するといわれている．至適アライメントは術後の％ MA が 62.5％ とされている（Fujisawa point）．作図は Miniaci の方法に準じて行う．ある程度膝 OA が進行した症例では内側関節裂隙が閉鎖または狭小化し，外側関節裂隙が大きく開いている．このような症例では joint line convergence angle（JLCA）を考慮する必要がある．

手術体位

内側からのアプローチであるため執刀医は患肢の内側に立ち，X 線透視装置は患肢の外側から入る．助手は患者の足底部に立ち，自分の腹で足底を押すことで下肢への軸圧や回旋矯正をコントロールする．また両手が空くので術者のサポートがしやすい．

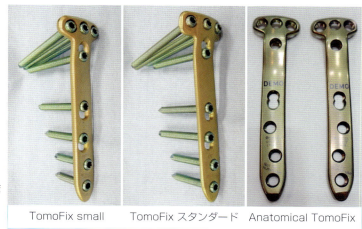

図1
3種類のTomoFix
手術中にテンプレートを使用して最も好ましいプレートを選ぶことが可能である.

TomoFix small　　TomoFix スタンダード　　Anatomical TomoFix

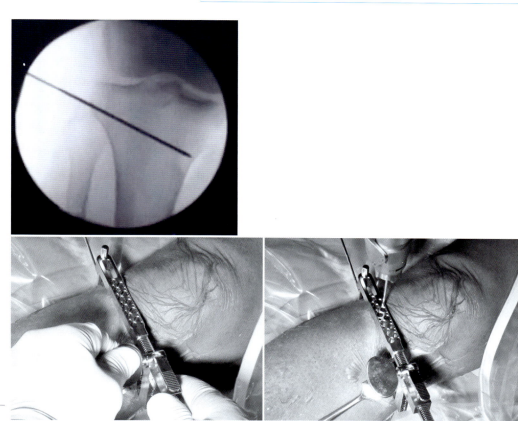

図2　骨切りガイドを使用した脛骨骨切り術①

手術手技

内固定用プレートにはJ&J社から現在TomoFix small, TomoFixスタンダード, Anatomical TomoFixの3種類が市販されている(図1). 手術方法はAO財団 Knee Group(正式にはJPEG；Joint Preservation Expert Group, 手術手技参照)の方法に準ずる.

1. 皮膚切開と軟部組織の展開

脛骨近位内側で鵞足部上に約5cmの縦の皮膚切開を置く. 脛骨近位内側では術後に皮膚, 皮下組織の血流が悪くなりやすいことを考えて軟部組織の扱いは丁寧に行う. 鵞足部を同定して膝蓋靱帯の内側で関節支帯を縦に切開する. 後に人工骨を挿入する場合には, 操作性をよくするために鵞足は縫い代を残して脛骨付着部にて切離し翻転する(人工骨を使用しないのであれば鵞足部は残す). 断端には糸をかけておくと後に縫合しやすい. Medial collateral ligament(MCL)を完全に剥離しきるか, 部分的にとどめるかは現在も議論の余地があるが, 筆者は開大する距離に合わせて余裕を持って緩める程度にしている.

2. 脛骨近位骨切りガイド

Anatomical TomoFixの開発と並行して骨切りガイ

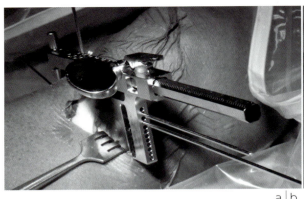
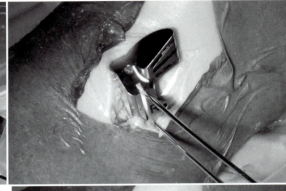
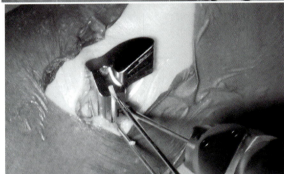

図3
骨切りガイドを使用した脛骨骨切り術②

ドを作成したので，詳しくはDePuy Synthesが発刊している手術説明書を参考にしていただきたい．

骨切りは鵞足部の近位縁から行う．脛骨内側関節面からおおよそ35 mm程度遠位の位置である．骨切り部の安定性と早期の骨癒合の観点からbiplane osteotomyがよい．Transverse cut lineと脛骨粗面のascending cut lineの交点をcrossing pointとし，マーキングしておく．直径2.0 mmのKirschner wire（K-wire）を経皮的に外側の腓骨先端（ヒンジポイント）から骨切り線を頭に描きながら内側に向けて刺入する（図2-a）．ターゲットアーム先端のスリットをこのK-wireにセットする（図2-b）．手元側を内側の骨切り線に合わせて脛骨を挟み込むようにクランプして固定する．さらにアームが動かないように前方より後方に向けてK-wireで固定する（図2-c）．手元のブロックを横からみるとK-wireホールが縦に並んでいるのがみえるので，これらのうち最もcrossing point付近を通過するホールを見つける．その穴より後方へ2穴目のホールにK-wireをガイドに沿って刺入する（図3-a）．ターゲットアームを外して骨切りガイドブロック（左右がある）をスリットがガイドピンの遠位となるようにセットする．骨切りガイドピンである1本目のK-wireの後方に2本目のK-wireを平行に刺入し（図3-b）．さらに固定性を上げるために斜めのK-wireも刺入する（図3-c）．これらのK-wireは今後の

操作の邪魔にならない程度の長さにカットする．後方の軟部組織を保護するため新しく開発したZ型レトラクター（ステンレス製であるがX線透視可能であり，幅が広くまた断面がU字状であるためにワーキングスペースが大きく，ボーンソーを使用しやすい）を脛骨後方に骨に接するように挿入する（図4-a）．スリットを通してオシレーターソーで骨切りを外側の骨皮質直前（5 mm程度）の位置まで行う（図4-b）．Ascending cutは同一のカットガイドをそのまま使用することができる．脛骨粗面を10 mm程度の厚さで維持しながらtransverse cut lineと交差するように行う．Ascending cut用のスリットはtransverse cut lineに対して100°，110°，120°の3つが選択可能であり，angle wingを使用して膝蓋靭帯を損傷しない角度を選ぶことができる（図4-c）．粗面部の長さはできる限り長くすると，骨切り面同士の接触面積も大きく安定性が向上すると同時に骨癒合が早く得られるため，筆者は100°を推奨する（図5-a）．骨切りが終了したら骨切りガイドブロックを外す．骨切りの成否の確認はアルミ製のメジャーを骨切り部に挿入して後方骨皮質を探るのも簡便な方法である．安全にかつ簡便にこの部分の骨切りを行えるように新しいノミ（サブマリンノミ，オリンパステルモバイオマテリアル株式会社；OTB社製）を開発したのでこれを利用することをすすめる．また外側ヒンジ骨折はタイプによって不安定と

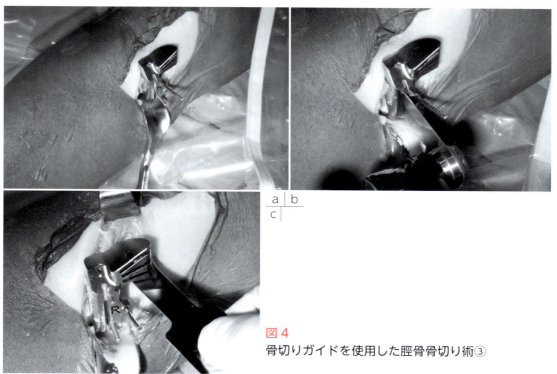

図4
骨切りガイドを使用した脛骨骨切り術③

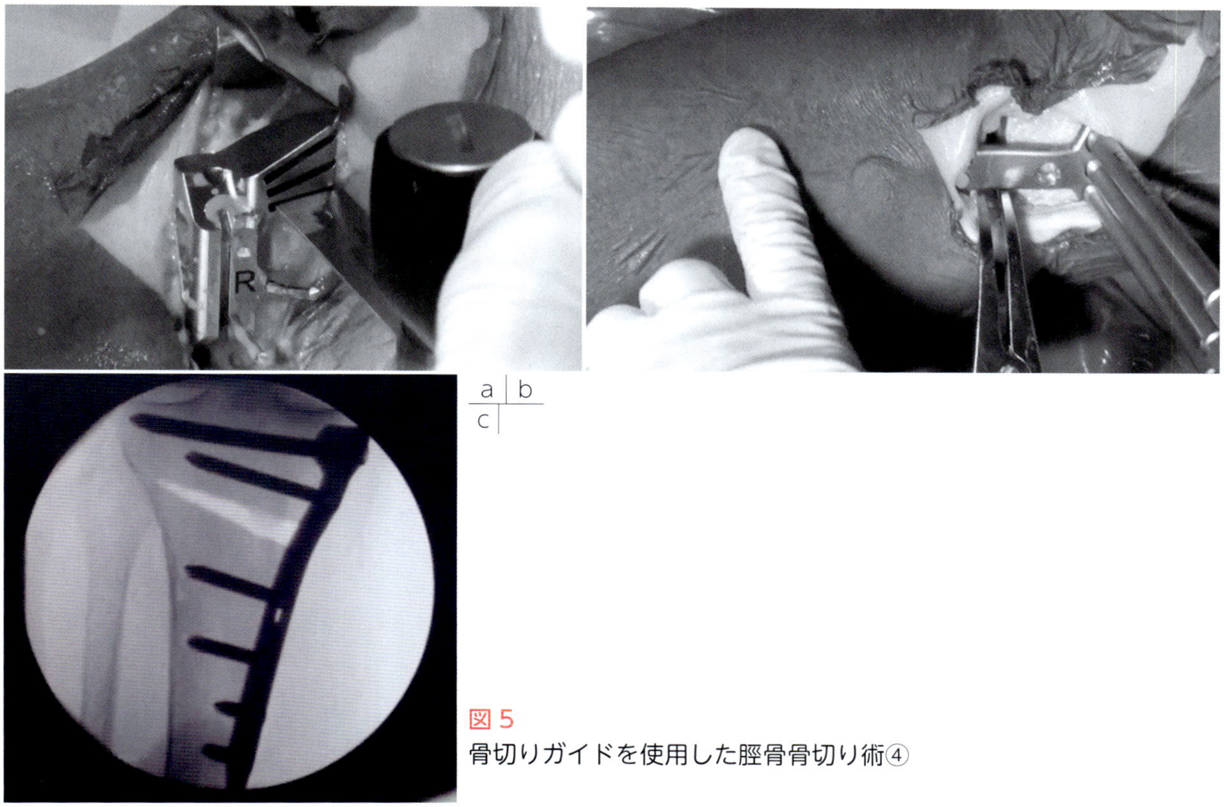

図5
骨切りガイドを使用した脛骨骨切り術④

なるので注意を要する[4]．

3. 骨切り部の開大

骨切り部をゆっくりと開大するために専用ノミの重ね打ちの手技をすすめる．ノミを抜き取り人工骨専用の開大器（OTB社製）を先端が外側骨皮質の直前に達するまで挿入してゆっくりと骨切り部を開大する．術前に計画した開大長に達したらX線透視を用いてアライメントを確認する．膝蓋骨を真上に向けて保持し，助手が足関節を90°に背屈して近位方向に荷重ストレスを加え疑似荷重位とする．場合に応じて開大距

離を微調整することもある．HTO の成否はまさにアライメントにあり，矯正不足であれば良好な長期成績は望めない．

4. 人工骨の採型と挿入

早期荷重歩行の実現には骨切り部後方に体重を受けるしっかりとした支柱を作ることが必要となる．人工骨には荷重強度を十分に備え，骨への吸収置換能力に優れた信頼できるものを選ぶべきである．専用器械を使用して開大部に合ったオスフェリオン 60（OTB 社）の作製を正確に行う．術者が関節鏡を行っている間に助手が必要なサイズのブロックを作製すると時間が短縮できる．基本的にはブロックは同じサイズのものを2 つ用意する．骨切り面と接するブロックの上，下面には直径 1 mm のドリルを用いて片面 10 か所程度の浅い孔をあける．この小孔への早期の骨組織の侵入が期待でき，骨と人工骨の癒合が起こり吸収置換期間も短縮できる．開大器を分離し後方のパーツを除くとそこに人工骨を挿入するスペースができる．1 つ目のブロックは骨切り部後面の皮質骨に接するように真横から挿入する．次に前方の開大器を除去して膝を完全伸展位として 2 つ目のブロックを 1 つ目のブロックの前方に挿入し，出っ張った部分は削る（皮下に人工骨の小片が飛び散らないようにする）．人工骨の小片が皮下に残ると吸収置換の際に炎症を惹起する恐れがある．ブロックの挿入方向が内側上方から外側後方に向かうと脛骨プラトー後方傾斜角度が大きくなるので要注意である．

5. Anatomical TomoFix の設置

Anatomical TomoFix はやや前内側部に当てるとフィッティングがよい（図 5-b）．しかし，術後の早期荷重については骨切り部後方の初期固定性がよくなければ脛骨プラトーの後方傾斜角度の増大やスクリューの折損などの思わぬ合併症を引き起こす可能性もある．バイオメカニクスの観点から考えれば骨切り部への人工骨の補填は必要である[5)6)]．先に翻転しておいた鵞足でオスフェリオン 60 ブロックを覆うように縫合する（壁を作ることは感染防止に役立つ）．TomoFix の近位部 A〜C の 3 本のスクリューを固定し（mono-cortical），その後に遠位 4 本のロッキングスクリュー固定を行う（図 5-c）．深腓骨神経損傷を避けるため遠位 2〜3 本は mono-cortical スクリューを使用することを推奨しているが，骨質が悪い場合には 4 本とも bi-cortical とすることもある．スクリュー D（mono-cortical）は最後に固定する．プレートと脛骨の間に大きなスペースができたり，外側ヒンジ骨折部がずれている場合などではプレートシャフトの第 1 スクリュー孔から lag screw（皮質骨螺子）を用いてプレートを骨に沿わせたり，ヒンジ部に圧迫を加えて整復することができる．ドレーンは留置したほうがよい．脂肪組織，皮下組織の順に閉創し，足部から圧迫包帯固定を行う．皮膚の血流を阻害しないために縫合は行わない．

術後初期の後療法

手術が適切に遂行されれば骨切り部の固定は強固であり，手術の翌日からレベルの高い後療法を開始することができる．術翌日にドレーンを抜去する．両脚立位全荷重は安全であるという患者への意識付けが大切である．また下肢静脈血栓症を予防するために踵を持ち上げる背伸び運動（calf raising ex.）を早く開始する．下肢筋力訓練および CPM を使用した膝関節可動域訓練も開始する．術後 2 日目からは平行棒を使用した荷重歩行訓練を開始する．術後 1 週間経過後に 1/2 部分荷重または全荷重歩行（痛みの程度に応じて）が可能になる．2 週後には全員に対して T 杖を使用した全体重歩行および階段昇降訓練を開始する．ただし外側ヒンジ骨折の type Ⅱおよび type Ⅲが生じた場合には，骨切り部が不安定となるので一定期間は荷重制限を行ったほうが骨癒合に有利である[4)]．通常は手術後 2〜3 週間程度で独歩退院ができる．

結　語

1) 手術後の荷重位において脛骨近位関節面が地面に対して平行となることが理想である．
2) 過度の矯正を行うと脛骨近位関節面の外方傾斜が非生理的となるため，適応を十分に考える．
3) 人工骨は脛骨骨切り部の最後方に水平に挿入すると骨切り部の安定性が増す．
4) 手術により安定した固定が得られるので早期離床，早期全荷重歩行を心掛ける．

（竹内良平）

文 献

1) Staubli AE, et al. TomoFix : a new LCP-concept for open wedge osteotomy of the medial proximal tibia—early results in 92 cases. Injury 2003 ; 4(Suppl 2) : 55-62.

2) Takeuchi R, et al. Medial opening wedge high tibial osteotomy with early full weight bearing. Arthroscopy 2009 ; 25 : 46-53.

3) Takeuchi R, et al. Clinical results and radiological evaluation of opening wedge high tibial osteotomy for spontaneous osteonecrosis of the Knee. Knee Surg Sports Traumatol Arthrosc 2009 ; 17 : 361-368.

4) Takeuchi R, et al. Fractures around the lateral cortical hinge following a medial opening wedge high tibial osteotomy : a new classification of lateral hinge fracture. Arthroscopy 2012 ; 28 : 85-94.

5) Takeuchi R, et al. In vitro stability of open wedge high tibial osteotomy with synthetic bone graft. Knee 2010 ; 17 : 217-220.

6) Takeuchi R, et al. Primary stability of different plate positions and the role of bone substitute in open wedge high tibial osteotomy. Knee 2017 ; 24 : 1299-1306.

Ⅳ. 手術各論

A Open wedge high tibial osteotomy (OWHTO)

2 TriS プレート

はじめに

　近年，ロッキングプレートを用いた内側楔状開大式高位脛骨骨切り術(open wedge high tibial osteotomy；OWHTO)が普及してきている[1)2)]．本法は，矯正角度の制限はあるものの腓骨の骨切りが不要であり，従来法と比べて手術侵襲は著しく低下した[3)4)]．しかし，従来のプレートは，左右同一の直線的デザインのため脛骨の前方に設置されやすく，皮膚トラブルや内固定材の折損などいくつかの問題点があった．そこで筆者らは，日本人の骨形態を考慮した解剖学的形状を有し，中空スクリューが使用可能な TriS メディアル HTO プレートシステム(TriS プレート，オリンパステルモバイオマテリアル株式会社；OTB 社)を開発し，2014 年より臨床応用を開始した(図 1)．本システムは，生体工学的研究に基づいたインプラントデザインとロッキングスクリューの採用による高い安全性と安定性を実現した．2016 年からは，minor correction version も追加され，2 種類の TriS プレートが使用可能である(図 2)．本稿では，TriS プレートを用いた OWHTO の実際の手術手技について述べる．

手術適応

　日常生活の活動性が高い北大分類Ⅱ～Ⅲ期の変形性膝関節症(膝 OA)，特発性膝骨壊死(SONK)，および大腿骨内側顆軟骨損傷の患者で，年齢制限は設けていない．膝関節可動域は，伸展 −10° 以下，屈曲は 130° 以上，膝蓋大腿関節に疼痛および明らかな関節症変化がなく，膝不安定性を認めない症例がよい適応である．X 線学

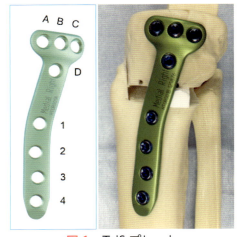

図 1　TriS プレート
a：各ホールの名称　　b：模擬骨

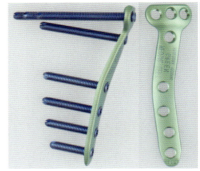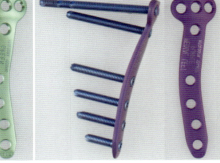

図 2　TriS プレート　　a|b
a：Green
b：Purple (minor correction version)

的には，下肢機能軸（weight bearing line；WBL）が脛骨内側を通過し，mechanical lateral distal femoral angle（mLDFA）が正常（85〜90°）で，medial proximal tibial angle（MPTA）が90°以下の症例である．一般的には大腿脛骨角（FTA）は185°未満が適応であり，これ以上の内反膝や膝蓋大腿関節症を有する症例に対しては逆V字型HTOを行っている．

術前計画

立位下肢全長X線正面像を用いて，脛骨近位関節面における下肢機能軸の通過点が，関節内側縁から60〜70％を通るように矯正角度および開大距離を決定する（図3）．テンプレートを参考にしてGreenあるいはPurpleのTriSプレートを用意する（図2）．

⚠️注意 屈曲拘縮を有する症例では，臥位での撮影や外反ストレスでの関節開大角（joint line convergence angle；JLCA）も参考にする．

準 備

体位は仰臥位とし，駆血帯を装着する．術中，アライメント確認のため股関節，膝関節，および足関節の描出をX線透視装置（C-arm）にて確認する．当科では，術者が右利きの場合は常に患者の右側から手術を行う．ドリルなどを患肢内側から使用できるように健側股関節を外転あるいは伸展させ健側下肢の位置を手術台で調節する．

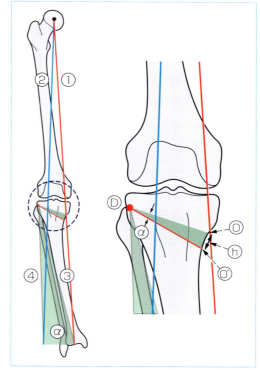

図3 術前計画
①下肢機能軸　②矯正後下肢機能軸
ⒹD矯正支点　③矯正支点〜足関節中心線
④矯正支点〜矯正後下肢機能軸
ⓐ矯正角度　Ⓞエントリーポイント
Ⓞ'矯正後エントリーポイント
ⓗ開大距離

関節鏡

膝蓋大腿関節，内側および外側大腿脛骨関節の滑膜，関節軟骨，半月板，および靱帯の状態を観察し，必要に応じて処置を加える．顆間窩や大腿骨内側顆に骨棘があれば，ノミを用いて切除し，骨切り開大部に骨癒合促進効果を有する骨棘移植を行う．広範な腰野分類StageⅢ以上のSONKに対しては骨軟骨柱移植を行う．

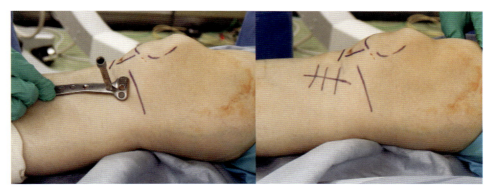

図4 皮膚切開

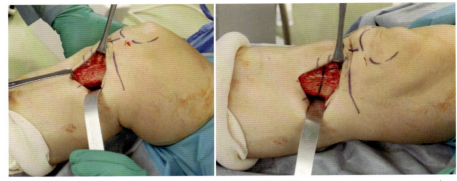

図5　内側支持機構解離　a|b

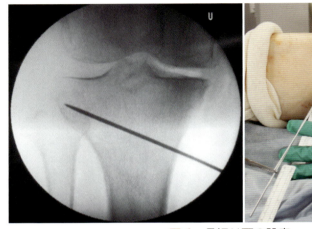

図6　骨切り面の設定　a|b

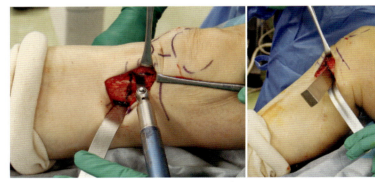

図7　骨切り　a|b

術　式

1. アプローチ

皮切は，プレートトライアルを当て脛骨内側面中央に沿った約6 cmの縦斜切開とする（図4）．脂肪組織を骨膜から剥離し，プレートのスペースを確保する．脛骨内側面中央の骨膜を縦切開し，半腱様筋腱および薄筋腱は付着部で切離する．脛骨前方の骨膜は，骨膜剥離子を用いて膝蓋腱付着部まで剥離し，膝蓋腱を筋鈎を用いて挙上し，脛骨粗面を展開する．内側側副靱帯（MCL）浅層遠位付着部は骨膜とともに骨膜剥離子を用いて完全に剥離する．骨切り部である脛骨後方の軟部組織は，膝屈曲位で骨膜下にエレバトリウムを用いて剥離し，透視可能なレトラクターを設置する（図5-a）．二面骨切りを行うため，脛骨粗面の厚さが約15 mm確保できる位置にマーキングを行う（図5-b）．

2. 骨切り面の設定

C-armにて膝関節正面像を描出する．第一のKirschner wire（K-wire）の刺入点は，透視下にプレートトライアルを当て適切な位置（ホールDより約5 mm遠位，関節面から約35〜40 mm遠位）を決める．透視下に第一のK-wireを近位脛腓関節直上のsafe zoneに向かって刺入し（図6-a），同じ長さのK-wireを用いて骨切り距離を正確に計測する（図6-b）．パラレルガイ

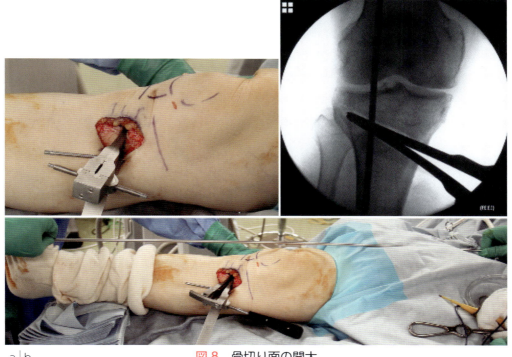

a|b / c　図8　骨切り面の開大

ドを用いて第二，第三のK-wireを第一のK-wireと正面像で重なるように刺入し，3本のK-wireを5 mm残して切除する．

3. 骨切り

膝を完全伸展位として，第一の骨切りである脛骨粗面後方の骨切りを行う．脛骨粗面を約15 mmの厚さとし，ボーンソーや骨ノミを用いて脛骨骨軸と平行に骨切りを行う（図7-a）．次に膝を屈曲位あるいは胡坐位として脛骨内側から第二の骨切りを行う．3本のK-wireの遠位側にボーンソーブレードを沿わせて骨切りを行う（図7-b）．ボーンソー，骨ノミを用いて予め計測した骨切り距離を参考に外側骨皮質5 mm手前まで骨切りを行う．

⚠️注意　脛骨の骨切りは，レトラクターの前方で，脛骨の真側面から行い，特に脛骨後面の骨切りを確実に行う．

4. 骨切り面の開大

まず骨ノミにて骨切り部を開大する．1本目の骨ノミは外側皮質骨手前5 mmまで挿入する．次に2本目の骨ノミを1本目に沿わせながら挿入する．その際，1本目と同じ深さまで挿入せず，5 mm手前までとする．3本目の骨ノミを1本目と2本目の骨ノミの間に挿入する．さらに4本目，5本目の骨ノミを挿入する．

⚠️注意　2本目以降のノミは階段状になるようにする．すべて同じ深さまで挿入すると外側ヒンジが破綻する．

骨ノミを抜去後，専用のオープナーを骨切り部の後方かつ真横から外側皮質骨手前約10 mmの位置まで挿入する（図8-a）．オープナーのストッパーを抜去し，両ネジをドライバーで回転させ，計画した開大角度および距離まで徐々に開大する．

⚠️注意　開大時は，脛骨後傾角増大防止のため足関節後方に枕を置くなどして膝を過伸展位にし，常に外反ストレスを与え患肢を保持する．専用の人工骨トライアルで開大距離を確認する．透視下に完全伸展位にてアライメントロッドを用い機能軸を確認する（図8-b，c）．その際，荷重位を想定し，患肢に軸圧，外反ストレスを加える．

5. 人工骨の加工と設置，軟部組織修復

気孔率60％のβ-リン酸三カルシウム（β-TCP）であるOSferion60（OTB社）を用いる．これは圧縮強度が約20 MPaと力学的強度が高く，優れた生体親和性と骨伝導性を持つ骨補填材である[4]．罫書き器にて計測したサイズで人工骨に線を引き，専用切削器具にて切削する．筆者らは，長さ30 mmの人工骨を2つ使用している．

前方オープナーを斜めネジで支え，後方オープナーをドライバーにて閉じて抜去する（図9-a）．人工骨は，脛骨後方の骨皮質上に真横から挿入する．前方オープナーを抜去し，骨棘があれば骨切り部外側に移

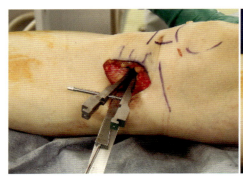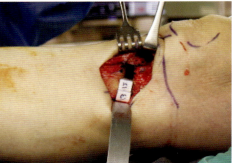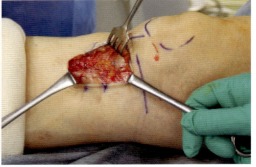

図9　人工骨の加工と設置，軟部組織修復　　a|b|c

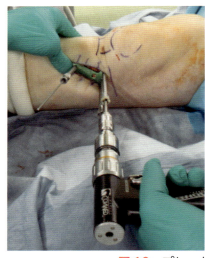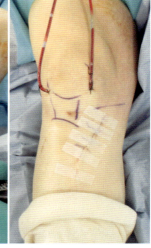

図10　プレート固定

植後，前方に人工骨を挿入する（図9-b）．

⚠注意　骨癒合は，外側ヒンジ部から開始されるため，外側1/3には人工骨を挿入しない．

💡コツ　この際，膝を過伸展位とし脛骨粗面のフランジが遠位移動し，完全に脛骨側と接触していること，および骨切り開大部の前方が後方より狭く台形になっていることを確認する．骨切り開大部の骨膜，MCLをできるだけ完全に縫合する（図9-c）．この処置は，内側支持組織を修復するだけではなく骨切り部から血腫の漏出を防ぎ，骨形成に有利に働く可能性がある．

6. プレート固定

プレートのホールA，B，Cおよびホール①にドリルスリーブを装着し，プレートを皮下に挿入する．プレートは，前額面で真側面，矢状面でプレート遠位および近位部をそれぞれ骨幹部および骨端部中央に設置する．ホールBおよびホール①のドリルスリーブにガイドピンスリーブを装着し，ガイドピンを刺入しプレートを仮固定する（図10）．

⚠注意　ホールBのガイドピンは関節面と平行，ホール①は骨切り面より遠位になるようにプレート位置を調整する．

ホールAを中実ドリルにてドリリングする（図11-a）．デプスゲージにてスクリュー長を決定する．ラウンドピンを挿入し，それをガイドに中空ロッキングスクリューを挿入する．パワーツールにてプレートのロッキングホール直前まで挿入し，トルクリミテッドドライバーにて締結する．同様にホールC，②，①，Bを固定する．

⚠注意　ホールCからのドリルは対側皮質骨を穿孔しないように細心の注意を払う．プレートが前方設置されるとドリルは膝窩動脈に向かう．

ホール③，④の直上に小皮切を加えドリルスリーブを装着し，中空ロッキングスクリューを設置する．最後にホールDをスクリュー固定する．十分な洗浄後，ドレーンを挿入し，皮下を縫合する（図11-b，12）．

💡コツ　骨皮質が厚い場合，遠位2本のホール③および④は対側皮質骨を穿孔せず，monocorticalのロッキングスクリューとする．

⚠注意　プレートが設置される脛骨内側面は，皮下組織が薄く，特に男性で感染が起こりやすい．皮下の軟部組織を愛護的に扱い，丁寧に縫合することが肝要である．

後療法

ドレーン抜去後，ただちに関節可動域訓練を開始する．原則，直後からの全荷重歩行を許可する．

おわりに

OWHTOは，正確な矯正が可能であり，ロッキングプレートと人工骨の組み合わせにより後療法の加速化が可能となった．しかし，脛骨後傾角増大，深部静脈血栓症，外側ヒンジ骨折，内固定材折損，術後感染，骨癒合遅延，偽関節，矯正損失，膝蓋大腿関節痛，膝窩動

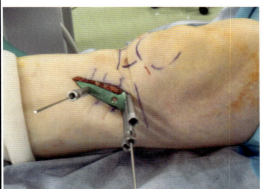

図11
a：ドリリング
b：皮膚縫合

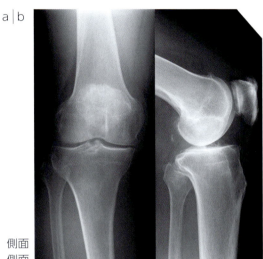
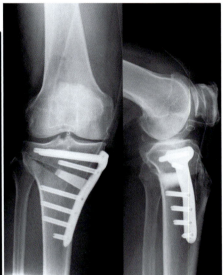

図12
a：術前単純X線写真正面，側面
b：術後単純X線写真正面，側面

脈損傷などの合併症も報告されている[4]．手術手技の簡便化・合理化により，OWHTOは今後普及していくことが予想されるが，術者は起こり得る合併症を十分に理解したうえで，適応を慎重に吟味し，周到な術前計画，適切な内固定材料の選択および正確で迅速な手術を遂行し，HTOがより安全で効果的に行われるように，長期成績を踏まえ検討を重ねていくべきである．

（近藤英司，安田和則）

文　献

1) Staubli AE, De Simoni C, Babst R, et al. TomoFix：a new LCP-concept for open wedge osteotomy of the medial proximal tibia-early results in 92 cases. Injury 2003；34：B55-B62.
2) Lobenhoffer P, Agneskirchner JD. Improvements in surgical technique of valgus high tibial osteotomy. Knee Surg Sports Traumatol Arthrosc 2003；11(3)：132-138.
3) Takeuchi R, Ishikawa H, Kumagai K, et al. Fractures around the lateral cortical hinge after a medial opening-wedge high tibial osteotomy：a new classification of lateral hinge fracture. Arthroscopy 2012；28：85-94.
4) Onodera J, Kondo E, Omizu N, et al. Beta-tricalcium phosphate shows superior absorption rate and osteoconductivity compared to hydroxyapatite in open-wedge high tibial osteotomy. Knee Surg Sports Traumatol Arthrosc 2014；22：2763-2770.
5) Yasuda K, Majima T, Tsuchida T, et al. A ten- to 15-year follow-up observation of high tibial osteotomy in medial compartment osteoarthrosis. Clin Orthop Relat Res 1992；282：186-195.

Ⅳ．手術各論

A Open wedge high tibial osteotomy（OWHTO）

3 Puddu type プレート

はじめに

現在，open wedge high tibial osteotomy（OWHTO）の手術手技においてロッキング機構のついたロングプレートによる固定が主流であるが，メタルスペーサーのついたショートプレートである Puddu type プレート（図1）も OWHTO に使用する固定材料のひとつである．今まで骨移植や人工骨挿入を併用しての良好な成績の報告がされている[1,2]が，一方でその固定力や術後合併症に関して TomoFix に比べて固定力が劣ることや，スクリューの破損，nonunion などの報告がある[3〜5]．そのためこのプレートで良好な結果を得るには注意が必要である．筆者は Arthrex Japan 合同会社 Puddu type プレートを使用して OWHTO を行ってきたので，本稿ではこのプレートシステムでの OWHTO において筆者がすすめる手術手技と後療法について述べる．

まず，このプレートの特徴であるが，幅 23 mm でスペーサーの幅により長さ 48〜61 mm と短くコンパクトである．チタン製でプレートの中央に開大部を保持するメタルスペーサーが一体となってついており，2007 年より後方傾斜の増加を防ぐためこのスペーサーに 2.5°の傾斜がつけられた（図1-a）．また，スクリュー方向が変えられ，プレートと一体化したワッシャーとスクリューがロッキングできるようになっている（図1-b）．

術前計画

立位下肢全長 X 線正面像で大腿骨頭中心から足関節中央に引いた線が，関節内側縁から 63%（%MA）を

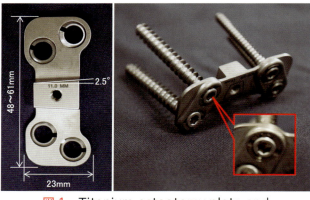

図1 Titanium osteotomy plate and screw system（Arthrex Japan 合同会社）
a：メタルスペーサーに 2.5°の前後傾斜がついたプレート形状
b：回転ワッシャーとスクリューのロッキングメカニズム

通るように作図して開大幅を測定する．この際骨切り線は，内側は関節面から女性 35 mm，男性 35〜40 mm で，ヒンジは関節面から 15 mm，外側から 10 mm の点に置く（図2）．実際 Puddu type プレートはスペーサーの幅が 1 mm から 2.5 mm おきで決まっており，開大幅に近いほうを選択するが，大腿骨内顆骨壊死や軟骨損傷部位が小さい症例で骨軟骨柱移植を併用する場合，過矯正を避けるため小さいほうを選択している．また，最大で 17.5 mm 幅のスペーサーがあるが，筆者は 15 mm 幅までしか使用経験がなく，それ以上は OWHTO の適応と考えていない．立位下肢全長 X 線正面像での作図で 15 mm 以上開大しないと矯正できない場合，外反すると内側関節裂隙が開く症例では臥位下肢全長 X 線正面像でも作図を行い，15 mm 開大

幅で矯正できて%MAが63%を通る場合はそれで行う．プレートは幅も長さもコンパクトでスクリュー方向も変えられる（図1-b）ことから，テンプレーティングは行っていない．

術 式

体位は仰臥位で，駆血帯を装着しておくが，基本的には使用しない．関節鏡モニターは健側に置き，X線透視装置とモニターは患側に置く．骨移植に対応できるように腸骨の部分も消毒しておき，ドレーピングしておく．

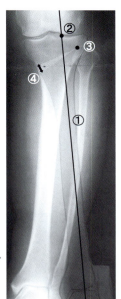

図2
術前計画
立位下肢全長X線正面像
①下肢機能軸
②%MA：63%
③外側ヒンジポイント
④開大幅
プレートのテンプレーティングは必要ない．

関節鏡

はじめに関節鏡視下に，必要に応じて滑膜切除，半月板切除，骨棘切除を行う．外側半月板がdiscoidの場合，MRIで内部変性断裂が認められるか，鏡視で断裂が確認できる場合は内部の形成切除を行っている．軟骨下骨が広範囲に露出している場合はコンドラルピックを用いてマイクロフラクチャーを行う．

アプローチ

OWHTOでは術者は患側に立ち，皮切は脛骨関節面から内側に約6 cmの縦切開で行う．骨軟骨柱移植，培養軟骨細胞移植を併用する場合は膝蓋骨内側上縁から関節鏡のポータルを通る約10 cmの縦切開で行う．伏在神経の膝蓋下枝が確認できる場合は剥離してなるべく温存し，脂肪組織を分けて骨膜を出す．脛骨粗面を確認し，内縁から5～10 mm内側より縦に骨膜を切開し，近位はやや後方に向かって関節面に近いところまですすめ，関節面から5～10 mm関節包付着部は残して後方へ袋状にプレートの近位部分が挿入できるところまで剥離する．遠位は薄筋腱，半腱様筋腱も同時に切離して骨膜ごと後方へ剥離していく．途中，内側側副靱帯（MCL）の浅層が出てくるのでこれも骨膜とともに剥がしていく（図3-a）．近位は関節包とともにMCL深層を関節面から5～10 mmは残していることになる．骨切り部の後方にエレバトリウムを入れて脛骨後方の軟部組織を剥離し，示指を入れて後方の空間を確保する（図3-b）．膝蓋腱の下にエレバトリウムを通して脛骨粗面と膝蓋腱の移行部を確認しておく．

骨切り

関節面より35～40 mmよりガイドピンを術前に決

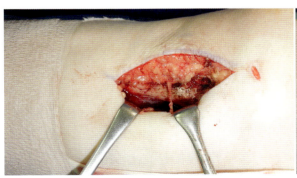 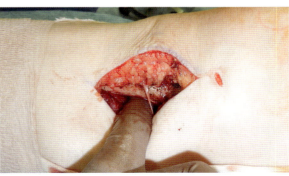

a | b 　　　　　図3　アプローチ
　　　　　a：伏在神経膝蓋下枝の剥離と骨膜，MCLの解離
　　　　　b：脛骨後方の軟部組織の剥離

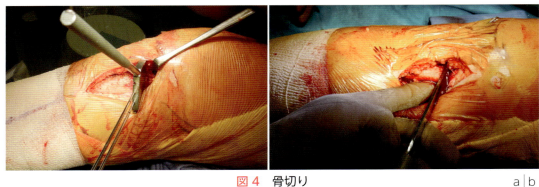

図4　骨切り　　a|b

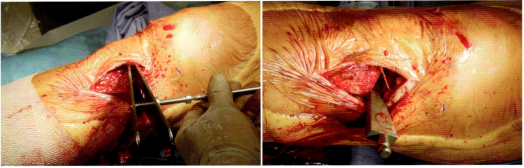

図5　骨切り面の開大　　a|b

めたヒンジポイントに挿入する．カッティングガイドを挿入しガイドの面と脛骨外側の関節面が平行になるように透視で確認し，後方にもう1本ガイドピンを挿入する（図4-a）．前後にリトラクターを挿入してカッティングガイドに沿ってボーンソーで手前のみ骨切りする．それに沿ってノミを用いて，まず中央を骨切りし，次に前方を骨切りし，最後に後方をノミの角を指で触りながらヒンジまで骨切りする（図4-b）．指でノミの角を確認して脛骨後面の骨切りを行うことで確実に切れていることが確認できる．

骨切り面の開大とプレート固定

オステオトームジャック（オープナー）を挿入し，ドライバーでスクリューを回転させ，幅を広げていき骨切り部を計画した開大距離まで開大する（図5-a）．オステオトームジャックを抜いてウェッジトライアルを挿入する．後方に挿入して予定より1mmほど大きく開大させておく（図5-b）．透視下にアライメントを確認する．予定のスペーサーサイズのプレートを挿入し，後方に挿入していたウェッジトライアルを抜く．近位の剥離ができていないと骨よりプレートが浮き上がりしっかりスペーサーが入りきらず，フィットしないので注意が必要である．プレートがフィットすると

プレートを把持しなくても位置は変わらず，開大部も保持される（図6-a）．ワッシャーのロッキングガイドとドリルガイドを組み合わせて，ドリル方向を透視下で確認しながらドリリングする．近位は6.5 mmキャンセラススクリュー，遠位は4.5 mmコーティカルスクリューを2本ずつ挿入するが，プレートの浮き上がりを避けるため，筆者は近位前方，遠位後方，遠位前方，近位後方の順番で固定している（図6-b, c）．

腸骨からの自家骨移植と人工骨挿入

筆者はPuddu typeプレートを用いたOWHTO初期の9 mm開大した症例でβ-リン酸三カルシウム（β-TCP）を開大部に挿入し，スクリュー破損例を経験した．それ以来，9 mm以上開大する症例には全例，腸骨からの自家骨移植と人工骨挿入を併用し（図7），それ以下の開大症例には人工骨挿入のみを行っている（図8）．自家骨移植では，腸骨は開大幅の約2倍の幅で内板のみを採取する．さらに海綿骨を採骨しておく．楔状にカットして腸骨稜の部分が内側，内板が後方に位置するように開大部の後方に骨移植を行う（図7-a）．海綿骨とβ-TCPの4～6 mm大の顆粒（HOYA Technosurgical株式会社，スーパーポア気孔率75％）をプレートスペーサーのない部分に入れていく．プ

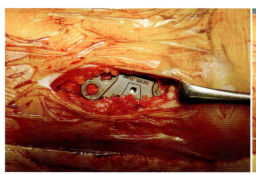
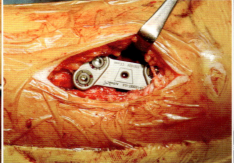
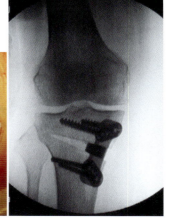

a|b|c　　　　　　　　　　　図6　プレート固定

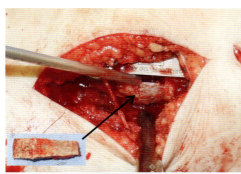
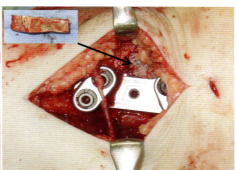
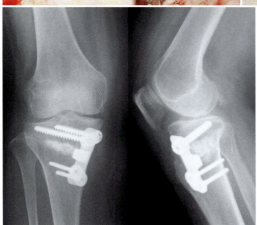

a|b
c|

図7
自家骨移植
　a：開大部の後方に骨移植
　b：海綿骨とβ-TCP顆粒挿入後，前方に骨移植
　c：術後単純X線像

レートの前後にも行い，前方に後方の2/3ほどの幅の楔状にカットしたものを内板が前方を向くように骨移植する（図7-b）．ヒンジ骨折が心配される場合はヒンジ部には海綿骨を中心に移植しておく．前述したように開大幅が9mm未満の場合人工骨挿入のみを行うため，プレートスペーサーが5mmか7.5mmのプレートを使用する場合は後方傾斜のついた楔状の気孔率57%のβ-TCP（HOYA Technosurgical株式会社，スーパーポアEX）を前後に2つ挿入し，スペーサーの外側には顆粒のβ-TCPを入れておく．当然，前方の人工骨は後方より幅の小さいものが選択される．皮質より内側に出た人工骨は切除しておく（図8-a）．

閉　創

十分に洗浄後ドレーンを挿入する．剥離した骨膜をプレートの上にかぶせて可及的に前方の骨膜と縫合する．このとき，MCLの前方にも糸をかけて一緒に縫合しておく（図9）．最後に皮下と皮膚を縫合する．

後療法

術後2日目にドレーン抜去後可動域訓練を開始する．術後4週より30%荷重を開始し，術後6週より50%荷重，術後7週より75%荷重，術後8〜9週で全

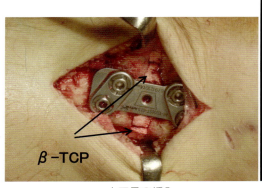
a. 人工骨の挿入

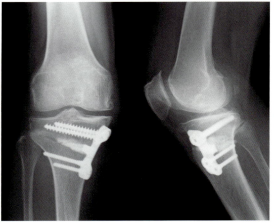
b. 術後単純X線像

図8

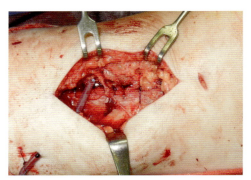

図9 軟部組織修復

荷重とする．

Puddu type プレートについて

このプレートは2007年よりロッキング機構がつけられ，固定性は向上しているが早期荷重には適していない[3)～5)]．早期荷重でなければ，人工骨の挿入とPuddu typeプレートによる固定で良好な結果が報告されているが[1)]，開大幅が大きいものは外側ヒンジ骨折を生じやすく，遷延癒合や偽関節を生じやすいことが考えられる．筆者は開大幅9mm以上で腸骨の内板を使用した骨移植を併用し，後療法は4週から部分荷重を開始し8～9週で全荷重としている．これまで271例において遷延癒合を生じた症例は5mm開大，人工骨挿入例で術後外側ヒンジ骨折を生じた1例のみである．術中に外側ヒンジ骨折が起きた場合は9mmまでの開大幅でも骨移植を併用している．後療法は自家骨軟骨柱移植やマイクロフラクチャーを併用しても同じで，全荷重していく過程で疼痛の訴えなくすすめていける．プレートの違和感や皮膚トラブルは少ない．前十字靱帯（ACL）再建術とOWHTOを同時に行う場合，

スクリューが前方部分を通らないため，脛骨骨孔の邪魔にならずにできる利点もある．スクリューの方向がある程度変えられるためプレートの設置に苦慮することはなく，プレートが短くスペーサーが開大部にはまり込むため，プレートを仮固定する必要もない（図6-a）．また，矯正損失なくプレート固定後に後方に自家骨を移植することもできる．この方法で喫煙者，肥満患者を含めて15mmまで開大のOWHTOにおいて安全に確実な手術が行える．

ポイント

1) 指でノミの角を確認して脛骨後面の骨切りを行うことで，安全に確実に切れていることが確認できる．
2) プレートスペーサーが骨切り部にフィットするとプレートを把持しなくても位置は変わらず，開大部も保持される．
3) 開大幅9mm以上で腸骨の内板を使用した骨移植を併用し，後療法は4週から部分荷重を開始し8～9週で全荷重とする．

（阿部雅志）

文 献

1) Tanaka T, Kumagae Y, Saito M, et al. Bone formation and resorption in patients after implantation of beta-tricalcium phosphate blocks with 60% and 75% porosity in opening-wedge high tibial osteotomy. J Biomed Mater Res B Appl Biomater 2008 ; 86(2) : 453-459.

2) DeMeo PJ, Johnson EM, Chiang PP, et al. Midterm follow-up of opening-wedge high tibial osteotomy. Am J Sports Med 2010 ; 38(10) : 2077-2084.

3) Raja Izaham RM, Abdul Kadir MR, Abdul Rashid AH, et al. Finite element analysis of Puddu and Tomofix plate fixation for open wedge high tibial osteotomy. Injury 2012 ; 43(6) : 898-902.

4) Spahn G. Complications in high tibial(medial opening wedge)osteotomy. Arch Orthop Trauma Surg 2004 ; 124(10) : 649-653.

5) 堀之内達郎, 石川大樹, 大野拓也ほか. Opening Wedge HTO の術後合併症の検討. JOSKAS 2014 ; 39 (3) : 773-778.

IV. 手術各論

A Open wedge high tibial osteotomy（OWHTO）

4 Hemicallotasis

はじめに

内側型変形性膝関節症（内側型膝OA）に伴う内反変形膝に対し，従来より楔状やドーム状などの高位脛骨骨切り術（high tibial osteotomy：HTO）が確立した手術術式として広く行われている．近年では，medial open wedge typeの術式が多く行われている．本稿で紹介する片側仮骨延長法を用いた脛骨骨切り術（hemicallotasis；HCO）は，1987年Turiら[1]により報告されたmedial open wedge typeの術式である．HCOは，創外固定器を用いて，その延長ユニットを回転することにより，術後に骨切り部に生じる仮骨を徐々に延長し，内側を開大し，延長部に自家骨を再生させるdistraction osteogenesisを利用した術式である．本稿では，HCOの手術手技を中心に述べる．

手術の概要

1. 適応

従来のHTOと同じで，保存的治療で除痛効果の得られない内側型膝OAや大腿骨内側顆骨壊死に対し，手術適応がある．さらに，骨系統疾患や外傷などによる内反変形膝に対しても手術適応がある．年齢の制限はないが，創外固定器の管理などの点より原則70歳以下としている．局所的条件としては，伸展制限が15°以下で，外側コンパートメントや膝蓋大腿関節に著明な変形性変化がないことである．適応外としては，関節リウマチやCPPD結晶沈着症などの炎症性疾患である．

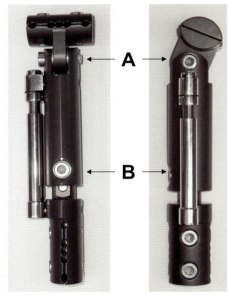

図1 HCO用創外固定器
（日本メディカルネクスト株式会社，Hemicallotasis device®）
A：ヒンジスクリュー
B：ロッキングスクリュー

2. 術前プランニング

a) 作図

立位下肢長尺正面X線像を用いて，ピンの刺入部位，使用するピンのサイズ（ネジ山の長さ），骨切り部位をあらかじめ計画しておく．目標とする矯正角度は，Mikulicz lineが脛骨関節面の内側より約65～70%を通過するように設定している．おおよそ立位femorotibial angle（FTA）は166～169°となる．

b) 主な手術器具

HCO用手術セット（創外固定器は日本メディカルネ

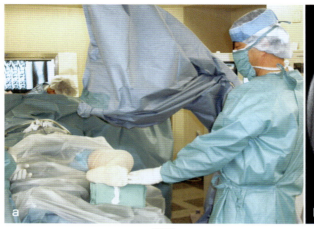

a. 配置　　　　　　　　　b. 胡坐肢位での膝関節側面像の確認

図2　透視装置

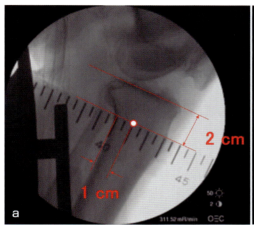 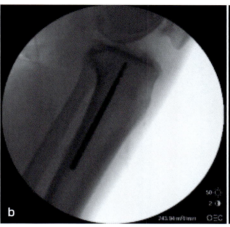 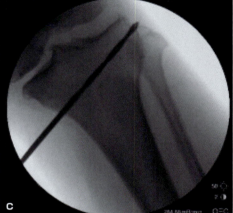

a. 刺入位置　　　　　　　b. ドリルの進入方向（側面）　　　　　　c. ドリルの進入方向（前後面）

図3　近位後方ピンの刺入

クスト株式会社より市販：図1），電動式器具（ボーンソー，ドリル），板状ノミ（刃幅8 mm，10 mm），キルシュナー鋼線（φ1.8 mm），エレバ・ラスパトリューム，骨膜剥離子などを準備しておく．

3. 麻酔・体位

原則として腰椎麻酔下に仰臥位で行う．透視装置は，Cアームを患肢外側から挿入し，モニターは健側に設置する．胡坐肢位とした際の，膝関節側面像がベッド枠の金属部分と重ならないことを確認しておく（図2）．

4. 術　式

a) 関節鏡検査

通常の内外側膝蓋下穿刺孔を用いる．外側コンパートメントの関節軟骨の状態を確認後，必要に応じて，半月板変性断裂部の切除やデブリドマンや滑膜切除を行う．外側コンパートメントの関節軟骨に著明な変形性変化がみられる場合には，骨切り術の適応はなく，関節鏡検査に留める．洗浄後，穿刺孔を縫合する．

b) 近位後方ピンの刺入

まず，透視下に前後像で，脛骨骨軸をマーキングする．ピン刺入の順序は，近位後方，遠位部，最後に近位前方である．近位後方のピンの刺入が最も重要で，このピンの刺入により残りのピンの位置はほぼ自動的に決定される．胡坐肢位とし，透視下に脛骨内外側顆部後縁が重なるように，助手が下腿を保持する．近位後方のピンの刺入位置は関節面より2 cm遠位，脛骨後縁より1 cm前方である（図3-a）．その直上の皮膚を7 mm切開し，皮下軟部組織を剥離した後，この位置にφ4.8 mmのドリル刃先を置き，透視下に腓骨骨頭尖端に向けて斜めに打ち上げる方向で，かつ脛骨後方骨皮質のラインに平行になるように，ハンマーでたたきながら約5 cm刺入する（図3-b）．前後像でドリル先端が，ほぼ腓骨骨頭直上に向いており，関節内に入らないことを確認後，刃先を電動ドリルに装着し，その方向で外側骨皮質までドリリングする（図3-c）．使用するピンは，XCaliber™ bone screwである．ネ

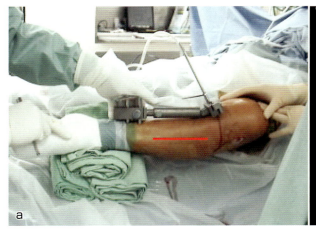
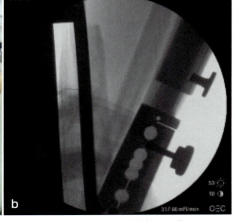

a. 脛骨前後の骨軸に平行　　　　　　　　　　b. 脛骨側面の骨軸に一致

図4　最遠位部ピンの刺入時のテンプレートの位置合わせ

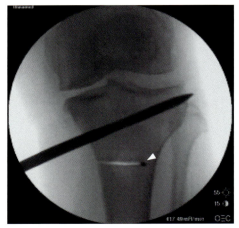

図5　リファレンスワイヤーを用いた正確な骨切り

ジ山の長さが適当な全長260 mmのピンを挿入する．

🔵ポイント　このピンの刺入において，脛骨の側面の骨軸に平行に刺入することが最も重要である．創外固定器と脛骨側面の骨軸が平行な場合には，延長後も脛骨関節面の後傾角は変化しないが[2)3)]，より前方から刺入されると，延長に伴い後傾角は増大し，一方，後方から刺入されると減少することになる．

c) 遠位部ピンの刺入

次に，最遠位のピンを刺入する．すでに刺入した近位後方のピンを，あらかじめ1 cm程度延長したテンプレートの近位クランプの前方から4番目の孔に固定する．透視下に遠位2本のピンが刺入できることを確認後，テンプレートを脛骨の前後の骨軸に平行（図4-a），かつ側面の骨軸に一致するように（図4-b），最遠位のピンを刺入することが重要である．φ4.8 mmのドリリング後，遠位クランプの近位から4番目の孔に装着し，ネジ山の長さが30 mm，全長150 mmの

XCaliber™ bone screwを挿入する．その後，同様に遠位クランプの1番目の孔に，同じサイズのbone screwを挿入する．

d) 近位前方ピンの刺入，洗浄およびピン刺入部の縫合

最後に近位クランプの前方から2番目の孔にピンを刺入する．通常，ネジ山の長さが近位後方のピンより10 mm短い，全長260 mmのピンを使用する．予定矯正角度が15°以上の症例では，術後に近位脛腓関節障害が出現する可能性があるため[4)]，その後腓骨の骨切りを追加している．ピン刺入部を洗浄し，1針ずつ縫合する．

e) 脛骨骨切り

次いで，大腿駆血後，脛骨粗面直上に3 cmの縦皮切を加え内側の骨膜を剥離し，膝蓋腱付着部直下の粗面中央に骨切りラインを設定する．骨切りは，外側骨皮質を残したまま，横径の内側80%を正確に骨切りするため，リファレンスワイヤーを挿入して行う（図5）．我々は独自に作製した治具を用いて，骨切りライン上に，1.8 mm径の骨孔を3 mm間隔で開けた後，それらの孔に沿って，前方骨皮質はノミで骨切りし，後内側の軟部組織を保護した状態で，後方はボーンソーで骨切りしている．洗浄後，創外固定器を装着する．骨切りが完全に行われていることを確認するため，distraction unitを装着後，2～3 mm程度延長し，骨切り部内側が開くことを，透視下に確認しておく．

🔵ポイント　骨切り量が少なすぎる場合には，術後に延長に伴い，骨切り部での縦骨折を起こす危険性があり，一方，切りすぎた場合には，延長中に外側骨皮質の骨折が生じる可能性が高くなる．正確に内側から80%の幅を骨切りすることが重要である．

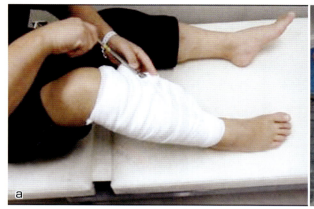
a. 延長操作

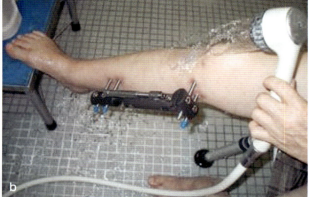
b. シャワー浴

図6　患者自身による固定器の管理

f) 閉創ならびにピンカット

Distraction unit を短縮後，洗浄し，ヒンジジョイントと延長部のロッキングスクリューを締める．骨膜は吸収糸で縫合し，閉創する．その後専用のピンカッターで，創外固定器から余分に出る部分のピンをカットする．

後療法および術後スケジュール

術翌日より大腿四頭筋筋力増強訓練，可動域訓練ならびに荷重歩行を開始する．歩行は荷重制限を行わず，疼痛範囲内で開始する．術後1週間の待機期間の後，ヒンジおよびロッキングスクリューを緩め，1mm/日を8回に分割して延長を開始する．延長操作は，指導後，患者自身で行ってもらっている(図6-a)．予定した矯正が得られた時点で，固定器の2つのスクリューを締めてロックする．その後，延長部に仮骨が充填する neutralization 期，仮骨の強度を増す dynamization 期を経て，術後10～12週で固定器を除去する．

1. ピン刺入部の管理

ピン刺入部の状態が落ち着いたら，週3回のシャワー浴を許可し(図6-b)，術後延長開始までシャワー浴後に患者自身で管理ができるように指導し行うようにしている．現在は0.05％クロールヘキシジン(丸石製薬株式会社，マスキン®水)を噴霧後，ピン刺入部の痂皮を滅菌綿棒で除去し，ガーゼ・包帯で覆うようにしている．

合併症

これまで，①ピン刺入部炎症/感染，②延長部の骨形成不良あるいは遷延治癒/偽関節，③外側骨皮質の骨折，④延長時疼痛，⑤早期癒合，⑥静脈血栓塞栓症などが報告されている．自験例では，ピン刺入部感染が13.7％，延長中の外側骨皮質の骨折が6.8％にみられた[4]．ピン刺入部感染はいずれも近位後方ピンにみられ，grade 2 (Checketts-Otterburns grading system)の表層感染で，1週間の抗菌剤投与と連日の洗浄操作にて鎮静化が得られている．また，外側骨皮質骨折に対しては，固定器をロック後，2週間の延長中止と荷重歩行にて骨癒合が得られ，延長を再開している．そのほかには特に合併症はみられていない．

おわりに

HCO の利点としては，①低侵襲であること，②術後早期より膝関節自動運動や荷重歩行が開始できること，③正確なアライメントの獲得が容易であること，④術後，膝蓋骨高や脛骨後傾角は変化せず，また近位骨片の脛骨軸に対する外方偏位が少ないことが挙げられる[2]．これらのことは，疼痛再燃時人工膝関節置換術(TKA)を行わざるを得なくなった場合，HCO では，従来の骨切り術の術後と比較して，膝蓋骨の反転，軟部組織バランスの設定，脛骨コンポーネントの設置などの点に対する特別な配慮は必要なく，通常とほぼ同様に初回 TKA を行えるものと考えられる．一方，本法の問題点としては，十分な骨形成が得られるまで比較的長期に創外固定器の装着が必要であることが挙げられる[5]．長期の固定器装着はピン刺入部の炎症や感染の危険性を増加させ，また固定器装着期間中の患者の disability を考えると，骨形成を促進しより早期に固定器を除去できる方法の開発が望まれる．

(中村英一)

文 献

1) Turi G, Cassini M, Tomasi PS, et al. L'osteotomia direzionale di ginocchio mediante la "emicallotasi" [Directional osteotomy of the knee using hemicallotasis]. Chir Organi Mov 1987；72：205-209.

2) Nakamura E, Mizuta H, Kudo S, et al. Open-wedge osteotomy of the proximal tibia with hemicallotasis. J Bone Joint Surg Br 2001；83(8)：1111-1115.

3) Nakamura E, Okamoto N, Nishioka H, et al. The long-term outcome of open-wedge osteotomy of the proximal tibia with hemicallotasis. Bone Joint J 2014；96-B：467-472.

4) 中村英一, 水田博志, 高木克公. 片側仮骨延長(Hemicallotasis)を用いた脛骨骨切り術について. 整外と災外 1996；45：405-408.

5) Mizuta H, Nakamura E, Kudo S, et al. Greater frequency of distraction accelerates bone formation in open-wedge proximal tibial osteotomy with hemicallotasis. Acta Orthop Scand 2004；75：588-593.

ゼロからはじめる！Knee Osteotomy アップデート

Ⅳ. 手術各論

A Open wedge high tibial osteotomy（OWHTO）

5 半月板と OWHTO

はじめに

内側半月板後角断裂（medial meniscus posterior root tear；MMPRT）は，しゃがみこみや床での座位をとることが多いアジア人に高頻度に発生する障害であるといわれている．半月板は膝関節荷重時に円周状に配列する circumferential fiber によって軸圧を hoop stress へと変換することで膝関節の衝撃吸収と荷重分散の機能を果たす．この circumferential fiber の脛骨付着部である後角が損傷すると，半月板の hoop 機能が破綻して半月板が逸脱し，半月板全摘と同等の関節面接触圧の上昇と動的安定性の低下をきたす[1]．そのため MMPRT は，ほかの半月板損傷と比較して変形性膝関節症（膝 OA）および大腿骨内顆骨壊死（ON）の，発症および進行との関連性が高いと考えられる．

これに対して，半月板後角修復術によって内側関節面の接触圧上昇を改善させることができるとの報告もあるが[1]，長期免荷を行ったとしても再断裂率は低くない．さらに second look の鏡視所見で一見良好な修復が得られていたとしても，修復半月が十分に hoop 機能を果たしているかは別問題である．したがって MMPRT に対して真に良好な成績を得るためには解剖学的な形状が修復されるだけではなく，機能的に再建される必要が高いと考え，以下に 2 つの仮説を立てた．

（1）MMPRT はほかの内側半月板損傷患者と比較して年齢，BMI が高く，膝関節内反角度が大きいと報告されており，MMPRT の発生には内側関節面への荷重ストレスの増大が誘引となっていることが示唆される．したがって，半月板後角修復術の成績向上のため

には内側関節面への荷重ストレスを減じる高位脛骨骨切り術（high tibial osteotomy；HTO）の併用が有用である．

（2）MMPRT の修復においては逸脱した半月板を整復することが求められるが，半月板断端は荷重時のみならず，修復術を行う時点でも hoop が逸脱しようとする張力にさらされている．そこで Koga らが逸脱外側半月板に対して行っている鏡視下 centralization 法[2]を内側半月板に対して応用することで，手術中の逸脱半月板の容易な整復と手術後の修復部にかかる hoop tension の緩衝が可能となる．

ここでは以上のコンセプトに基づき，後内側ポータルからのスーチャーアンカーを用いた MMPRT 修復法[3]に内側楔状開大式高位脛骨骨切り術（open wedge HTO；OWHTO）と鏡視下 centralization 法を併用した術式とその短期成績を報告する．

対象と方法

1. 手術適応

a）年齢および発症時期

MMPRT に特徴的といわれる，比較的急性に発症した膝窩部痛や膝関節内側痛を主訴に当科を受診し，後述の画像所見および鏡視所見を満たすものを適応とした．また，現時点では陳旧例および高齢者に対する拡大適応は避け，発症から 6 か月以内の 60 歳以下の症例に限って本術式を行った．

b）画像所見

MRI において冠状断での vertical linear defect（truncation sign）[4]，または矢状断での white menis-

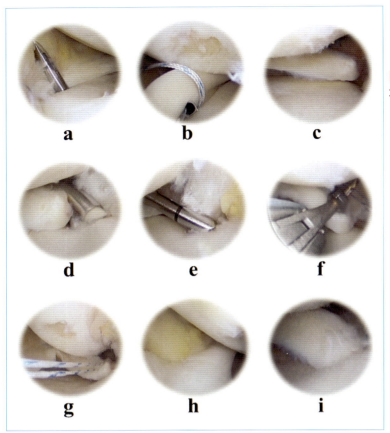

図1 本法における関節鏡操作
a：Far anteromedial portal より脛骨内側プラトーの辺縁，内側半月板中節直下へスーチャーアンカーを挿入する．
b：内側半月板中節と関節包の移行部へアンカーの糸を通す．
c：Anterolateral portal から後角断裂部を鏡視し，以下のd〜gの操作が可能な視野を得る．
d：Posteromedial portal から後角付着部の遺残組織を郭清した後
e：付着部表層の骨を十分に新鮮化する．
f：Anteromedial portal からScorpion（Arthrex Japan合同会社）を用いて後角断端にマットレス縫合になるように糸を通す．
g：Far anteromedial portal より centralization の糸を結紮し，半月板を centralize する．
h：Far anteromedial portal から後角断端の糸を取り直して結紮する．
i：半月板後角が解剖学的位置に縫着されているのがわかる．

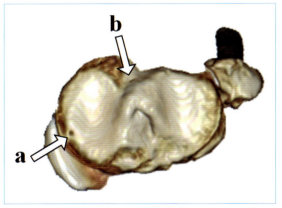

図2 脛骨を上方からみた術後の 3D-CT 像
a：Far anteromedial portal より挿入したアンカーの骨孔
b：Posteromedial portal より挿入したアンカーの骨孔

c）鏡視所見

a），b）の条件を満たしたうえで本術式をスタンバイして手術に臨み，最終的に鏡視所見で後角の変性および退縮が軽度であり，後角以外での hoop の破綻をきたしていないことを確認して適応を最終決定した．仮に問診から考えられる発症からの期間が短くとも，鏡視で後角がすでに丸まって瘢痕化しているような症例や，グラスパーによる仮整復で後角が付着部近くまで引き寄せられないケースは適応にしないこととした．

2. 手術手技

a）鏡視の準備

OWHTO における内側からの手術操作を容易にするために，健側下肢を 20 cm 程度下げておく．手術台の患側に AssistArm ポジショナー（CONMED Corporation）を使用すると後内側ポータルからの操作や外反ストレスが容易である．膝関節鏡に先立って，当院で通常施行している OWHTO と同様に，脛骨近位内側に reversed curved oblique incision を加え[5]，medial collateral ligament（MCL）浅層を完全に剥離する．これによって内側関節裂隙の開大が容易となり，通常はかなり困難な内側半月板後角縫合操作の working space を得ることができる．

cus sign（ghost sign）を認め[4]，半月板逸脱が 5 mm 未満のものを適応とした．また X 線の OA grade は Kellgren-Lawrence 分類（K-L 分類）で 2 以下の軽度の症例に限定した．また OWHTO を施行するにあたり，少なくとも荷重軸（weight bearing line ratio；WBLR）が 50％未満であるか，脛骨関節面が骨軸に対して内側に傾斜していること（mechanical medial proximal tibial angle；mMPTA＜90°）を必要条件とした．

b）アンカーの挿入法と縫合糸の半月板への通し方

まず anteromedial portal（AMP），anterolateral portal（ALP），および far anteromedial portal（FAMP）を作成する．脛骨内側プラトーの辺縁の内側半月板中節直下に FAMP より 1.4 mm JuggerKnot スーチャーアンカー（ジンマー・バイオメット合同会社）を 1 本挿入する（図 1-a，図 2-a）．AMP から AcuPass（スミス・アンド・ネフュー株式会社）を挿入して内側半月板中節と関節包の移行部に 5〜10 mm の間隔でアンカーの糸を通し（図 1-b），通した糸は FAMP から逃がしておく．結紮操作は後角に糸を通した後に行う．続いて ALP より 30°斜視鏡を大腿骨内顆と後十字靱帯の間を通して後内側コンパートメントに挿入する．これを 70°斜視鏡に入れ換え，注射針で位置を確認しながら posteromedial portal（PMP）を作成する．前述のごとく MCL 浅層を完全に剝離しているため，後角断裂部の良好な視野が得られている（図 1-c）．PMP をワーキングポータルとして後角付着部の郭清と新鮮化を Arthrocare（スミス・アンド・ネフュー株式会社）（図 1-d）および bone abrader（図 1-e）を用いて行った後に，1.4 mm JuggerKnot アンカーを PMP より挿入する（図 2-b）．AMP より Scorpion（Arthrex Japan 合同会社）を用いて（図 1-f），後角断端にマットレスに糸を通す（図 1-g）．

c）結 紮

まず FAMP より centralization の糸を結紮する．このことにより半月板が内方化され後角断端が後角付着部近くまで整復され（図 1-h），後角縫合時の余裕を生むことができる．結紮した糸を切った後，続いて AMP より後角に通した糸を取ってくる．結紮の操作時には基本的に cannula を使用していないが，AMP を用いた結紮は膝蓋下脂肪体が分厚い場合には行いにくいことがあるので，その場合は FAMP から一旦糸を取り直して結紮するとやりやすい．同部の結紮によって後角は解剖学的な位置へと再縫着される（図 1-i）．

d）OWHTO

すべての縫合操作が終わった時点で OWHTO を通常の OWHTO 単独例と同様に行う．プレートは TomoFix small（ジョンソンエンドジョンソン株式会社）あるいは TriS（オリンパステルモバイオマテリアル株式会社；OTB 社）を使用し，全例で骨開大部に OSferion 60（OTB 社）を挿入した．術後荷重線の目標

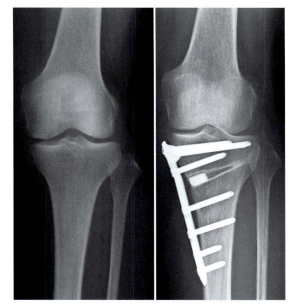

図 3 単純 X 線正面像
a：術前 X 線
b：術後 6 か月 X 線

は WBLR で 62.5％に設定した．TomoFix small を使用した症例の X 線像を図 3 に示す．

e）術後療法

荷重は OWHTO 単独例と同様に，術後 1 週より部分荷重，術後 3 週より全荷重とした．ただし荷重開始時はニーブレースを使用し，伸展位で荷重がかかるように工夫した．可動域訓練は術後 4 週までは屈曲 90°までに制限し，その後から徐々に制限なく行い，術後 3 か月までは荷重下の深屈曲は控えるように指導した．

3. 評価法

単純 X 線下肢全長正面像にて術前および術後半年の FTA，WBLR，mMPTA を計測した．また同時期に MRI を撮像し，T2 強調画像矢状断における white meniscus sign の状況と冠状断における内側半月板逸脱の状況を評価した．White meniscus sign の判定には大腿骨内顆内縁スライスを使用し[4]，半月板断端の整復が確認された場合を white meniscus sign の改善と定義した（図 4-a，b）．また，冠状断での膝関節中央スライスで脛骨内縁と半月板辺縁との距離（meniscal extrusion width：MEW）[2]を計測した（図 4-c）．臨床成績は術前および術後 6 か月における屈曲可動域および膝関節 JOA スコア（JOA スコア）で評価した．FTA・WBLR・mMPTA の検定には paired t-test を，MEW・屈曲可動域・JOA スコアの検定には Wilcoxon's signed-rank test を使用した．

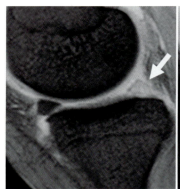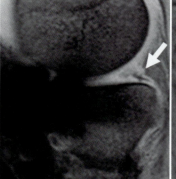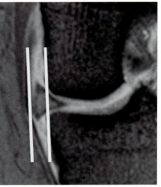

図4　MRIの評価項目　　a|b|c

a：術前．White meniscus sign（→）を認める．
b：術後6か月．同部がやや低信号になっているのがわかる．
c：Meniscal extrusion width の計測法

表1　本法を施行した8例の経過

症例	性別	年齢(歳)	BMI (kg/m²)	K-L分類	開大距離(mm)	プレート	FTA(°) 術前	FTA(°) 術後6か月	WBLR(%) 術前	WBLR(%) 術後6か月
1	F	60	23.7	1	7	TriS	174	171	49	61
2	F	58	21.3	1	7.5	TriS	178	172	37	52
3	F	55	31.4	1	7	TriS	174	169	41	67
4	F	59	31.2	2	7	TomoFix small	175	169	42	66
5	F	57	20.8	1	6	TomoFix small	173	167	60	84
6	F	55	25.8	2	10	TomoFix small	181	174	22	47
7	F	55	25.8	2	10	TomoFix small	180	172	21	54
8	F	54	21.3	1	8	TomoFix small	176	170	32	59
平均		56.6	25.2		7.8		176.4	170.5	38.0	61.3
標準偏差		2.2	4.3		1.5		3.0	2.2	13.2	11.5
p値							<0.001		<0.001	

症例	mMPTA(°) 術前	mMPTA(°) 術後6か月	MEW(mm) 術前	MEW(mm) 術後6か月	Improved white meniscus sign	屈曲(°) 術前	屈曲(°) 術後6か月	JOAスコア 術前	JOAスコア 術後6か月
1	87	91	4	4	+	150	150	40	100
2	86	90	3	3	+	150	150	65	100
3	89	93	3	3	+	140	135	60	90
4	83	91	3	3	+	130	135	45	90
5	87	92	4	4	−	150	150	80	100
6	85	91	1	2	+	135	135	75	100
7	86	93	3	4	+	135	135	75	100
8	86	93	2	2	+	135	150	85	90
平均	86.1	91.8	2.9	3.1		140.6	142.5	65.6	96.3
標準偏差	1.7	1.2	1.0	0.8		8.2	8.0	17.2	5.2
p値	<0.001		0.180			0.423		0.012	

結　果

　対象となった7名8膝の経過を表1に示す．全例女性で（症例6と7が同一症例の左右），平均年齢は57.2歳，平均BMIは25.2だった．K-L分類1が5例，2が3例と変形の軽度な段階で本術式を行ったため，平均開大距離は7.8 mmと比較的小さな矯正となった．FTA，WBLRは176.4°が170.5°に，38.0%が61.3%

へとそれぞれ改善された(p<0.001). mMPTAは術前平均86.1°が91.8°となり(p<0.001), 全例で関節面は脛骨の機能軸に対して直角かやや外方に傾斜されていた. White meniscus sign の改善は6名7膝で得られたが, MEWは術前2.9 mmが術後3.1 mmで改善は認めなかった. 屈曲は術前140.6°が術後142.5°で有意差はなかった. JOAスコアは術前65.6が術後96.3と有意に改善された(p<0.05).

White meniscus sign の改善がみられなかった症例5については, 術後に一時的な膝関節後面痛の再燃があり, エコーで評価したところ荷重時の著しい半月板逸脱がみられ, 再断裂が示唆された. なお, 我々はOWHTOのプレート抜去およびsecond lookの関節鏡を術後2年で行っているため, 本シリーズにsecond lookで修復状況を確認した症例は含まれていない.

考 察

MMPRTによって生じた半月板hoop機能の破綻に対して, 内側関節面への荷重ストレスを減じるためのOWHTOと, 逸脱半月板の整復とhoop tensionの緩衝のための鏡視下centralization法を併用してMMPRT修復を行った. 後角縫合操作については, pull-out法[6]とスーチャーアンカー法[3]があるが, 前者ではpull-outした縫合糸をOWHTO時のドリル操作で切ってしまう恐れがある. 前十字靱帯再建とOWHTOとの併用症例では骨孔内を鏡視することで骨孔とスクリューの干渉を回避できるが, pull-outの小さな骨孔ではこれができない. 後者をJuggerKnotのようなソフトアンカーで行うことで, 縫合操作の後は通常のOWHTOと全く同様の術式で骨切りを完成させられるのが本術式の大きな利点である.

臨床成績についてはOWHTO単独例自体の短期成績が十分に良好であるため[5], これに対する優位性を立証することは極めて難しいと考えるが, 少なくとも今回のシリーズでは単独例と遜色のない短期成績が得られた. White meniscus sign の改善についてはcentralizationを併用しないコントロール群がないため明言はできないが, centralizeされることで十分に解剖学的位置に引き寄せられた結果と考えられる. したがって本法はOWHTOにhoopの再建が加わること

で, 膝関節の"横ブレ"を防止して将来的なOAの進行を予防するとともに, 起こり得る再内反への抵抗力を増強できる可能性がある. また再建したhoopの強度が十分である確証が得られれば, OWHTOの矯正角度を減じてより解剖学的な脛骨の形状を温存できるかもしれない.

しかしMEWの改善は十分ではなく, 内側半月板が後角断裂に至るまでの張力と変性によって縫合前にすでに伸張弛緩していたか, 1か所でのcentralizationでは後内側逸脱に対する整復が不十分な可能性もあり, 改善の余地を持つ術式であることは否めない. 我々はプレートの抜去と同時にsecond lookを予定しており, 鏡視下での評価と合わせて検討を加える予定である. また半月板機能の評価としては免荷伸展位での評価は十分ではなく, 関節面への接触圧が上昇する荷重時や屈曲時の評価が求められるため, まだまだ本術式は早期OAに対する早期介入のオプションの1つであることを強調しておきたい.

(中村立一, 髙橋祐樹)

文 献

1) Allaire R, Muriuki M, Gilbertson L, et al. Biomechanical consequences of a tear of the posterior root of the medial meniscus. Similar to total meniscectomy. J Bone Joint Surg Am 2008 ; 90(9) : 1922-1931.

2) Koga H, Muneta T, Yagishita K, et al. Arthroscopic centralization of an extruded lateral meniscus. Arthrosc Tech 2012 ; 1(2) : e209-e212.

3) Ahn JH, Wang JH, Yoo JC, et al. Arthroscopic all-inside repair for a tear of posterior root of the medial meniscus : a technical note. Knee Surg Sports Traumatol Arthrosc 2007 ; 15(12) : 1510-1513.

4) Choi SH, Bae S, Ji SK, et al. The MRI findings of meniscal root tear of the medial meniscus : emphasis on coronal, sagittal and axial images. Knee Surg Sports Traumatol Arthrosc 2012 ; 20(10) : 2098-2103.

5) Nakamura R, Komatsu N, Murao T, et al. The validity of the classification for lateral hinge fractures in open wedge high tibial osteotomy. Bone Joint J 2015 ; 97-B(9) : 1226-1231.

6) Ahn JH, Wang JH, Yoo JC, et al. A pull out suture for transection of the posterior horn of the medial meniscus : using a posterior trans-septal portal. Knee Surg Sports Traumatol Arthrosc 2007 ; 15(12) : 1510-1513.

A Open wedge high tibial osteotomy（OWHTO）

6 ACL 不全膝に対する OWHTO
―ロングプレート―

はじめに

Anterior cruciate ligament（ACL）損傷を長期放置することにより，二次性の変形性膝関節症（OA）が発症し，膝内反変形が進行する[1]．ACL 不全膝に対する二次性 OA に対し，ACL 再建術のみを行っても疼痛は軽減せず，再建した ACL が再断裂することもある．このような症例は比較的若くて活動性の高い患者が多く，治療に難渋するが，高位脛骨骨切り術（high tibial osteotomy；HTO）はその治療法として有効な手技である．

本稿では ACL 不全膝に対する open wedge HTO（OWHTO）について述べる．

手術適応

ACL 不全により前方不安定性があり，内側の関節痛が主訴の患者が適応である．年齢制限は特にないが，60 歳位までの活動性の高い患者が望ましい．OWHTO の適応と同様なので，関節可動域は，伸展 −15° 以下，屈曲は 130° 以上，femorotibial angle（FTA）185° 以下，膝蓋大腿関節に明らかな関節変形のない症例がよい適応である．

患者の症状と活動性により，手術方法を選択している．疼痛と不安定性の両方の症状を訴える場合，活動性が高い症例には ①ACL 再建術＋OWHTO 同時手術，活動性が低い症例には ②HTO のみを行っている．主訴が疼痛のみの場合は ②HTO のみを行っている．①ACL 再建術＋OWHTO 同時手術の際には，再建靭帯はハムストリング一重束としている．理由は，

（1）HTO と同時に行うため，なるべく手技を簡略化するため，（2）脛骨骨孔と HTO のスクリュー干渉を最小限にするためである．ACL 再建術と HTO を二期的に行う方法もあるが，その際は HTO を先に行う．ACL 不全膝に対する治療の systematic review では，① ACL 再建術＋OWHTO 同時手術が有効との報告があるため，可能であれば同時手術を行うほうが望ましい[2]．②HTO のみ行う場合は，術後に脛骨後傾角が増大すると膝前方不安定性が増大してしまうため，OWHTO を行う際は特に注意が必要である．症例に応じて脛骨後傾角が減少する closed wedge HTO（CWHTO）も考慮すべきである[3]．

ACL 不全が長期経過し，脛骨が前方に引き出されたまま変形している症例を経験するが，そのような症例には ACL 再建術を同時に行っても ACL は再断裂してしまう．また顆間に骨棘を高度に認める症例も，ACL 再断裂のリスクがあり適応として好ましくはない．ACL は変形にかかわらず解剖学的に至適な部位に再建する．

手術手技

1. 術前準備

体位は仰臥位で健側を 1 段下げた状態でセッティングする．C アームは患側から下肢と垂直方向に挿入し，大腿骨頭が確認できるようにベッドをなるべく遠位方向にスライドする（図 1-a）．足関節遠位をイメージで確認後，膝関節レベルで C アームを水平方向に回転させ膝側面がみえるかを確認する（図 1-b）．関節鏡は健側，イメージモニターは患側頭側にセッティング

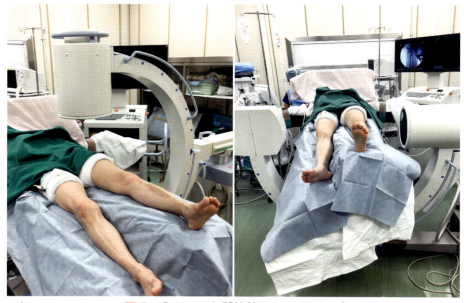

図1 Cアームと関節鏡のセッティング
a：大腿骨頭まで確認できるようにベッドを遠位にスライドする．
b：患側側面が確認できるように健側を1段下げる．

する．ドレープは感染予防のためイソジンドレープを用いている．

2. 関節鏡

ACL再建術を行うため，centralとfar medialポータルで鏡視する．関節鏡視下に遺残ACL，半月板と軟骨の状態を確認する．遺残ACLは必要最小限の切除とし，遺残靱帯温存を心掛ける．軟骨下骨が露出していたら，径2mmのKirschner wire（K-wire）を用いて3mm間隔でドリリングを行う．

3. アプローチ

皮切は通常のOWHTOのときと同様である．脛骨内側面にプレートトライアルを当てイメージ下にDスクリューの位置を確認し，プレート近位端からDスクリューの1cm遠位までの約4cmの縦斜切開とする．鵞足を触知し，テンドンストリッパーにて半腱様筋腱を採取する．その後，骨切り部周囲の脛骨前方および内後方の骨膜，およびmedial collateral ligament（MCL）を必要最小限で剥離する．薄筋腱遠位付着部は骨切り部と干渉するので切離する．骨切り部後方の神経血管束を保護するため，透視可能なレトラクターを設置する．

4. 骨切り

透視下に膝関節正面像にて内側関節裂隙がきれいにみえるように膝屈曲角度（5～10°位）を調整する．脛骨内側に沿ってプレートトライアルを当て，Dスクリューの1cm遠位かつ脛骨粗面から15mm後方の部位に第1のK-wireを近位脛腓関節safe zoneに向かって刺入する．この際，下腿を内旋すると近位脛腓関節safe zoneの幅がわかりやすく，正確に刺入することができる．次にパラレルガイドを用いて，後方に第2のK-wireを刺入する．

コツ K-wireが真横から（前額面と水平に）刺入されているかを確認する．この作業を怠ると，真横から骨切りすることが困難となり，術中の矯正角度が術前計画での矯正角度と大きく乖離する．通例は前内方から後外方にK-wireが入ってしまう．骨切りが前内方から後外方になると，骨切り部前方がより開大し，脛骨後傾角が増大するため，前方不安定性が増悪する．またプレート固定も同様の方向になりやすく，スクリュー先端が関節後方の神経血管束に集束するリスクが増え，さらにはACLの脛骨骨孔を作成するスペースもなくなるため注意が必要である．

イメージ側面像で第1～2 K-wire刺入部を結ぶ骨切りラインが関節面と平行であるかを確認する．

骨切りは膝完全伸展位で行う．まず脛骨後方の骨切りを行い，次に脛骨粗面を15mmの厚さを残してbiplane osteotomyを行う．骨切りの詳細はOWHTOの各稿に委ねるが，真横から骨切りすることが肝要である．

5. 骨切り部開大，アライメント矯正

後方骨皮質まで十分に骨切りできたことを確認し，膝完全伸展位で専用オープナーを用いて開大する．真

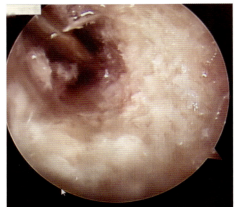

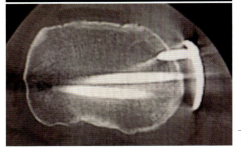

図2
a：脛骨骨孔からの鏡視．プレートAホールから挿入したデプスゲージと脛骨骨孔が干渉している．
b：脛骨近位部CT横断像．Aスクリューを脛骨骨孔ギリギリまでの長さに挿入している．

横から骨切りできていれば，術前計画した矯正角度とアライメントの相違は少ないはずである．骨切りが十分にできているにもかかわらず，計画した矯正角度にしても目標のアライメントにならない場合はMCLの緊張が強くなっていると想定されるので，MCL浅層を遠位で横切ると，アライメント矯正が容易になる．アライメントロッドを大腿骨頭から距骨関節面中心に当てて，膝関節が内側から62.5％（Fujisawa's point）になるように矯正する．この際，助手に足底から近位に押し上げるようにしてもらい，荷重した状態でのアライメントを想定する．骨切りギャップの計測を行い，十分に洗浄後，採型した気孔率60％β-リン酸三カルシウム（β-TCP）ブロックを後方，前方の順に挿入する．挿入するブロックは後方のほうが2mm程度厚くなるのが通例である．最後に骨膜を縫合する．

6．プレート固定

プレートはTriS（オリンパステルモバイオマテリアル株式会社）かTomoFix（ジョンソンエンドジョンソン株式会社）を用いている．イメージ下にDスクリューと1スクリューが骨切り部をまたぐようにプレートを当て，Bと4ホールをK-wireで仮固定する．先に述べたように真横からプレートを固定する．イメージ正面，側面像でプレートの位置を微調整する．仮固定後はガイドに沿ってスクリューをそれぞれ固定しOWHTOを一旦終了とする．

⚠️**注意** 脛骨骨孔とスクリューの干渉が予想されるAスクリュー（近位前方）はこの時点では挿入しない．

7．再建靱帯作成

可能であればOWHTOと同時に再建靱帯を作成する．ハムストリング一重束で，大腿骨側はアジャスタブルループ（トグルロックロング，ジンマーバイオメット合同会社），脛骨側はテロス人工靱帯（株式会社Aimedic MMT）を用いて作成している．

8．骨孔作成，再建靱帯挿入

ガイドピンを大腿骨，脛骨ともに刺入する．大腿骨のガイドピンはfar medialポータルから膝関節深屈曲でinside-outで刺入する．深屈曲不可能な場合はoutside-inで刺入する．脛骨のガイドピンは骨切り部より近位から刺入する．この時点で脛骨近位内側にプレートが当たっているので，ガイドピンの刺入部位はかなり限定され，通常よりもやや近位内側になることが多い．イメージにてガイドピンの位置を確認し，大腿骨，脛骨の骨孔を作成する．

💡**コツ** 脛骨骨孔作成後に骨孔からカメラを入れてプレートのAホールのドリルが干渉するかを確認する（図2-a）．干渉したら，デプスゲージで脛骨骨孔と干渉しないギリギリの長さのスクリューを挿入する（図2-b）．

体の小さい患者ではスクリュー長が短すぎて挿入できないこともあるが，バイオメカニカルにはプレートの強度に問題はない．最後に再建靱帯を挿入し手術終了とする．

後療法

術翌日から関節可動域訓練，立位訓練を開始する．歩行は術翌日から部分荷重，術後1週で1/2荷重，術後2週で全荷重としている．

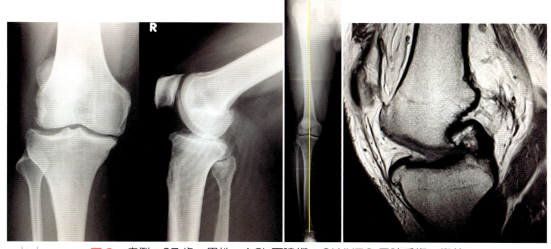

a|b|c 図3 症例：37歳，男性．ACL再建術＋OWHTO同時手術．術前
　　　a：術前単純X線写真．膝関節正面，側面
　　　b：術前単純X線写真．立位長下肢全長正面．WBL＝35.0％
　　　c：術前MRI．ACLは消失し，PCLがたわんでいる．

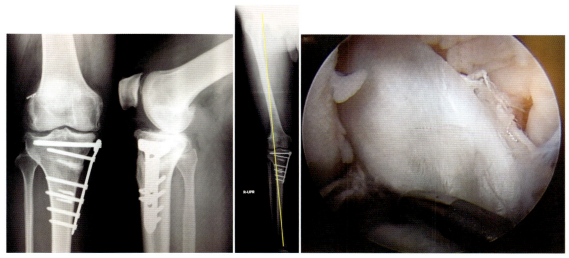

a|b|c 図4 症例：37歳，男性．ACL再建術＋OWHTO同時手術．術後1年
　　　a：術後1年単純X線写真．膝関節正面，側面
　　　b：術後1年長下肢全長正面像．WBL＝67.5％
　　　c：術後1年関節鏡所見．再建したACLはしっかりしている．

症例

症　例：37歳，男性．事務職
現病歴：15年前右膝ACL損傷．放置するも2年前からテニスプレー中に膝くずれ出現．2か月前から右膝痛が出現してきたため，当科初診した．
既往歴：特記なし
初診時所見：身長173.8 cm, 体重92.3 kg, BMI 30.6と肥満を認めた．膝蓋跳動はなく関節可動域は0〜135°と良好であった．膝関節内側に圧痛あり，Lachman test（＋＋），pivot shift test grade 2, KT-1000患健差は＋3.9 mmであった．術前FTAは178°, weight bearing line（WBL）は内側から35.0％の位置であった．MRIにてACLの消失，内側半月板の内側への逸脱を認めた（図3）．

術後経過：手術はACL再建術とOWHTO同時手術を行った．術後1年で疼痛VASは82から11へ有意に改善し，Lachman test（－），pivot shift test（－），KT-1000患健差は＋1.4 mmと膝不安定性も消失した．FTA 171°，WBLは内側から67.5％に外反矯正され，関節鏡にて再建靱帯のvolume, tensionは良好であった（図4）．

まとめ

ACL 不全膝に対する OWHTO は，症例の症状と活動性により，HTO のみか ACL 再建術＋HTO 同時手術かの適応を選択する．OWHTO では，前方不安定性が増悪しないように，脛骨後傾角の増加に注意を要する．脛骨後傾角を増加させないため，真横から骨切りを行い，骨切り部開大時に前方開大幅が大きくなっていないかを確認する．プレートも真横から当てて，脛骨骨孔を作成するスペースを作るように心掛ける．脛骨骨孔とプレート近位前方の A スクリューは干渉することが多いので，脛骨骨孔を作成するまでは A スクリューを挿入しない．脛骨骨孔から関節鏡視して，A スクリューの長さを骨孔と干渉しないギリギリの長さに設定する．

以上注意点は多岐にわたるが，習熟すれば有用な手術であり，1 回の手術で済むので患者にとってメリットの大きい手技と考える．

（久保田光昭）

文 献

1) Shelbourne KD, Stube KC. Anterior cruciate ligament （ACL）-deficient knee with degenerative arthrosis：treatment with an isolated autogenous patellar tendon ACL reconstruction. Knee Surg Sports Traumatol Arthrosc 1997；5：150-156.
2) Dean CS, Liechti DJ, Chahla J, et al. Clinical outcomes of high tibial osteotomy for knee instability a systematic review. Orthop J Sports Med 2016；3：1-9.
3) Ranawat AS, Nwachukwu BU, Pearle AD, et al. Comparison of lateral closing-wedge versus medial opening-wedge high tibial osteotomy on knee joint alignment and kinematics in the ACL-deficient knee. Am J Sports Med 2016；44(12)：3103-3110.

Ⅳ. 手術各論

Ａ Open wedge high tibial osteotomy(OWHTO)

7

ACL 不全膝に対する OWHTO ―ショートプレート―

はじめに

　中等度以降の変形性膝関節症（膝 OA）に膝靱帯不全に伴う不安定性を有する症例の治療戦略は確立していない．"強い疼痛"と"不安定感"を同時に抱える症例は前十字靱帯（anterior cruciate ligament；ACL）不全＋内側単顆型膝 OA の組み合わせであることが多い．したがって本稿では open wedge high tibial oste-otomy（OWHTO）＋靱帯再建術について述べる．

生体力学的背景

　下肢内反アライメント異常は片脚立位時の静的，動的な内転モーメントを上昇させる．また内反アライメントによって ACL への緊張を高める．一方で ACL 不全は歩容を変化させ，半月や軟骨損傷を続発し，変性を加速させる．OWHTO は lateral closed wedge（LCW）と比較して，①アライメント矯正が容易，②脛骨近位の bone stock が増大する，③腓骨を切らない（腓骨神経損傷の危険性がない），④関節包−靱帯構造を締める傾向などの利点があり，脛骨の後傾増大に注意した手技で行えば不安定膝に対して第一選択となる[1]．

術前評価

　"膝痛"と"不安定感"に関する病歴を聴取する．それらが日常生活あるいはスポーツ活動におけるものか．また，その不安定感は機能的（例えば大腿四頭筋力の筋力低下，反応の遅れや制限による giving way）なものか，真の関節不安定性であるか．徒手検査に加え

て arthrometer を使用した客観的な不安定性評価は必須である．外側コンパートメント，膝蓋大腿関節の変性の評価のために MRI 評価を行う．ACL 再々建術症例では事前に 3D-CT 評価で骨孔作成の計画を行う．また，歩行評価において"varus thrust"の出現は HTO の強い適応となる[1]．

手術適応

　不安定膝に対する OWHTO の適応は，本書で述べられる OWHTO の適応に加えて"不安定性"をどう評価し治療するかを考える必要がある．Dayal らは膝 OA の自然経過の中で骨棘形成途中に AP laxity が減少し，骨棘完成後（Kellgren-Lawrence 分類；K-L 分類 gradeⅢ，Ⅳ）は AP laxity に変化はなかったと報告している[2]．短期的には OWHTO 単独，あるいは slope correction で良好な成績が期待できる．しかしながら，若年者で陳旧性 ACL 不全（再建術後も含む）に加え内側半月切除後の症例などの不安定性に対して HTO 単独治療に限界は存在する．本稿では"疼痛"と真の"不安定性"をともに訴える若年で活動性の高い患者に対する OWHTO と ACL 再建術について述べる．

一期的再建か二期的再建か

　二期的再建を選択できる場合は骨切り術を最初に行い，プレート抜釘時に ACL 再建術を行う．その際に移植腱を選択でき，手術手技的には安心である．現実的には適応のある患者の多くは勤労者である．短期とはいえない入院期間，麻酔そして苦痛を伴うリハビリ

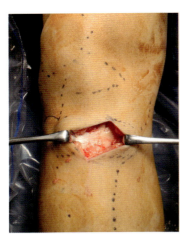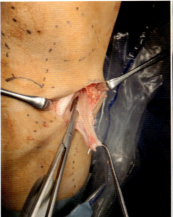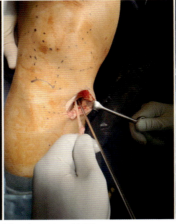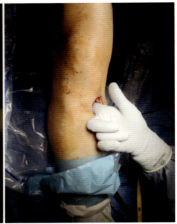

図1　内側支持機構の処理と腱採取　　　　　　　　a|b|c|d
a：鵞足の処理　　　　　　b：半腱様筋腱の分枝の切離
c：半腱様筋腱の採取　　　d：脛骨後壁と腓骨の触診

テーションを複数回受けることは大きな負担である．一方で，一期的再建術は骨癒合までのプロセスと靱帯の修復機転が同時に開始されるため合理的である．患者立脚の観点からは一期的再建術の選択肢を持っていたほうがよい．この場合，本稿で紹介する半腱様筋腱を用いた2重束ACL再建術とOWHTOの組み合わせを筆者は多く選択している．ハムストリング筋腱を選択することでOWHTOと同一皮切で鵞足を処理する際に腱を採取できる．膝伸展機構に影響を与えない点においても合理的である．このほか再々建術時などに同側ハムストリング腱を使用できない場合，健側の骨付き膝蓋腱を用いたrectangular BTB術式を行う[3]．

術前計画

立位下肢全長X線画像を用いて，下肢機能軸が脛骨関節面内側端から60％を通過する，あるいはmedial proximal tibial angle(MPTA)が91〜93°になるよう開大角度，距離を決定する．X線側面像に各種テンプレートを当てスクリューとACL骨孔ルートが干渉しないようにプレートを選択する．大柄な男性であればTomoFix knee osteotomy system(ジョンソンエンドジョンソン株式会社)を，脛骨が小さく近位スクリューとACL脛骨骨孔が干渉する恐れがある場合は可変式ロッキング構造を有するPuddu plate(Arthrex Japan合同会社)を第一選択とする．このプレートは骨切り近位のスクリューホールが少ないため一面骨切りが可能であるが，矯正角度が大きく開大距離が12.5 mmを超える場合は二面骨切りを行うべきである[4]．

準備

仰臥位，麻酔下arthrometerでAP laxityを計測した後，患肢に駆血帯とレッグホルダーをあらかじめ装着し可変式手術台に乗せる．これは骨切り術後に取り外し健側も股関節外転が可能な手術台である．

術式

1. アプローチ

脛骨結節に向け矢状面の脛骨関節面に平行に一面骨切りラインを引いてプレートを設置する部位を中心に5 cmの縦斜切開とする(図1-a)．

2. 移植腱採取，MCL処置

鵞足上縁を指で触れ線維方向に展開し(図1-a)，半腱様筋腱の分枝を切除し(図1-b)，テンドンストリッパーを用いて採取する(図1-c)．内側側副靱帯(medial collateral ligament；MCL)浅層はエレバトリウムを用いて骨切り部から遠位まで広く骨膜下に剥離する．指で脛骨後壁と腓骨を触れ専用のレトラクターを挿入する(図1-d)．

3. 骨切り

脛骨結節上縁に向けて骨切り線を印する(図2-a)．このラインは脛骨関節面に平行(後傾角度と一致)である．ガイドワイヤーを刺入し透視で確認する．腓骨頭よりやや遠位に向け関節面から2 cm，外側皮質の1 cm手前をヒンジポイントの目標とする(図2-b)．専用のパラレルピンガイドを用いてガイドワイヤーを追加する(図2-c)．X線透過性の専用レトラクターを挿入して後方のneurovascularを保護しながら，ガイド

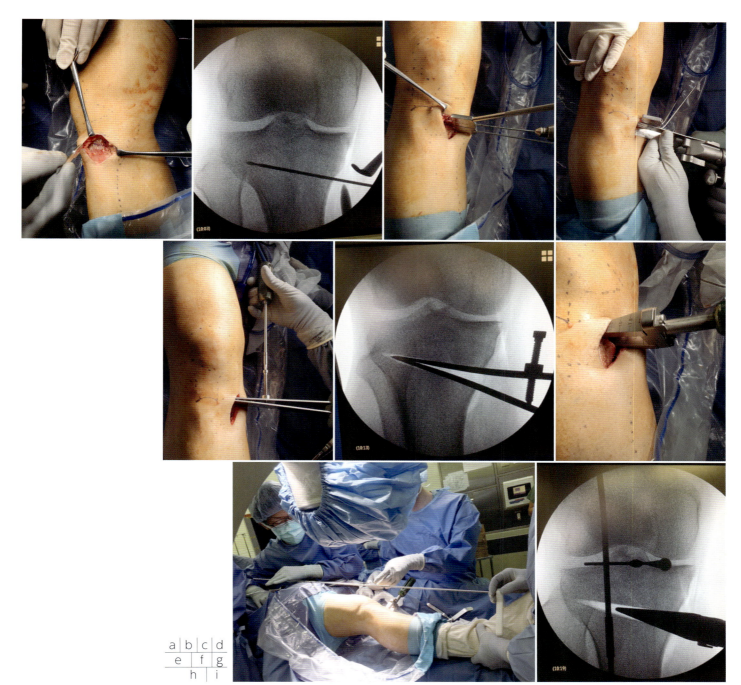

図 2 骨切りと骨切り面の開大

a：骨切り面の設定　　b：ガイドピンの刺入　　c：パラレルピンガイド　　d：ガイド越しの骨切り
e：オステオトミージャックの挿入　　f：目標より大きめにジャックを開いて骨切りを確実にする．
g：ウェッジトライアルの挿入　　h：荷重をかけアライメント評価　　i：下肢機能軸と MPTA の確認

の遠位にボーンソーブレードを沿わせて骨切りを行う（図 2-d）．指で脛骨後面が確実にヒンジポイントまで切れているかを確認する．

4. 骨切り面の開大

オステオトミージャックを挿入しドライバーを回し徐々にブレードを開大し目標の角度よりやや大きめに開いて骨切りを確実にする（図 2-e, f）．ウェッジトライアルを最大限後方骨皮質よりに挿入する（図 2-g）．

足部を保持して下肢に軸圧をかけながら，透視でアライメントロッドの通過点と MPTA を確認しながら開大角度とスペーサー付きプレートのサイズを決定する（図 2-h, i）．あらかじめロッドに直角にクリップを装着すると MPTA の目算に便利である（図 2-i）．

5. プレート設置

台形スペーサー付きプレートはウェッジトライアルを残したまま挿入できるため，意図した開大を保持で

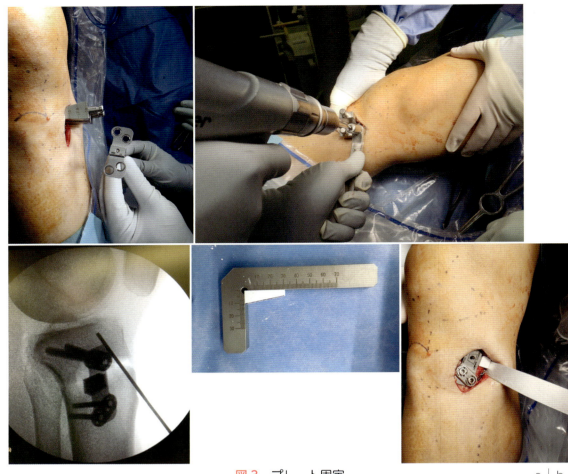

図3　プレート固定
a：台形スペーサー付きプレート．後方が高くなっているため後傾は増大しない．
b：可変式ロッキング構造のためスクリュー刺入方向は自由に変えられる．
c：近位前方スクリューをACL脛骨骨孔と干渉しないよう向きを調整
d：骨補填材を採型
e：骨補填材を後方に1つ挿入

き，後傾のばらつきは少ない（図3-a）．可変式ロッキング構造を活かして透視に頼らずドリル先が後方を向かないように安全にドリリングを行う．腓骨頭を指で触れそれより後方を向かないようにする（図3-b）．

透視下にピンを皮膚上から当てACL再建時の脛骨骨孔を仮想しスクリューと干渉しない十分なスペースがあることを確認する（図3-c）．

骨補填材のOSferion 60（オリンパステルモバイオマテリアル株式会社）をプレートのスペーサーサイズと同型に作成し後方に1つ挿入する（図3-d，e）．

6. ACL再建術

患肢を乗せた手術台を外し，覆布はそのままにあらかじめ設置したレッグホルダーで患肢を下垂させ関節鏡を開始する．顆間の大腿骨外側顆や脛骨側ACL付着部の骨棘は骨ノミを用いてすべて切除する（図4-a〜c）．大腿骨側ACL付着部を露出すると，resident's ridgeは若年者の急性期ACL損傷患者よりも明確であり把握しやすい[5]（図4-d）．Anterolateral entry femoral guide（スミス・アンド・ネフュー株式会社）を用いてanteromedial（AM）骨孔とposterolateral（PL）骨孔を作成する（図4-e）．

脛骨側も同様にoutside-in手技でガイドピンを刺入する（図4-f）が，この際に透視下にPLのガイドピンがプレートの近位前方のスクリューと干渉しないことを確認する（図4-g）．半腱様筋腱を分割しENDOBUTTON CL（スミス・アンド・ネフュー株式会社）を介して2つ折りにし，自由端をlocking loop縫合（Arthrex Japan合同会社）し移植腱を作成する（図4-h）．移植腱をpassingした後，double spike plate（DSP，メイラ株式会社）に締結しテンショニング・ブーツに連結する．移植腱のクリープを*in situ*で十分に取り除いた後に，膝関節屈曲20°でAM，PLに10 Nずつの初期張力を

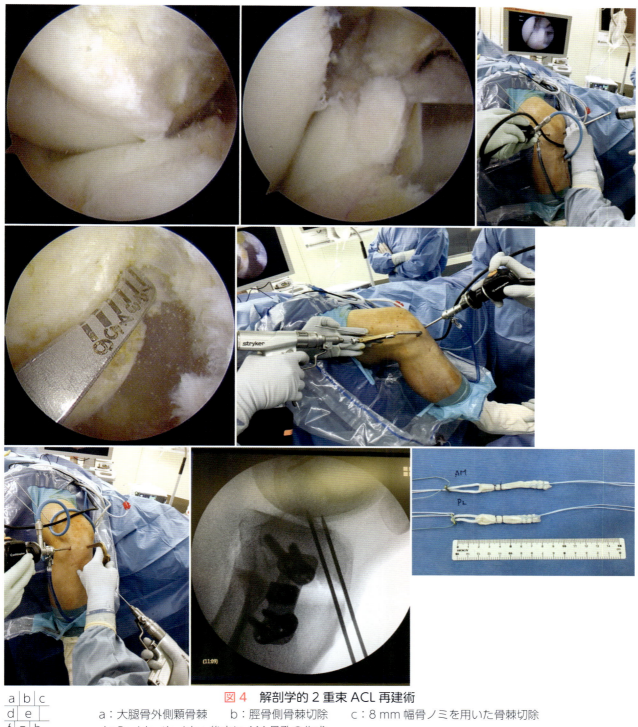

図4 解剖学的2重束ACL再建術

a：大腿骨外側顆骨棘　　b：脛骨側骨棘切除　　c：8mm幅骨ノミを用いた骨棘切除
d：Resident's ridge後方にAM骨孔の作成
e：Anterolateral entry femoral guideを用いたoutside-in手技
f：脛骨骨孔作成　　g：透視下に骨孔-スクリュー干渉の回避　　h：移植腱の作成

与え固定する．脛骨が大きくプレートの後方設置が可能であればDSPを近位に2つ横並びに配置できるが，十分なスペースがない，あるいは粗鬆骨の場合は止むを得ずAM，PLを締結して1つのDSPに固定する場合もあり得る（図4-i）．固定後の再建されたACLは顆間やPCLとインピンジを認めない（図4-j）．前方の骨切り開大部に骨補填材と関節内で取り除いた骨棘を移植する（図4-k）．付着部から剥離された薄筋腱を含む鵞足を再び元の付着位置に戻してC-ワイヤーで固定する（図4-l）．洗浄後に関節内と骨切り部にドレーンを留置し，皮下を縫合する（図5）．

A．Open wedge high tibial osteotomy (OWHTO)　　7．ACL不全膝に対するOWHTO―ショートプレート―

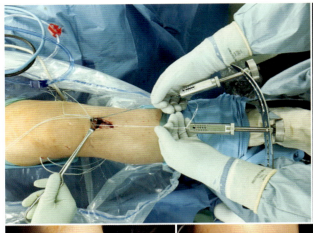
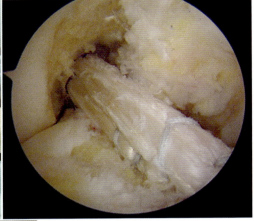
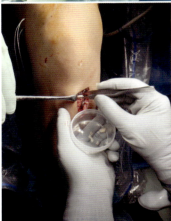
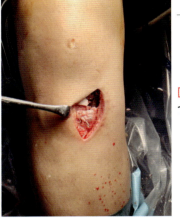

図4 つづき
- i：初期固定張力の設定
- j：再建された ACL
- k：骨切り開大部前方に骨補填材の打ち込みと骨棘の移植
- l：鵞足の修復

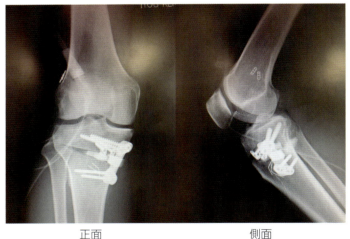

正面　　　側面
図5　術後単純 X 線写真

まとめ

　筆者は一期的解剖学的2重束 ACL 再建術＋OWHTO の治療成績の中で，除痛効果に優れ客観評価で有意な改善を示していたものの，抜釘時の 2nd look 鏡視所見が ACL 再建術単独のそれと比べると有意に滑膜の被覆が劣り，また再断裂率も高いと報告してきた．

　その要因はあらゆる内因性，外因性の因子の中で術前の膝 OA の K-L 分類 grade と矯正角度の2点が抽出された．そこで一期的再建術の再建 ACL への overload を鑑みて，以下の手技を変更した．

- 骨切り術後の関節鏡視下 ACL 再建術を単独手術時と同様にレッグホルダーをあらかじめセットアップした．
- 骨切り術の強制角度を過矯正にならないように MPTA 92°以内，％MA 65％以下の矯正角度に目標設定した．
- 関節鏡で特に顆間の骨棘を切除しクリアランスを徹底した．
- 移植腱のクリープを十分取り除いたうえで初期固定張力を低減化した．

後療法

　術後は膝軽度屈曲位固定の knee splint を装着させ可動域訓練を術後1週から開始，術後2週から1/2荷重，術後3週で全荷重歩行を許可する．装具は術後4週間歩行時に着用させる．

・病態の背景・要因を患者ごとに解析し，それら因子をスポーツや職復帰までに改善するよう慎重な後療法と患者教育を行った．

・ACL 再々建術症例や膝 OA の K-L 分類 grade Ⅳ（severe），矯正角度の大きな重篤症例は一期的再建術の相対的適応外とし二期的再建術を患者にすすめた．あるいは健側の骨付き膝蓋腱を用いた長方形骨孔 ACL 再建術を選択した．

不安定膝と膝 OA の合併は今後も症例の増加が予想される．安全で長期成績のさらなる向上を目指して，手技の改良の裏付けとなる基礎研究と臨床研究が本邦から世界に発信される必要がある．

（鈴木智之）

文 献

1) Herman BV, Griffin JR. High tibial osteotomy in the ACL-deficient knee with medial compartment osteoarthritis. J Orthop Traumatol 2016 : 17(3) : 277-285.

2) Dayal N, Chang A, Dunlop D, et al. The natural history of anteroposterior laxity and its role in knee osteoarthritis progression. Arthritis Rheum 2005 : 52(8) : 2343-2349.

3) Suzuki T, Shino K, Nakagawa S, et al. Early integration of a bone plug in the femoral tunnel in rectangular tunnel ACL reconstruction with a bone-patellar tendon-bone graft : a prospective computed tomography analysis. Knee Surg Sports Traumatol Arthrosc 2011 : 19 : S29-S35.

4) Longino PD, Birmingham TB, Schultz WJ, et al. Combined tibial tubercle osteotomy with medial opening wedge high tibial osteotomy minimizes changes in patellar height : a prospective cohort study with historical controls. Am J Sports Med 2013 : 41(12) : 2849-2857.

5) Shino K, Suzuki T, Iwahashi T, et al. The resident's ridge as an arthroscopic landmark for anatomical femoral tunnel drilling in ACL reconstruction. Knee Surg Sports Traumatol Arthrosc 2010 : 18(9) : 1164-1168.

ゼロからはじめる！Knee Osteotomy アップデート

Ⅳ．手術各論

A Open wedge high tibial osteotomy（OWHTO）

8 ナビゲーション手術

はじめに

　ナビゲーションシステムによる整形外科領域の手術支援は，主に脊椎手術や人工関節手術で行われているが，アライメント矯正を目的としたhigh tibial osteotomy（HTO）においても導入されている．HTO にナビゲーションシステムを使用する主な目的は，冠状面の下肢アライメントを，意図したアライメントに正確に矯正することである．また，内側楔状開大式（open wedge：OW）HTO では脛骨後傾角増大を生じやすく成績不良の原因となるため，矢状面アライメントもモニター可能な 3D ナビゲーションも使用されている[1)2)]．本稿では 3D ナビゲーション可能なイメージフリーナビゲーションシステム（OrthoPilot HTO version 2.1，ビー・ブラウンエースクラップ株式会社）を併用した OWHTO の手術手技について述べる．

手術適応

　手術適応はナビゲーションを使用しない OWHTO と同様である．内側大腿脛骨関節を中心とした変形性膝関節症（OA）（Kellgren-Lawrence 分類 grade 3 まで）または大腿骨内顆骨壊死症が手術適応となる．膝蓋大腿関節に関節症変化が強い症例や，膝関節の伸展制限が強い症例（伸展制限 15° 以上）は適応外である．

術前計画

　臥位または立位下肢全長正面 X 線写真を用いる．デジタルテンプレーティングソフト上で，矯正後の機能軸（大腿骨頭中心から足関節中心）が，脛骨関節面で外側顆間隆起（脛骨内側端から約 60%）を通過するようにシミュレーションを行い，矯正に必要な開大量や矯正角度を決定する．

準　備

　体位は仰臥位で，あらかじめ大腿近位に駆血帯を装着しておく．ナビゲーションシステムは赤外線 CCD カメラと患部の距離が約 2 m の位置になるように健側に設置する．脛骨骨切りを健側から行うので，X 線透視装置（C アーム）は患側から入るようにし，透視用モニターも患側に配置させる．矯正後のアライメント確認を C アームで行う場合もあるため，大腿骨頭が透視可能なことを確認しておく．

関節鏡

　外側膝蓋下ポータルから関節鏡を挿入し関節内を鏡視する．半月板，関節軟骨，前十字靱帯（ACL）・後十字靱帯（PCL）の状態を確認する．内側半月板に疼痛の原因となるような損傷があれば処置（縫合または部分切除）を行うが，変性断裂であれば特に処置は行っていない．外側大腿脛骨関節では関節軟骨および外側半月板が損傷されていないことを確認する．

術　式

1. アプローチ

　皮切は使用するプレートにより異なる．Tibial

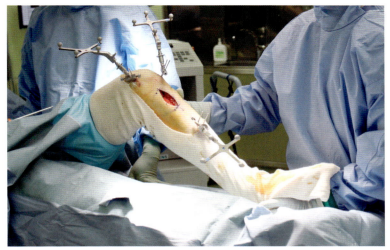

図1　トランスミッターの設置

Opening Wedge Osteotomy プレート（Arthrex Japan 合同会社）やPOSITION HTO プレート（ビー・ブラウンエースクラップ株式会社）などのショートプレートであれば，鵞足近位に沿った斜め横皮切とする．TomoFix（ジョンソンエンドジョンソン株式会社）やTriS メディアル HTO プレート（オリンパステルモバイオマテリアル株式会社）などのロングプレートであれば縦皮切とする．膝蓋腱内側に沿って切開し，脛骨粗面の膝蓋腱付着部を確認しておく．鵞足付着部を縦切し翻転する．内側側副靱帯（MCL）浅層は剝離するか，骨切りの際に骨切り線に沿って切離する．脛骨後方の骨切り部は骨膜下に剝離し，レトラクターが入れられるようにしておく．

2. トランスミッター設置

ナビゲーションを行うため大腿骨と脛骨にそれぞれトランスミッターを設置する（図1）．2.5 mm のKirschner wire（K-wire）2本を用いて固定する方法と，4.5 mm の皮質骨スクリューで固定する方法が選択できる．また，脛骨近位にもトランスミッターを設置することで，脛骨骨切り後の近位骨片と遠位骨片の相対的な位置関係（脛骨後傾と内外旋の変化）が計測可能となる（図1）．脛骨近位は固定に使用する3つのトランスミッターが同時に認識できるようにナビゲーションのカメラの位置を調整する．

コツ 脛骨近位にトランスミッターを設置する場合は膝関節を伸展位とし，プレート固定のスクリューと干渉しない位置にK-wire を刺入する必要がある．必要なら透視で刺入位置を確認する．

3. レジストレーション

OrthoPilot はイメージフリーナビゲーションであるので，患者情報のレジストレーションを行う．膝関節（内側上顆，外側上顆，膝蓋骨中心，脛骨プラトー内側端），足関節（内果，外果，足関節中心前方）の解剖学的ランドマークをレジストレーションする．続いて，股関節中心と膝関節中心のキネマティックデータをレジストレーションする．

注意 股関節中心のレジストレーション中は，骨盤が動かないこと，カメラの位置を変えないなどの注意が必要である．

4. 骨切り前アライメント評価

レジストレーションが終了すると，下肢アライメント評価が可能となる．①冠状面での下肢アライメント（大腿骨機能軸と脛骨機能軸のなす内外反角度），②膝屈曲角度，③脛骨プラトーにおける荷重線の通過位置（脛骨内側端を0％）がモニターに表示される（図2）．下肢アライメントは内反3°で，荷重線は内側から31％を通過していた．内外反ストレスにおける膝関節の安定性を評価可能であり，内側の弛緩性を評価しておく（図3）．

注意 内側に弛緩性がある症例では，荷重時に荷重線が外側にシフトする可能性があるので過矯正に注意が必要である．

5. 脛骨骨切り

透視で脛骨関節面が一直線にみえるように大腿遠位の下に枕を入れて膝を屈曲させる．脛骨近位内側の前方より腓骨頭先端に向けてガイドワイヤーを刺入し，脛骨外側骨皮質の1 cm 手前でとめる．パラレルガイドを使用し2本目のガイドピンを1本目と透視で重なるように後方から刺入する．2本のガイドワイヤーを結ぶ線が骨切り線になり，前方で脛骨粗面上縁を通過

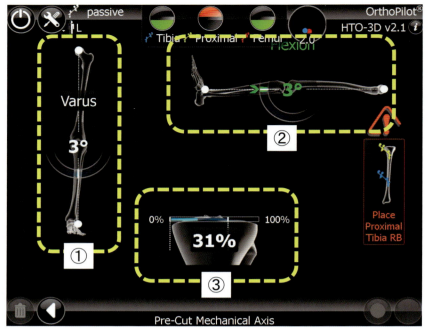

図2　骨切り前アライメント評価

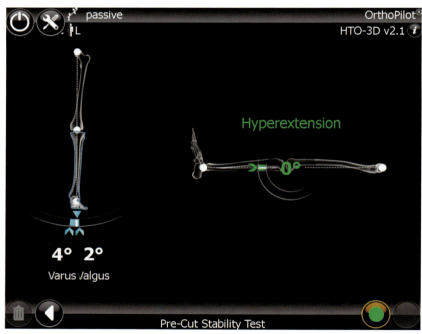

図3　骨切り前膝安定性評価

することを確認しておく．ガイドワイヤーの遠位側よりノミを用いてmonoplaneで骨切りを行う．前方の骨切りでは，膝蓋腱を損傷しないように保護しながら行う．脛骨後方の骨切りは透視可能なレトラクターを入れて膝窩動脈を損傷しないように注意しながら行う．骨切り部の開大は複数本のノミを使用し行っている．この際，助手は膝伸展位で外反ストレスを加えながら保持する．一旦開大したらオープナーなどで術前計画の開大量まで開き維持する．

6. 骨切り後アライメント評価

　骨切り後内側を開大した状態でのアライメント評価をナビゲーションにて行う．術前のアライメント評価と同様に，①冠状面での下肢アライメント，②膝屈曲角度，③脛骨プラトーにおける荷重線の通過位置に加えて，④脚長変化量，脛骨近位骨片の回旋変化量，脛骨近位骨片の前後傾斜角変化量（脛骨後傾角の変化量）が表示される（図4）．下肢アライメント，荷重線の通過位置が術前プランニング通りか確認する．また，先

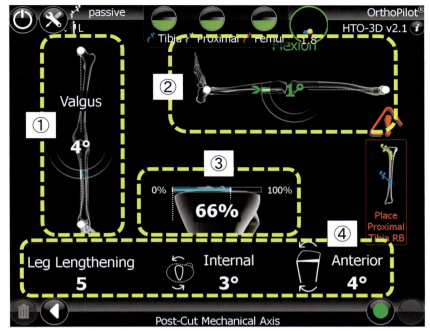

図4 骨切り後アライメント評価

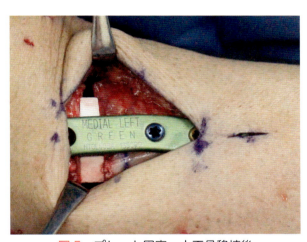

図5 プレート固定，人工骨移植後

にも述べたように，OWHTOでは特に脛骨後傾角の変化に注意する．

7. プレート固定，人工骨移植

プレートは前方設置にならないように，近位，遠位ともに真横から当たるように設置し，スクリューにて固定する．プレート固定後もアライメントが変化していないことをナビゲーションで確認する．骨開大部にはβ-リン酸三カルシウム（β-TCP）などの人工骨を移植する．スーパポアEXスペーサー（気孔率57％，圧縮強度48 MPa，HOYA Technosurgical株式会社）は前後に5°の傾斜がついており，適切に開大されている場合（前方が狭く後方が広い）は骨開大部の形状に適合する（図5）．洗浄後，ドレーンを留置し，縫合を行う（図6）．

後療法

手術翌日にドレーンを抜去し，可動域訓練を開始する．術後3週目より部分荷重歩行を開始し，術後5週目から全荷重を許可する．

まとめ

OWHTOにナビゲーションシステムを併用するとトランスミッター設置が必要となるが，荷重線通過位置がX線被曝なく評価可能である．また，冠状面ばかりでなく矢状面のアライメント変化もモニター可能であり，脛骨後傾増大防止に役立つ．骨切り・開大方法，プレート固定方法に関する注意点はマニュアル手術と

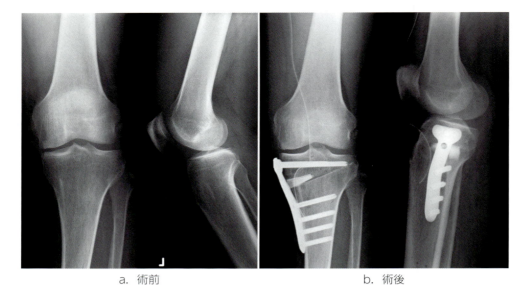

a. 術前　　　　　　　　b. 術後

図6　X線写真

同じである．これまでの報告ではマニュアル手術と比較し，ナビゲーションを使用したほうが冠状面および矢状面で正確な矯正が行えたという報告もあるが[3)4)]，最近のシステマティックレビューでは，ナビゲーションの使用が有用であると結論づけるには今後エビデンスレベルが高い研究が必要であるとされている[5)]．

（山本祐司，石橋恭之）

文　献

1) Yamamoto Y, Ishibashi Y, Tsuda E, et al. Validation of computer-assisted open-wedge high tibial osteotomy using three-dimensional navigation. Orthopedics 2008；31：S68-S71.
2) Yim JH, Seon JK, Song EK. Posterior tibial slope in medial opening-wedge high tibial osteotomy：2-D versus 3-D navigation. Orthopedics 2012；35：S60-S63.
3) Iorio R, Pagnottelli M, Vadalà A, et al. Open-wedge high tibial osteotomy：comparison between manual and computer-assisted techniques. Knee Surg Sports Traumatol Arthrosc 2013；21：113-119.
4) Stanley JC, Robinson KG, Devitt BM, et al. Computer assisted alignment of opening wedge high tibial osteotomy provides limited improvement of radiographic outcomes compared to flouroscopic alignment. Knee 2016；23：289-294.
5) Yan J, Musahl V, Kay J, et al. Outcome reporting following navigated high tibial osteotomy of the knee：a systematic review. Knee Surg Sports Traumatol Arthrosc 2016；24：3529-3555.

ゼロからはじめる！Knee Osteotomy アップデート

Ⅳ. 手術各論

A Open wedge high tibial osteotomy（OWHTO）

9 青壮年美容的矯正

はじめに

骨切り手術は一般的に変形性膝関節症（膝OA）や大腿骨顆部骨壊死に対して施行される．また，少数ではあるがBlount病，くる病，骨系統疾患などの小児疾患に起因する変形，外傷後や感染症後の変形に対しても矯正手術は行われる．情報化社会を迎え，骨切り手術による脚矯正が知られるようになり，手術による美容的矯正を希望する若い患者に遭遇する機会がある．機能的に障害がなく，痛みもない膝関節は日常生活には全く支障はない．しかし，それは医療サイドの視点からであり，美容的矯正を求める患者の視点からは日常生活に支障をきたしている．本稿では青壮年美容的矯正を目的とした手術治療について詳述する．

術前計画

1. 手術の決定

患者の希望とはいえ，痛みや機能障害のない脚に手術を施行することは，術後合併症の可能性もあり抵抗がある．美容的矯正手術を求める青壮年患者には，その合併症のリスクを超える一見わからないトラウマやコンプレックスが存在することが多い．美容的矯正を希望する患者は手術を受けてまで治療するか踏み切れない状況が多い一方，若年患者では一般に要求水準が高く，手術を簡単に考えていると，後療法も困難となるため，事前に家族を含めた十分な話し合いが必要といわれる[1]．

美容的手術の成績不良因子には，若さ，過去の不満足な美容形成手術，些細な変形，うつ病，不安，人格障害が挙げられる[2]．自分の容姿について多少の劣等感を持つことは普通にみられることで，外見に対するコンプレックスが大きな問題になるようなことは少ない．しかし，時に他人からみて気にならないようなことを真剣に悩み，「誰もわかってくれない」と殻の中に閉じ篭もり，容姿を気にするあまりに対人障害やうつ病が出現し，社会生活に影響が出てくるケースがある．その発症原因は悪気なく言われた一言，若い頃に人から言われた言葉によるトラウマ，周囲へのコンプレックスが多い．

ポイント はたからみれば醜いとはいえない場合が多く，医師が「醜くない」と言っても，患者は慰めとしか受けとらない．美醜については客観的な判断は難しい．このような容姿コンプレックスの思考を変化させるには，まず医師が患者の信頼を得ることが大切である．

精神医学，美容外科の視点からは美容手術を受けることで，症状が改善することが認められている．

注意 手術に踏み切る際，仕事や人間関係が上手くいかない原因が容姿のみにあると思い込んでいる患者は，手術が成功しても社会に適応しようとする気質が不足していることがある．そのような患者では美容学的に解決しても仕事や人間関係はよくならず，よくならないのは手術に問題があるからだと思い込むために注意が必要である．また，手術に対して理解不足の患者も，術前に説明したことを理解していないため，手術が予定通りに行われても，「思った通りになっていない」と主張することがあり注意を要する[2]．

また，患者は医師にすべてを語るわけではない．受診時には医療スタッフに懐疑的な心理を持っているこ

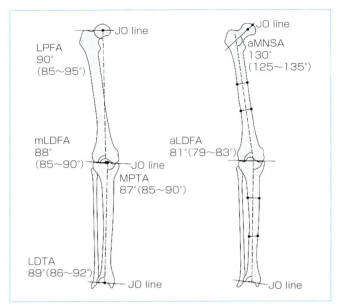

図1 変形中心の部位の評価（関節面傾斜角：平均値および正常範囲）
a：機能軸と関節面傾斜　b：解剖軸と関節面傾斜
LPFA；lateral proximal femoral angle
MPTA；medial proximal tibial angle
LDTA；lateral distal tibial angle
aMNSA；anatomical medial neck shaft angle
mLDFA；mechanical lateral distal femoral angle
aLDFA；anatomical lateral distal femoral angle
JO line；joint orientation line

とも多い．入院後は医師よりも理学療法士のほうが患者に接する時間は多くなると考える．したがって，術前からの理学療法士の介入は必須であり，さらには看護師も含め治療に携わる医療スタッフが患者背景を理解し，信頼関係を築くことが重要である．信頼関係の構築を入念に行った後に矯正手術を施行するべきである．このことは術後の症状に対する不安や不信感の回避に貢献し，患者が積極的にリハビリテーションを行い，社会生活への復帰に向けての自信を獲得することにもつながる．

2. 矯正角度

内側型膝OAや大腿骨内顆骨壊死に対する高位脛骨骨切り術（high tibial osteotomy；HTO）の至適矯正角度について，本邦ではX線画像評価にて大腿脛骨角（femorotibial angle；FTA）165〜170°，%MA（% mechanical axis）62.5〜70%とされる．本稿では美容的矯正が主である青壮年を対象としており，変性疾患に対する手術とは区別する必要がある．過度の外反矯正はスポーツ活動に不向きであり，患者の求める美容的矯正の意図にも反する．骨端線閉鎖前では内反に戻る傾向が顕著にあるが，骨端線閉鎖後の矯正であり，内反が進行する可能性は低いと考えられるが，遺伝，人種，骨質，生活習慣，元の形状に戻ろうとする力学的因子などがO脚変形の再発をきたす一因になる可能性も否定できない．

ポイント 矯正角度は正常よりは軽度外反かつ外観上の美しさが認められる範囲内が至適であり，荷重軸通過点が顆間中央よりわずかに外側，FTA 174°を目標とする[1)3)]．

術式

下肢アライメント評価にて術式を決定する．評価には立位下肢長尺X線撮影を用いる．パラメーターとしては下肢荷重軸（機能軸：mechanical axis），FTAを用いる．下肢長尺撮影は撮影肢位により容易に値が変化するため，術前後を通じて常に統一した条件で撮影し，評価することが大切である．膝関節正面X線撮影だけでのFTA評価は，変形の中心が膝関節外にある，大腿骨や脛骨に捻じれや弯曲がある，撮影時の脚の回旋肢位が統一されていないなどの可能性から正確な評価ができないことがあるので注意する．

下肢長尺撮影にて大腿骨と脛骨の近位・遠位の関節面傾斜角を測定し，正常範囲から外れる部位を描出する（図1）[4)]．変形中心（center of rotation of angulation；CORA）は各関節面傾斜（joint orientation line；JO line）から正常基準値に基づいて近位軸と遠位軸を引き，その交点として表され，一般的にO脚変形ではCORAは近位脛骨にあり，medial proximal tibial angle（MPTA）が異常値を示す．その際はHTOを選択する．一方，CORAが大腿骨遠位にあり，lateral distal femoral angle（LDFA）が異常値を示す場合は大腿骨遠位骨切り術（distal femoral osteotomy；DFO），CORAが2か所に存在する場合はdouble level osteotomy（DLO）を考慮する．DLOの際には脚長の変化についても考えるべきで，開大型骨切り術，閉鎖型骨切り術，ハイブリッド型骨切り術の組み合わせを検討する．矯正は荷重軸通過点が顆間中央よりわずかに外側，FTA 174°になるように作図する．矯正には脛骨関節面の外方傾斜についても検討する必要がある．著明なO脚変形の場合，HTOのみで矯正を行うと術後に強い外方傾斜を生じることがある．強い外方傾斜は関節面での剪断力や靭帯構造の負荷を増大し，将来的な関

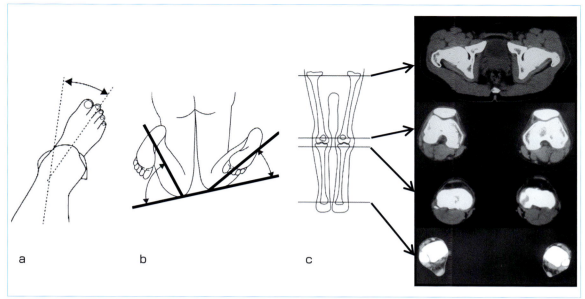

図2　回旋変形の評価
a：TFA（thigh-foot angle）　　b：大腿骨の肉眼的回旋評価　　c：CT 評価

節面への負荷が懸念される．許容される外方傾斜については種々議論されているが，解剖学的に変形の少ない膝関節の形成を行うにはDLOによる矯正も検討すべきである．

また，回旋変形についても下腿の回旋異常は膝蓋大腿関節の不安定や症状を引き起こす可能性があり，過剰な脛骨の捻じれは膝のモーメントに影響を与えるともいわれ，歩容に影響を与えるような著明な回旋変形を認める際には粗面下骨切り，rotational osteotomyを検討すべきである．回旋の評価を，下腿では目視で大腿軸と足の長軸のなす角度TFA（thigh-foot angle），大腿では腹臥位で膝を90°屈曲させたときの下腿軸の地面からの傾きの左右差を測定することで行い，肉眼的に評価が困難な症例ではCTを用いて評価する（図2）[4)5)]．

後療法

後療法は各種の骨切り手術に準じて行う．美容目的ならば基本的には両側手術を施行する．片側ずつ行うか，両側同時に行うかは，患者の意向も踏まえて決定する．両側同時手術を無理にすすめて，後療法がうまくすすまなかったり，それにより不信感が生じたりしてはいけないからである．術前にはない機能障害を術後に生じせしめるわけにはいかない．可動域訓練は術後早期より行う．

💡**コツ**　術前の長期アライメント不良により，隣接関節の可動性が低下していることが多い．自験例では足関節の可動性が低下していることが多く，術後のアライメント変化を鑑みての関節運動訓練を術前から行っておくことを推奨する．

日常生活において，患者が人前で堂々と活動できるようになることが目標であり，リハビリテーションや看護を通じてスタッフが患者に声掛けをして，コミュニケーションをとることが重要である[3)]．

症　例

自験症例は26～39歳．男性2名，女性1名，6膝．全例下腿の回旋変形はなく，変形中心は近位脛骨であったため，手術はHTOにより行った．術後アライメントは，Mikulicz lineは膝関節内側83.7％から外側1.25％，FTAは182.5°から174.1°，MPTAは81.3％から89.5％に矯正され，合併症はなく，社交的な活動に復帰されている（図3）[3)]．手術患者によると，ダンサーやバレリーナのような片脚立位を要求される活動者においては「体幹のバランスが取りやすくなった」「スピン動作を行うときの回転軸が安定した」「前脛骨筋の疲労感が改善した」「腰痛が改善した」などの美容的改善以外の症状や日常生活動作の改善が認められた．

症例1：25歳，男性．以前より，自分の脚のO脚変形が気になっており，HTOによる矯正目的に当院紹介受診した．可動域制限はなく，症状もなかった．初診時，手術による矯正を強く希望する一方で，合

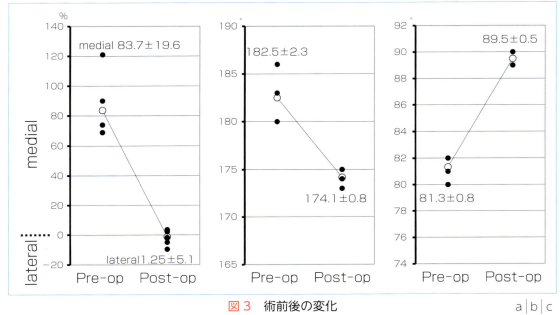

図3 術前後の変化　　　　　　　　　a|b|c
a：Mikulicz line　b：FTA　c：MPTA

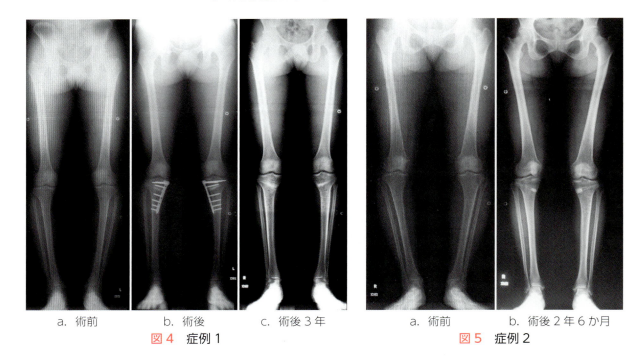

a. 術前　　　b. 術後　　　c. 術後3年　　　　　　a. 術前　　　b. 術後2年6か月
図4 症例1　　　　　　　　　　　　　　　図5 症例2

併症の懸念をもらす状況であり，表情は険しかった．医療スタッフに懐疑的であったため，理学療法士も介入し2か月にわたる話し合いを行った．患者は人前に立つスポーツ競技者であり，下肢変形が大きなコンプレックスになっていた．手術に対する理解を得て，十分なコミュニケーションを獲得できたと判断した時点で矯正手術に踏み切った(図4)．

症例2：39歳，女性．以前より，自分の脚のO脚変形が気になっており，HTOによる矯正目的に当院紹介受診した．可動域制限はなく，症状もなかった．

初診時の表情は険しく，理学療法士にも介入を依頼し，2か月にわたる話し合いを行った．患者は他人から受けた言葉がトラウマになり，人前でのスポーツ演技から身を引くようになっていた．手術に対する理解を得て，コミュニケーションを獲得できたと判断した時点で手術に踏み切った(図5)．

まとめ

美容的矯正手術に至った自験例全例においてO脚

を手術で治療する決断に至った心理的背景因子が存在していた．骨切り術による脚矯正は患者の抱える心理的な問題を解決する有用な手段でもあった．しかし，症状のない脚への手術は，術後経過における一般的な痛みや医師と患者の手術結果に対する評価の相違などに関するトラブルや合併症のリスクもあり，軽率に行うべきではない．十分な手術の説明を行い，患者の理解を得たうえで，治療に携わる医療スタッフすべてが患者の背景を理解して良好な信頼関係を築き，サポート体制を構築することで手術は成立する．また，下肢アライメント異常や脚長差は膝への abnormal load を惹起し，関節症の発症に関連すると考えられることから，青壮年期の美容的矯正は将来的な関節症の予防にもつながることが期待される．

（藤間保晶）

文　献

1）腰野富久．いわゆるガニ股（O 脚＋外旋）を高位脛骨内捻骨切り術で矯正した 1 例．整形外科 2011；62(12)：1294-1299.

2）Honigman RJ, Phillips KA, Castle DJ. A review of psychosocial outcomes for patients seeking cosmetic surgery. Plast Reconstr Surg 2004；113(4)：1229-1237.

3）Tohma Y, Fujisawa Y, Takeuchi R, et al. Important points regarding high tibial osteotomy for asymptomatic bowleg correction in younger patients. J Orthop 2017；14(1)：207-210.

4）中瀬尚長．下肢アライメント矯正の基本．日整会誌 2013；87(7)：572-586.

5）Herzenberg J. Rotation and angulation-rotation deformities. Paley D, editor. Principles of deformity correction. Heidelberg：Springer-Verlag；2002. p.175-194.

Ⅳ. 手術各論

B 骨癒合

1 Gap filling

はじめに

　内側楔状開大式高位脛骨骨切り術（open wedge high tibial osteotomy；OWHTO）において，開大部に人工骨移植や自家骨移植を行う報告が少なくないが，我々は開大部に骨移植を行わずOWHTOを施行している[1]．TomoFix（ジョンソンエンドジョンソン株式会社）を用いたOWHTOは，開大部に骨移植をしなくても外側ヒンジ部から徐々に骨形成を認め，荷重に十分な骨形成が起こる．しかし，OWHTO術後の骨開大部における骨形成を経時的に詳細に検討した報告は少なく，さらに骨形成評価の定義も明確にされていない．そこで我々は，開大部が完全に新生骨で充填される部位をgap fillingと定義し，骨開大部を外側ヒンジならびに外側から4つの部位に分け，gap fillingの進行度を評価する開大部骨形成評価法を報告した[2]．本稿では，TomoFixを用いたOWHTO術後の骨開大部における骨形成を，我々の方法で経時的に評価し，さらに骨癒合遷延の危険因子について述べる．

対象と方法

1. 対　象

　2007年2月～2015年8月までの間に当院でOWHTOを施行した内側型変形性膝関節症（内側型膝OA）または大腿骨内顆骨壊死（ON）のうち，抜釘術を行った93例102膝（男性32膝，女性70膝）を対象とした．手術時平均年齢は62.6±11.2歳（22～83歳），平均BMI 24.3±3.0 kg/m^2（16.1～31.3 kg/m^2），平均開大幅11.9±2.2 mm（7～19 mm），術後平均経過観察期間

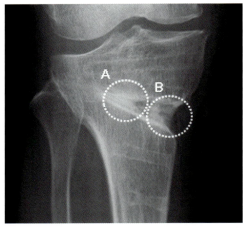

図1　OWHTO抜釘後の膝関節X線正面像
A部位ないしB部位のどこまで骨形成が進行したと評価すべきか難しい．

62.3±30.2か月（25～126か月），手術から抜釘までの平均経過期間は17.4±5.1か月（7～36か月）であった．

2. 骨形成の評価方法

　図1はOWHTO抜釘後の膝関節X線正面像である．開大部において骨形成を評価する際，骨切り部中央部分（A部位）もしくは内側部分（B部位）のどこまで骨形成が進行しているかの判断は難しい．開大部の骨形成がどの部位まで起こっているかを経時的に評価するためには，まず明確な評価方法を定義する必要がある．そこで開大部骨形成の評価方法を以下のように定義した．

（1）骨形成の評価には膝関節X線正面像を用い，骨開大部において外側ヒンジから内側にかけて開大部を4等分し，外側からzone 1～4とした（図2）．

（2）骨形成がどこまで進行しているかは，骨形成

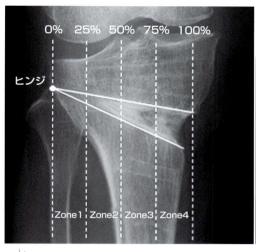
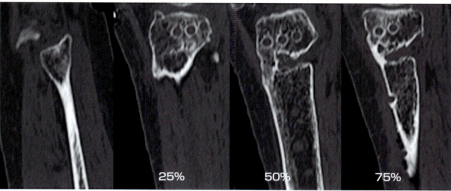

a | b　　図2　開大部骨形成の評価法
a：膝関節X線正面像における骨形成の評価法．骨切り開大部を外側ヒンジから脛骨内側まで4等分して，外側からzone 1〜4とした．
b：各zoneでのMPR-CT矢状断像．Gap fillingが起こっている部位は，膝関節X線正面像で骨梁が連続していた．

完了している部分，または少しでも骨形成を認める部分のどちらの意味でもとらえられる．そこで，gap fillingがどこまで進んでいるかを開大部骨形成の指標とした．抜釘後にCT(MPR-CT)を撮影した51膝において，MPR-CT矢状断像でgap fillingが起こっている部位は，膝関節X線正面像で開大部の上下で骨梁の連続性が明確に確認できる部位であった(図2)．

3. 骨癒合遷延の危険因子の検討

3か月の単純X線で外側ヒンジの骨癒合が得られていないものを骨癒合遷延群とし，骨癒合遷延の危険因子として，年齢，BMI，糖尿病，骨切り部開大幅，外側ヒンジ骨折，骨切り方向を各々評価した．外側ヒンジ骨折は竹内分類[3]を用い，骨切り方向はHanら[13]の報告に従い，safe zone(腓骨頭先端から基部まで)に骨切り線が入っているか否かで評価した(図3)．統計学的処理は統計ソフトJMP，version11(SAS Institute Japan株式会社)を使用し，危険因子の検討にロジスティック回帰分析による多変量解析を行った．

結　果

1. 骨形成の経時的変化(図4)

術後3か月で92膝(90.2%)に外側ヒンジの骨癒合を認めた．Gap fillingは術後1年で98膝(96.1%)がzone 1以上に到達しており，zone 2に到達した症例は92膝

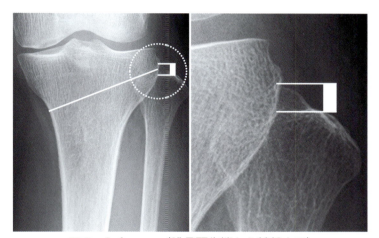

図3　Safe zone(腓骨頭先端から基部まで)

(90.2%)であった．抜釘時では全例zone 2に到達し，抜釘後さらにgap fillingが進行していた．

2. 骨癒合遷延の危険因子(表1)

骨癒合遷延を10膝に認めた．10膝中2膝は偽関節となり，再手術(1膝は腸骨移植＋外側ステープル固定，1膝は近位スクリューの入れ替え＋外側ステープル固定)を要した．また残り10膝中1膝に矯正損失を生じ，7膝に荷重制限＋SAFHS(超音波骨折治療)の追加処置を要した．年齢，BMI，糖尿病，竹内分類type 1の外側ヒンジ骨折は骨癒合に影響せず，開大幅(Odds比：1.61, p<0.0_), 竹内分類type 2の外側ヒンジ骨折(Odds比：20.4, p<0.01)とsafe zone遠位への骨切り(Odds比：8.98, p=0.01)が骨癒合遷延の危険因子であった．

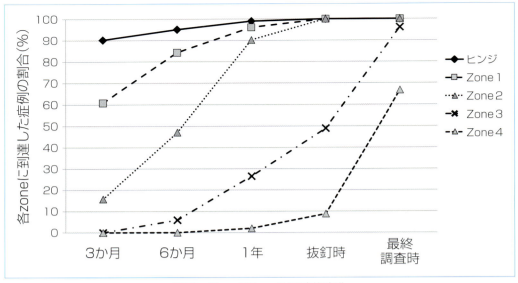

図4 Gap filling の経時的変化
経過観察時期ごとに各 zone に gap filling が到達した症例の割合を示している．抜釘時には全例 zone 2 まで gap filling が起こっており，抜釘後もさらに骨形成が進行していた．

表1 骨癒合遷延の危険因子
開大幅，外側ヒンジ骨折（竹内分類 type 2）と safe zone 遠位への骨切りが骨癒合遷延の危険因子であった．

		正常群 （n＝92）	骨癒合遷延 （n＝10）	Odds 比（95％CI）	p 値
年齢		62.4±11.2	64.2±11.7	0.99（0.93, 1.06）	0.65
BMI(kg/m^2)		24.4±3.1	24.5±2.8	0.89（0.68, 1.14）	0.37
糖尿病		13/92	1/10	1.51（0.13, 11.3）	0.71
開大幅(mm)		11.8±2.1	13.3±2.4	1.61（1.17, 2.29）	<0.01
外側ヒンジ骨折	type 1	25/92	2/10	4.5（0.80, 27.5）	0.09
	type 2	6/92	6/10	20.4（3.12, 174.2）	<0.01
	type 3	0	0	―	―
safe zone 遠位への骨切り		5/92	6/10	8.98（1.70, 53.2）	0.01

考察

　開大部の骨形成を経時的に評価するには，骨形成評価の定義が明確化されており，かつ簡便な方法で評価できることが必要である．MPR-CT は gap filling の評価に最も適しているが，経時的に MPR-CT を撮影するのは日常診療において非現実的である．

　OWHTO における開大部の骨形成評価に関して，Staubli ら[3]は術後6〜18か月でヒンジから75％の部分まで骨形成を認めたと報告している．また，Brosset ら[4]は開大部を外側から5つの zone に分けて骨形成の評価を行い，術後平均4.2か月でヒンジから80％の部分まで骨形成を認めたと報告している．開大部を zone に分けて評価する方法は我々と類似しているものの，骨形成の評価基準が Staubli らと同様に明確化されておらず再現性があるとはいえない．開大部骨形成を評価する際，膝関節 X 線正面像のみを用いて経時的かつ簡便に骨形成を評価するためには，CT との比較結果から開大部の上下の骨梁が連続していることを gap filling の指標とすればよいと考える．

　本研究の結果から，TomoFix を用いた OWHTO において，骨開大部に骨移植を併用しなくても外側ヒンジ部から徐々に骨形成が起こり，gap filling が内側へ進行することがわかった．Staubli ら[3]は Wolff の法則で知られるように骨形成には歪みエネルギーが重要であり，TomoFix プレートの弾性が開大部において骨形成が起こりやすい環境を作り出していると述べている．我々は，開大部の骨形成に関して有限要素解析を

行い，OWHTO 直後では外側ヒンジ部において大きな歪みエネルギーを認め，プレート抜去後は開大部内側に歪みエネルギーが大きくなることを報告している[5]．このことは，外側ヒンジから骨癒合は始まり，gap filling が内側へ進行し，抜釘後さらに gap filling が起こるという今回の臨床結果と一致していた．つまり，骨形成には歪みエネルギーが重要であり，TomoFix を用いた OWHTO では骨切り開大部に何も補填しないことで gap filling が進行する最適な環境を生み出していると考えられる．

OWHTO の骨癒合遷延の危険因子に関して，本研究では，開大幅，竹内分類 type 2 の外側ヒンジ骨折と safe zone 遠位への骨切りが骨癒合遷延の危険因子であった．一般に，骨癒合に影響を与える因子として，喫煙，肥満，感染，高齢，糖尿病，NSAIDs の使用，インプラントの固定力不足などが報告されている[6]~[8]．TomoFix を用いた OWHTO において，Meidinger ら[7]は，喫煙，肥満，外側ヒンジ骨折が骨癒合遷延の危険因子であると報告している．喫煙に関しては，強固な固定力を有する TomoFix を用いた OWHTO であっても偽関節のリスクが高く，OWHTO の適応外であるとする報告が多い[2][7][9]．我々も喫煙者に関しては自家骨移植を行っており，本研究の対象に喫煙者は含まれていない．肥満に関しては，BMI≧30 kg/m^2 の高度肥満は骨切り部に micromotion を起こして骨癒合を遅らせることが報告されている[7][10]．本研究で肥満は危険因子ではなかったが，これは欧州諸国と比べ BMI が比較的低く（平均 BMI 24.3±3.0 kg/m^2），また我々は高度肥満症例を OWHTO の適応外としていたためと考える．また，年齢，糖尿病の既往は骨癒合に影響しなかった．その理由として，従来のプレートと異なり，TomoFix を用いた OWHTO の優れた力学的強度[11]が関係していると考える．Meidinger ら[7]も我々と同様に，年齢，糖尿病の既往は骨癒合に影響がなかったと報告している．

外側ヒンジ骨折に関して，Staubli ら[3]はヒンジの折損は力学的に不安定であり，ヒンジが骨癒合しないと開大部の骨形成は進行しないと報告している．また Takeuchi ら[12]は，ヒンジの折損を 3 つの type に分類し，外側ヒンジ骨折が近位脛腓関節に向かう type 1 は力学的に安定しているが，骨折線が近位脛腓関節から遠位に向かうもの（type 2）と外側脛骨関節面に向かう

もの（type 3）は力学的に不安定であるため，矯正損失を伴う可能性が高いと報告している．本研究においても安定型とされる type 1 外側ヒンジ骨折は骨癒合に影響せず，type 2 外側ヒンジ骨折が骨癒合遷延の危険因子であった．また，Han ら[13]は近位脛腓関節間の強固な結合織が存在する safe zone（腓骨頭先端から基部）へ骨切りを行うことで外側ヒンジ骨折を予防することができると報告している．本研究でも safe zone 遠位への骨切りは有意に骨癒合遷延をきたした．正確なレベルへの骨切りと適切な手技により外側ヒンジ骨折を予防し，ヒンジの癒合を得ることが骨形成の進行において重要であると考えられる．

まとめ

1) TomoFix を用いた OWHTO は骨開大部に何も補填しなくても骨形成が進行する．

2) 骨形成には歪みエネルギーが重要であり，TomoFix を用いた OWHTO では骨切り開大部に何も補填しないことで gap filling が進行する最適な力学的環境を生み出している．

3) 偽関節，遷延癒合を避けるためには外側ヒンジ骨折（竹内分類 type 2）を予防することと safe zone への正確な骨切りが重要である．

（澤口　毅，五嶋謙一）

文　献

1) 島　洋祐，澤口　毅，坂越大悟ほか．内側型変形性膝関節症に対するロッキングプレートを用いた opening-wedge 高位脛骨骨切り術の治療成績．整・災外 2013；56（6）：769-775.

2) 井上大輔，島　洋祐，澤口　毅ほか：Opening-wedge 高位脛骨骨切り術における開大部の骨形成に関する検討．関節外科 2012；31（12）：1482-1487.

3) Staubli AE, Jacob HA. Evolution of open-wedge high-tibial osteotomy：experience with a special angular stable device for internal fixation without interposition material. Int Orthop 2010；34（2）：167-172.

4) Brosset T, Pasquier G, Miqaud H, et al. Opening wedge high tibial osteotomy performed without filling the defect but with locking plate fixation（TomoFix^{TM}）and early weight-bearing：prospective evaluation of bone union, precision and maintenance of correction in 51 cases. Orthop Traumatol Surg Res 2011；97（7）：705-711.

5) 島 洋祐, 澤口 毅, 坂越大悟ほか：内側開大式高位脛骨骨切り術の骨開大部における骨形成に関する力学的検討. JOSKAS 2012；37(4)：164.

6) Brown CW, Orme TJ, Richardson HD. The rate of pseudoarthrosis(surgical infection)in patients who are smokers and patients who are nonsmokers：a comparison study. Spine 1986；11：942-943.

7) Meidinger G, Imhoff AB, Paul J, et al. May smokers and overweight patients be treated with a medial open-wedge HTO? Risk factors for non-union. Knee Surg Sports Traumatol Arhtosc 2011；19：333-339.

8) Sloan A, Hussain I, Maqsood M, et al. The effects of smoking of fracture healing. Surgeon 2010；8：111-116.

9) van Houten AH, Heesterbeek PF, van Heerwaarden RJ, et al. Medial open wedge high tibial osteotomy：Can delayed or nonunion be predicted? Clin Orthop Relat Res 2014；472：1217-1223.

10) Miller BS, Downie B, McDonough EB, et al. Complications after medial opening wedge high tibial osteotomy. Arthroscopy 2009；25：639-646.

11) Agneskirchner JD, Freiling D, Hurschler C, et al. Primary stability of four different implants for opening wedge high tibial osteotomy. Knee Surg Sports Traumatol Arthrosc 2006；14：291-300.

12) Takeuchi R, Ishikawa H, Kumagai K, et al. Fractures around the lateral cortical hinge after a medial opening-wedge high tibial osteotomy：a new classification of lateral hinge fracture. Arthroscopy 2012；28(1)：85-94.

13) Han SB, Lee DH, Shetty GM, et al. A "safe zone" in medial open-wedge high tibia osteotomy to prevent lateral cortex fracture. Knee Surg Sports Traumatol Arthrosc 2013；21(1)：90-95.

ゼロからはじめる！Knee Osteotomy アップデート

Ⅳ．手術各論

B 骨癒合

2 骨棘移植

はじめに

アライメント異常が存在する変形性膝関節症（膝OA）や骨壊死症（ON）に対する最近の骨切り術においては，どこにアライメント異常があるのか？を判定し，異常のある変形中心に対して矯正骨切りを行うことが推奨されている．脛骨にアライメント異常があれば高位脛骨骨切り術（high tibial osteotomy：HTO），大腿骨に異常があれば大腿骨遠位骨切り術（distal femoral osteotomy：DFO），さらに HTO と DFO を組み合わせた手術（double level osteotomy：DLO）などを含む膝周囲骨切り術（around knee osteotomy：AKO）がその有用な手術治療として注目されている．その中でも内側楔状開大式高位脛骨骨切り術（open wedge HTO：OWHTO）は，腓骨の骨切りは不要で脛骨の骨切りのみでよいために，腓骨神経麻痺などのリスクがなく，シンプルで安全であり，正確な骨切りが可能なために，現在 OWHTO は急速に普及し，今や骨切り術の主流となっている．

しかし，OWHTO は内側開大によるアライメント矯正であり，骨接触部が外側ヒンジ部のみで大半は骨欠損部となる．Staubli らは骨開大部はそのままでも骨癒合は良好と報告したが，遷延骨癒合や collection loss の報告もあり，骨癒合や開大部への骨再生（gap filling）に不安が残る．

その対策として，開大部に自家腸骨や人工骨などの様々な骨移植材料の移植が試みられているが，どの方法も骨癒合期間の短縮には至っておらず，今後は骨癒合および gap filling をいかに促進させるかが課題である．

我々は HTO を必要とする膝 OA の患者に高頻度に存在する関節内の骨棘を，OWHTO でできた骨開大部に移植する方法を開発し[1]，その有効性を報告してきた[1]〜[3]．本稿では，その手術適応と鏡視下骨棘採取と自家骨棘移植の手術手技，自家骨棘移植を併用した OWHTO の術後骨癒合開始期間と骨癒合率について述べ，骨癒合を促進させる生物学的根拠について文献的考察を含めて報告する．

手術適応

AKO が適応となる OA や ON であり，膝関節内に骨棘が存在すれば適応となる．

膝関節鏡視下骨棘採取

自家骨棘採取は AKO 開始前に関節鏡視下に実施する．まず関節鏡にて内外側の軟骨の摩耗の程度を観察し，AKO の適応であることを確認したうえで，骨棘採取を開始する．骨棘は，Ⅰ）顆間窩，Ⅱ）大腿骨内顆，Ⅲ）脛骨前方，Ⅳ）膝蓋骨および大腿骨滑車部，Ⅴ）脛骨内顆，から採取可能であるが，Ⅰ）〜Ⅳ）からの採取を基本とする．骨棘と元々の軟骨との間の境界をしっかり把握し，そこから骨棘を切除していく（図1，3）．

Ⅰ）では5mm 程度のノミと鋭匙（骨）鉗子を使用する．

⚠️**注意** Posterior cruciate ligament（PCL）および anterior cruciate ligament（ACL）付着部までノミで深く切り込まないように注意が必要である（図1，2）．

Ⅱ）は，最も多くの自家骨棘を採取できる部位である．

💡**コツ** 前方部分は伸展位〜軽度屈曲位，後方部分

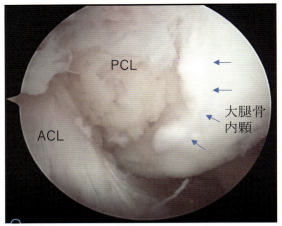

図1 顆間窩内側の骨棘（切除前）

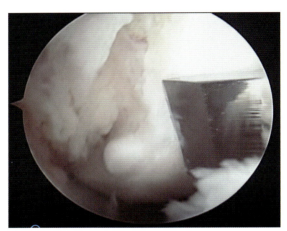

図2 顆間窩内側の骨棘
（ノミにて切除中）

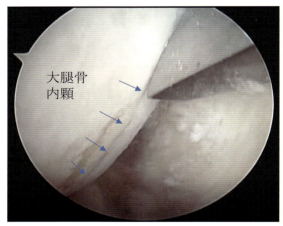

図3 大腿骨内顆の骨棘
（ノミにて切除中）

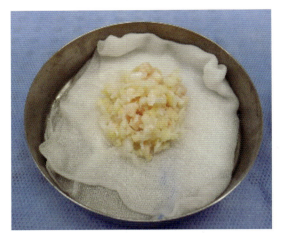

図4 採取した自家骨棘

はより屈曲位というように，膝の屈曲角度を採取したい部位に合わせると操作が行いやすい．

Ⅲ）に関しては，伸展制限の原因となるため，できるだけ切除したほうがよい．

Ⅳ）は，通常のポータルより腰の強い鋭匙(骨)鉗子を用いて採取する．

コツ 膝蓋上嚢にアプローチするためのポータルを作成すると採取が容易となる．

Ⅴ）の関節内採取は内側半月板断裂後のhoop機能の破綻があれば可能であるが，手技が難しい．最終的にどこから骨棘を採取するかは，術者の技量と手術時間を考慮して判断すべきであり，関節鏡視下採取が困難と判断した場合は，無理をせず直視下に骨棘採取を行う．

注意 切除した骨棘が関節内に残り関節内遊離体とならないように，関節内からすべての切除骨棘片を摘出する必要がある．

採取した骨棘は生理的食塩水に浸したガーゼで被覆し，移植直前まで室温で大切に保存する（図4）．採取後は関節内遊離体の予防のために，関節内に残存した骨棘片がないかを再度確認し，関節内を十分洗浄する．

自家骨棘移植

OWHTOにおいては，自家骨棘移植のタイミングは骨切り部の開大後で，プレート固定の直前である．

コツ 採取した自家骨棘は線維軟骨を含め，すべて開大部に移植する．

移植は開大部外側前方より順次充填し，打ち込み棒や指で外側に押し込むことで完了する（図5）．

コツ Closed wedge HTO（CWHTO）やDFOにおいては，細かく砕いた骨棘を閉鎖する骨切り間部に挟み込み，プレート固定を行う．

固定後は閉鎖した骨切り部を橋渡しするように充填する．

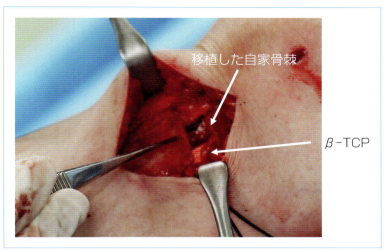

図5 開大部への自家骨棘移植
（後方は β-TCP を移植している）

自家骨棘移植を併用した OWHTO の術後骨癒合開始時期

　2011年9月～2013年5月までに自家骨棘移植を併用した OWHTO を施行した100例中，CT にて評価可能であった55例60膝における術後骨癒合開始時期を検討した．対象疾患は OA 55膝，ON 5膝で，性別は男性17例，女性43例，手術時平均年齢61歳（31～75歳）であり，全例に骨切り部を開大後に自家骨棘移植を施行し，TomoFix plate（ジョンソンエンドジョンソン株式会社）あるいは Tris plate（オリンパステルモバイオマテリアル株式会社）を使用して固定を行った．骨癒合の判定には，術後4, 6, 8, 12, 24週の MPR-CT 画像を用いて評価し，①骨切り面間に連続する骨梁が形成されること，あるいは，②骨切り線がみえなくなること，で判定した．結果，術後骨癒合開始時期は平均5.7週（4～24週）であった．さらに評価した週ごとの骨癒合率を検討すると，4週で68％，6週で93％，8週は96％であり，ほとんどが術後6～8週以内で骨癒合が開始するものと思われる．

　症　例：58歳，女性（図6）．骨開大部外側から5割程度まで自家骨棘を移植し，開大部内側には β-tricalcium phosphate（β-TCP）を移植した症例（図6）である．術後4週で骨切り面間に連続する骨梁が形成され，開大部外側の骨切り線が消失しており，この時点で骨癒合と判定できる（図6-b）．術後6週以降もさらに骨癒合が進み，術後18週では骨開大部はほぼ消失している（図6-c～e）．

骨癒合を促進させる生物学的根拠

　膝 OA に多く合併する骨棘は，関節症の進行とともに大きくなり痛みや可動域制限などの原因となることが多い．骨棘の病因はいまだ完全には明らかにされていないが，滑膜あるいは骨膜由来の mesenchymal stem cells（MSC）が軟骨細胞の分化増殖を引き起こし，内軟骨骨化することで形成されると考えられており，骨棘にはその分化に重要な transforming growth factor β（TGF-β）や insulin-like growth factor-1（IGF-1），bone morphogenetic proteins（BMPs）や cartilage-derived morphogenetic proteins（CDMPs）などの多くの成長因子が存在すると報告されている．つまり骨棘は，通常の骨移植で用いる自家腸骨には含まれない，潜在的に骨形成を促進する様々な成長因子を含んだ最強の自家移植骨である可能性がある．

　そこで，我々は人工膝関節置換術症例から骨棘と海綿骨を採取し，SCID マウスの頭蓋冠上に移植し，骨棘と海綿骨の石灰化能を比較する in-vivo の実験を行った．結果，移植後6週において，骨棘移植では骨棘のほぼ全周にわたって広く石灰化が起こっていたのに対し，海綿骨移植の石灰化領域はわずかであり，これらの移植片の面積に対する石灰化領域の面積の割合も骨棘移植群が有意に高かった．一般に移植片由来の骨芽細胞は移植後6週ほどで消失すると報告されていることを考えると，骨棘は移植後も旺盛な骨化を持続していることになる[4]．

　さらに，骨棘と海綿骨の器官培養にて調整培地を作

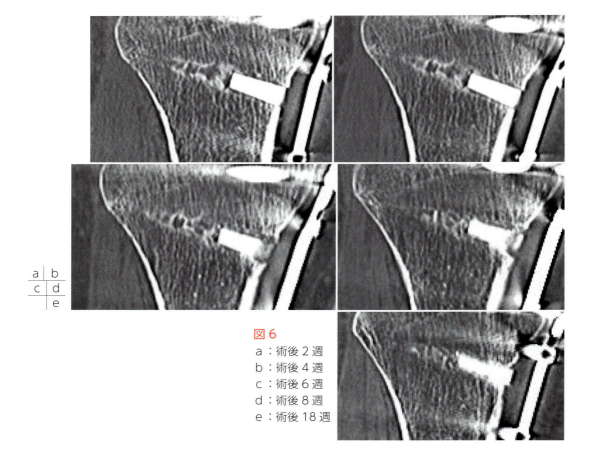

図6
a：術後2週
b：術後4週
c：術後6週
d：術後8週
e：術後18週

製し，成長因子の含有量，各調整培地が骨芽細胞の増殖，分化，遊走に与える影響をそれぞれ ELISA, MTS アッセイ，定量的 RT-PCR, トランスウェルアッセイを用いて比較する *in-vitro* の実験を行った．結果，骨棘調整培地においては，TGF-β1, BMP2, IGF-1 が有意に多いことが確認できた．つまり，骨棘は海綿骨よりこれらの成長因子を周囲に分泌しているものと思われる．また，骨棘調整培地での培養により骨芽細胞は高い増殖率を示し，COL1A1 や ALP といった骨分化マーカーの発現上昇に加え，高い遊走能も示した[4]．骨棘調整培地で確認できた成長因子の中で，TGF-β1 は幹細胞の増殖，遊走や，骨芽細胞系統への分化，さらには骨芽細胞原始細胞の増殖に関与し，その後の遊走，分化には主に BMP2, IGF-1 が関与すると報告されている．培養した骨芽細胞の増殖能・分化マーカーの発現・遊走能が海綿骨に比べ有意に高かったことは，これらの成長因子の影響を反映しているものと思われるが，このことは骨棘から分泌された因子は海綿骨と比べ骨芽細胞の増殖，分化，遊走を促進する作用を持つことを意味する．つまり，移植された骨棘は骨化を持続しながら様々な成長因子を分泌し，高い骨形成能・骨誘導能を持つ移植材料になり得ると推測される[4]．

考　察

Staubli ら[5]は OWHTO の骨開大部への骨移植は不要としているが，El-Assal ら[6]は骨癒合に 12.4 週，Brosset ら[7]は骨癒合に 4.5 か月を要したと報告している．さらに，Zorzi ら[8]は開大部に腸骨移植をした群と何も移植しなかった群に分けて，骨癒合に要した期間を検討した結果，それぞれ 12.4 週，13.7 週と有意差を認めず，腸骨移植は不要と報告した．Noyes ら[9]も腸骨移植を併用した OWHTO を 55 例に施行し，52 例（95％）が約 3 か月で骨癒合したが，3 例（5％）は遷延癒合となったと報告した．腸骨移植の侵襲の大きさを考慮すると，あえて行うメリットはないものと思われる．

それに対し，自家骨棘移植を併用した OWHTO では，その骨癒合期間は術後平均 5.3 週と報告した[1]．これは従来から報告されているどの骨移植材と比較しても，大幅に短い期間で骨癒合が得られたことになる．骨癒合が早まることは，リハビリテーションを早めることが可能となり，早期社会復帰が期待できるため，その臨床的な意義は大きい．

また，骨棘は大きくなると疼痛・可動域制限・QOL 低下の原因となる．つまり，これらの骨棘切除により

可動域，特に伸展の改善が得られるため，患者満足度の向上に期待が持てる．

まとめ

自家骨棘はAKOの手術の際に関節鏡で容易に切除することができ，切除後の膝可動域改善が期待できるだけでなく，骨切り部へ移植することで自身が骨化を持続しながら様々な成長因子を分泌し，高い骨形成能・骨誘導能を持つ将来性のある自家移植材料となり得るものと思われる．

（秋山武徳，仲村俊介）

文　献

1) Akiyama T, Okazaki K, Mawatari T, et al. Autologous Osteophyte Grafting for Open-Wedge High Tibial Osteotomy. Arthroscopy Techniques 2016；5：e989-e995.

2) 秋山武徳，馬渡太郎．早期骨癒合が期待できる自家骨棘移植を併用したオープンウェッジ高位脛骨骨切り術．MB Orthop 2013；26(4)：11-16.

3) 秋山武徳，仲村俊介．早期骨癒合が期待できる自家骨棘移植を併用したオープンウェッジ高位脛骨骨切り術．別冊整形外科 2015；68：138-142.

4) Ishihara K, Okazaki K, Akiyama T, et al. Characterisation of osteophytes as an autologous bone graft source. Bone Joint Res 2017；6(2)：73-81.

5) Staubli AE, De Simon C, Babst R, et al. TomoFix：a new LCP-concept for open wedge osteotomy of the medial proximal tibia-early results in 92 cases. Injury 2003；34(2)：55-62.

6) El-Assal MA, Khalifa YE, Abdel-Hamid MM, et al. Opening-wedge high tibial osteotomy without bone graft. Knee Surg Sports Traumatol Arthrosc 2010；18(7)：961-966.

7) Brosset T, Pasquier G, Migaud H, et al. Opening wedge high tibial osteotomy performed without filling the defect but with locking plate fixation (TomoFix™) and early weight-bearing：prospective evaluation of bone union, precision and maintenance of correction in 51 cases. Orthop Traumatol Surg Res 2011；97(7)：705-711.

8) Zorzi AR, da Silva HG, Muszkat C, et al. Opening-wedge high tibial osteotomy with and without bone graft. Artif Organs 2011；35(3)：301-307.

9) Noyes FR, Mayfield W Barber-Westin SD, et al. Opening wedge high tibial osteotomy：an operative technique and rehabilitation program to decrease complications and promote early union and function. Am J Sports Med 2006；34(3)：1262-1273.

ゼロからはじめる！Knee Osteotomy アップデート

Ⅳ．手術各論

B 骨癒合

3 同種骨移植併用

はじめに

内側楔状開大式高位脛骨骨切り術(open wedge high tibial osteotomy；OWHTO)を行う際，骨切り開大部の処置には様々な方法がある．何も挿入せず間隙を残す方法，β-リン酸三カルシウム(β-TCP)などの人工骨移植，膝関節周囲の骨棘を利用した自家骨移植[1]，腸骨を利用した自家骨移植，同種骨移植などが主な方法であると思われるが，今回当院で行っている大腿骨頭を利用した同種骨移植を併用した OWHTO について紹介する．

手術適応

内側型変形性膝関節症(内側型膝 OA)や特発性大腿骨内側顆骨壊死(ON)を主な手術適応とし，関節リウマチによる膝関節障害は適応から除外した．内側型膝 OA での手術適応は Kellgren-Lawrence 分類(K-L 分類)[2]の grade 2 から 3 を中心に，内側半月板損傷に伴う K-L 分類 grade 2 で MRI 画像にて軟骨下骨に bone marrow lesion が出現しているような症例にも，積極的に OWHTO を行った．また，目標%MA を内側から 65% に設定し，術後 hinge-fracture や偽関節の問題を考慮して，骨切り開大角は 14 mm 以内とした．また，medial proximal tibial angle(MPTA)も 95° を超えないようにした．一方，大腿骨や脛骨内側顆に骨欠損を認める症例や，広範囲に骨硬化が強く象牙化変化を認め，microfracture-awl などでも軟骨下骨に血流の再交通を認めないような症例は，骨切り開大角が 14 mm 以内だとしても，線維軟骨の再生が望みにくいと

して，基本的には適応から除外した．また，膝蓋大腿関節症や OWHTO の術前計画で開大距離 15 mm を超えるような内反膝は，hybrid closed wedge HTO[3]の適応とした．

術前計画

全下肢立位正面 X 線を用い，%MA 65% を通るラインで矯正角度を決定した．その角度を臥位正面 X 線に適合させ，関節開大距離を計測し，X 線尺度により補正した．臥位 FTA と立位 FTA の不一致が大きい場合は，その中間位を目安として，実際には術中アライメントロッドにて X 線透視像を確認し，開大距離を決定した．O 脚が強い症例や膝が大きい男性の症例などで，目標開大距離が 14 mm と上限ギリギリであれば，骨切りラインを下げるなどして，できるだけ少ない開大距離で，目標矯正角度が得られるように工夫した．

術　式

1. 関節鏡

骨切り前に全例関節鏡を行い，内側半月板損傷や内側コンパートメントの軟骨損傷の程度を確認した．また外側コンパートメントの軟骨や半月板も確認し，必要であれば適宜処置を行った．術後も内側半月板症状が残存しそうな横断裂や弁状断裂は内側半月板部分切除を行った．比較的新鮮な内側半月板後角断裂には pull out 法にて半月板後角の修復を試みた[4]．また，内側型膝 OA による軟骨損傷部位には，大腿骨・脛骨側ともに awl にて microfracture 処置を行った．

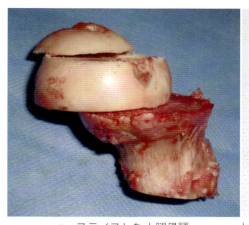

a. スライスした大腿骨頭　　b. 頚部を利用した bone block　　c. 海綿骨 chip

図1

2. 骨切りアプローチ

脛骨内側より 2 incision approach にて縦切開し，鵞足は縫い代を残して切離し，骨移植後再縫合した．内側側副靱帯（medial collateral ligament；MCL）は，浅層遠位付着部まで完全剥離し，術後脛骨後方傾斜の増大や内側関節内圧の上昇につながらないように注意した．

3. 骨切り面の設定

X 線透視下に，プレートトライアルにて予定骨切りラインを確認した．骨切りラインは，プレートと骨との fitting がよい場所に設置し，ドリルガイドを A・C hole に立て，関節内に干渉しない位置を確認した．また，D screw が骨切り部に干渉しないように，D hole と 1 番 hole 間の約 25 mm の screw 間距離の中央やや遠位となるように，骨切りラインを設定し，第1の2.0 mm Kirschner wire（K-wire）を近位脛腓関節直上の safe zone に向かって刺入した．第2の K-wire は，正面にて第1の K-wire に平行に，側面にて脛骨粗面の骨切り面が大きくなりすぎないよう，また本来の脛骨後方傾斜を参考に刺入した．

4. 骨切り

次に骨切りであるが，ボーンソーが関節内方向に誤導されないように，K-wire 遠位面を骨切りし，神経血管の後方圧迫を避けるようにシーツなどで踵部を軽度挙上させ，確実に透視用レトラクターを挿入し骨切りした．男性の硬い骨などでボーンソーでの骨切りが不十分であれば，追加の骨ノミで関節面への縦割れを起こすことがあるため（hinge fracture type Ⅲ）[5]，骨切りラインの横径 90% 以上を目標に，確実に後方骨皮質をボーンソーで切離するように心掛けた．

次に追加の骨ノミで骨切り面の横径を計測し，後方皮質が確実に骨切りされていることを確認した．最後に骨ノミ，もしくはレシプロソーにて，約 15 mm の厚みで脛骨粗面を骨切りし，軽度の外反ストレスで骨切り部が開大することを確認した．

5. 骨切り部の開大

厚さ 2 mm×4 枚のノミを順次骨切り部に挿入し，その後スプレッダーで目標距離まで開大し，アライメントロッドにて %MA 65% の位置を X 線透視下に確認した．その際，膝が完全伸展となるように踵部を軽度挙上し，骨切り開大部の台形の上底と下底の距離を計測した．また，MCL が開大の妨げとなっている場合や，X 線透視にて内側関節裂隙が狭小化しているときは，遠位付着部まで確実に剥離した．

6. 同種骨移植

同種骨は，当院で行った人工股関節置換術の際に摘出しスライスした大腿骨頭を利用し（図 1-a），整形外科移植に関するガイドラインや，冷凍ボーンバンクマニュアルに準拠し，約 3 か月 −80℃ で冷凍保存した．HCV，HTLV-1 などの血液感染症や悪性疾患の既往があるものは除外した．

先に開大した骨切り台形部の形を確認し（図 2-a），上底と下底の長さ，さらに下底の奥行きを計測し，台形垂の bone block の形状を決定した．上底の長さは下底の長さの 2〜3 mm 短い距離に設定し，脛骨後方傾斜が増大しないように注意した．さらに内側開大面と遠位骨切り面の角度がなるべく 90° になるように，解凍した同種骨をボーンソーと骨やすりで加工した（図 1-b）．さらに，大腿骨頭や頚部の海綿骨を採取して bone chip をあらかじめ作成した（図 1-c）．

実際には同種骨を 2 段階に分けて移植した．まず骨切り外側 hinge 部に，骨質のよい大腿骨頭から頚部の

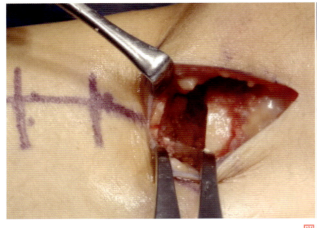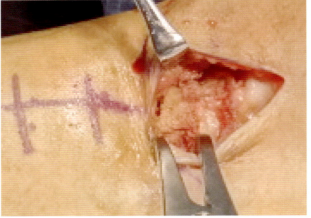

図2
a：台形に開大した骨切り部
b：同種骨移植後．密に圧着・挿入しているので間隙はない．

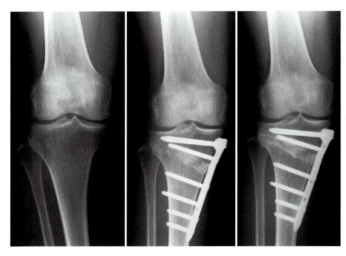

図3
62歳，女性
a：術前
b：術後1週
c：術後2か月．術直後より骨癒合したかのようなX線像が得られている．

海綿骨 bone chip を移植し，なるべく股OAにより硬化した骨は除去し，海綿骨が後方に漏れないようにエレバトリウムなどを挿入し，特に外側から前方の hinge 部に密に圧着，骨移植した．

次に，先に加工した bone block の大腿骨頸部の皮質骨部と，脛骨内側皮質の弯曲のラインが一致するように設置し，骨片打ち込み器で密に打ち込むことにより，強度と安定性を保たせた．さらに脛骨内側前方部の残存した間隙から，残った bone chip を密に挿入・圧着させ，骨切り開大部を完全に閉鎖し，同種骨移植を完了した（図2-b）．このように間隙なく密に骨移植することにより，術直後から骨癒合したかのようなX線像を得ることが可能となる（図3）．

7．軟部組織修復からプレート固定，閉創

先に切離した鵞足部を再縫合し，密な骨移植と骨切り部を閉鎖することにより，術後出血を最低限に抑えるようにした．プレートは後方皮質を screw が穿破しないようになるべく側面から設置し，screw 8本にて順次固定した．その際，脛骨後方傾斜が増大せずに，脛骨粗面の骨切り面が密着するように，膝を軽度過伸展位に保持しながら screw 固定を行った．最後に洗浄，閉創，骨切り部にドレーンチューブを1本留置して終了した．

症　例

62歳，女性．左膝 OA，K-L 分類 grade 3．術前X線臥位 FTA 180°，％MA 10％にて，下底 12 mm，上底 10 mm 開大矯正．術直後より骨吸収なく早期骨癒合が得られ，術後 FTA 168°，％MA 67％となった（図3）．

術後成績

このように密に同種骨を移植すると，術直後から骨癒合が得られたかのようなX線像が得られるが，経過中移植骨が吸収される例も散見される．単純X線に

て，骨切り部と移植骨との1mm以上の間隙を骨吸収（＋）と評価すると，いずれかの場所に骨吸収を認めた割合は51.2%であった．しかし，hinge部近くの骨吸収は12.2%と少なく，硬いblock骨周囲に骨吸収が多い傾向であった．術後6か月での骨癒合幅であるが，脛骨骨切り部の横径に比し，hinge部から平均90.1%の部位まで骨梁の交通が認められ，良好な骨癒合が観察された．

考 察

同種骨の利点は，開大した間隙の大きさに合わせて自由に加工でき，大きな矯正角のwideな間隙にも完全に移植骨を充足することが可能な点である．一般的な自家骨移植である腸骨の採骨のみで，wideな間隙を十分に満たすことは難しい．腸骨では採取した皮質骨の幅も限られてくるし，形状も脛骨の弯曲に合致しにくいため，外側hinge部への海綿骨移植が中心となる．しかし，我々が行っている大腿骨頭を利用した同種骨移植は，大腿骨頚部の骨皮質と骨頭の海綿骨の両方を使用することにより，外側hinge部までの間隙も十分に満たすことが可能であるし，脛骨の弯曲形状に合致させた皮質骨も作製でき，優れた骨誘導能と強度の両方を兼ね備えている．

同種骨と自家骨の移植の過去の報告でも，同種骨が手術時間を短縮でき，採骨部の疼痛などの合併症率も少なく，骨癒合率も有意差は認めなかった，と報告されている[6]．また，同種骨移植304例の報告では，全例に24週以内に骨癒合を認め，特に9mm以内では90%の症例で12週以内に骨癒合を認めたとされている[7]．

次に，非生体材料である人工骨であるが，β-TCPが使用されることが一般的である．β-TCPの中でも数種類あり，気孔率の違いなどで骨伝導能や強度も変わってくるが，同種骨はβ-TCP以上の骨伝導能や強度を有すると考えられており，利点は多いと思われる．

同種骨の準備であるが，一般的には大腿骨頚部骨折に対する人工骨頭や股OAに対する人工股関節置換術の際に摘出する大腿骨頭や，人工膝関節置換術の際に摘出する脛骨近位部を保存することが多い．冷凍保存用の-80℃の冷凍庫は必要であるが，骨折や再置換術，脊椎の手術など幅広く使用することができ，非常に有用である．

まとめ

骨切り開大部に対する同種骨移植として，hinge部に骨癒合を促進する良好な海綿骨chipを，開大部に荷重に耐え得る強固な皮質骨blockを，と2段階の同種骨移植を併用し骨切り開大部を完全に充填することにより，早期荷重，早期骨癒合を実現することが可能な有用な方法であると考える．

（井手衆哉）

文 献

1) 秋山武徳．早期骨癒合が期待できる自家骨棘移植を併用したオープンウェッジ高位脛骨骨切り術．別冊整形外科 2015；68：138-142．
2) Kellgren JH, Lawrence J. Radiological assessment of osteoarthritis. Ann Rheum Dis 1957；16：494-502.
3) Takeuchi R, Ishikawa H, et al. A novel closed-wedge high tibial osteotomy procedure to treat osteoarthritis of the knee：hybrid technique and rehabilitation measures. Arthroscopy Techniques 2014；3(4)：e431-e437.
4) Cho JH. Modified pull-out suture in posterior root tear of the medial meniscus：using a posteromedial portal. Knee Surg Relat Res 2012；24(2)：124-127.
5) Takeuchi R, Ishikawa H, et al. Factures around the lateral cortical hinge after a medial opening-wedge high tibial osteotomy：a new classification of lateral hinge fracture. Arthroscopy 2012；28：85-94.
6) Alolabi B, Dianne B, et al. Graft choice in medial opening wedge high tibial osteotomy：auto vs allograft. J Bone Joint Surg Br 2011；93：581.
7) Santic V, Tudor A, et al. Bone allograft provides bone healing in the medial opening high tibial osteotomy. Int Orthop 2010；34：225-229.

ゼロからはじめる！Knee Osteotomy アップデート

Ⅳ. 手術各論

B 骨癒合

4 # 骨補填材

はじめに

Open wedge high tibial osteotomy（OWHTO）は closed wedge HTO より先に開発された術式であるが，いくつかの理由で普及しなかった．近年，強固な内固定材と物理的強度を有する吸収置換性骨補填材の開発により広く行われるようになった．本稿では，OWHTO に用いる骨補填材，いわゆる人工骨について解説する．

種　類

現在国内で使用されている骨補填材は，①非吸収置換材料，②硬化性材料，③吸収置換材料の3つに分けられる．化学成分はすべてリン酸カルシウムで，①の代表はハイドロキシアパタイト（hydroxyapatite：HAP）である．骨内に存在する成分であるため早期から臨床応用され，現在でも最も多く使用されている．形状は，ブロックと顆粒がある．②のリン酸カルシウムセメント（CPC）は，基本的には α-リン酸三カルシウム（α-TCP）を常温で化学反応させて HAP に変化させたものである．ペースト状で注入可能なため複雑な形状の骨欠損部への充填が可能である．③の代表は β-リン酸三カルシウム（β-TCP）で，生体内には存在しない成分であるが，吸収されて骨に置換される．それぞれに利点と欠点があるが，OWHTO には β-TCP を用いるのが適当であろう．

人工骨の吸収・骨形成過程と物理的強度

高温で焼成された HAP は非吸収性に分類されるが，全く吸収されないわけではなく，吸収が極めて緩徐である．ほとんど吸収されないため，骨形成過程は HAP を足場として骨が形成される．化学的に安定で悪性腫瘍や感染が生じても吸収されない．こうした特性を生かし，現在市販されている HAP の多くは，低気孔率のもので物理的強度を有する．このため通常のドリルや bone saw では削れない．HAP を使用した OWHTO は報告されているが，将来 total knee arthroplasty（TKA）が必要になった場合，脛骨コンポーネント挿入が困難である．

CPC の最終産物は HAP であるが，高温で焼成したものと異なり低結晶性で，さらに充填の際，血液の混入によりある程度は吸収される．

β-TCP の化学式は $Ca_3(PO_4)_2$ で α-TCP と同じであるが，結晶構造の違いにより化学的性質も異なる．中性の pH では，β-TCP は溶解されないが酸性では溶解する．腫瘍の再発や感染により局所が酸性に傾くと周囲の骨と同様に β-TCP は吸収される．こうしたことから β-TCP の吸収は化学的な溶解によるものと以前は考えられてきた．一方，筆者らは破骨細胞による cell-mediated resorption が主であることを示してきた[1]．図1はウサギ海綿骨欠損部に気孔率75% β-TCP 移植後2週の TRAP 染色であるが，破骨細胞が β-TCP 表面に多数，一部は新生骨表面にも存在する．一般的には β-TCP の吸収と骨形成は，充填した症例の骨代謝に比例する．すなわち若年者ほど吸収と骨への

116　ゼロからはじめる！Knee Osteotomy アップデート　Ⅳ. 手術各論

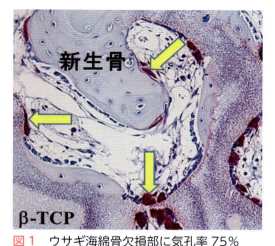

図1 ウサギ海綿骨欠損部に気孔率75% β-TCP移植後2週のTRAP染色像
表面に赤紫に染まる破骨細胞（矢印）が多数みられる．一部は新生骨表面にも存在する．

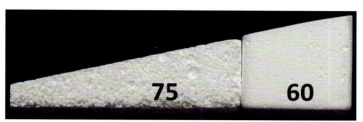

図2 気孔率75%（75），60%（60）のβ-TCPブロック
表面にみえる小孔がマクロポアである．

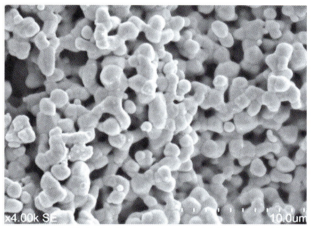

図3 気孔率60% β-TCPのSEM像（4000倍）
各粒子間の間隙がミクロポアで，材料の吸収や骨形成ならびに物理的強度に影響を与える．

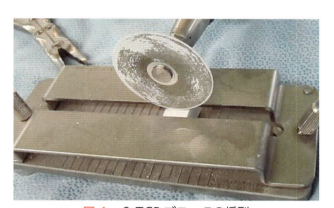

図4 β-TCPブロックの採型
気孔率60%ブロックを専用のカッターにて楔状に採型

置換が早い．ただし，高齢の骨粗鬆症症例では，吸収が早く骨への置換が追い付かないこともある．また，皮質骨は海綿骨に比べ血行が少ないため，移植したβ-TCPの吸収と骨への置換に時間を要するが，生体のremodelingにより最終的に皮質骨欠損は皮質に，海綿骨欠損は海綿骨になる．

β-TCPの吸収は年齢や骨の種類だけでなく，β-TCPの内部構造にも影響される．多孔体（図2）には肉眼で観察可能な数百μmのマクロポアと呼ばれる空間と数μm以下のミクロポア（図3）と呼ばれる空間が存在し，材料の吸収と骨形成，さらに物理的強度に影響する．気孔率はマクロポアとミクロポアの合計である．各ポアはそれぞれが連通していることが重要で，ブロック周囲から中心部に細胞や骨代謝に影響する物質が進入する．こうした基礎研究結果をもとに，吸収が期待でき，20 MPaの物理的強度を有する楔状気孔率60%のβ-TCPブロックを筆者らはオリンパステルモバイオマテリアル株式会社と開発した（図2）．

採型・充填法

筆者らは2001年から気孔率75%のβ-TCPブロックと腸骨移植によりOWHTOを行ってきたが，物理的強度を有する楔状気孔率60%ブロックの開発により，2003年以降は原則として自家骨移植なしでOWHTOを行っている[2]．これにより，自家骨採取の回避と手術時間の短縮が可能となった．気孔率75%のβ-TCPブロックは圧縮強度3 MPaのためリウエルやヤスリで容易に楔状に採型できる．一方，気孔率60%ブロックは圧縮強度20 MPaで，専用のカッターなどを使用しないと割れたりする場合がある（図4）．筆者らは海綿骨欠損部には気孔率75% β-TCPブロックを，物理

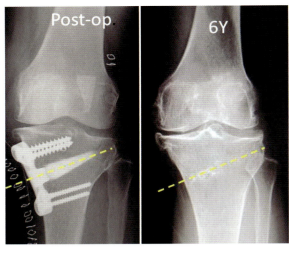

図5 54歳，女性．術直後と術後6年の立位膝X線像
破線は図6のCTスライスを示す．

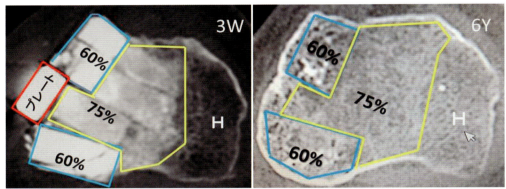

図6 図5の症例の術後3週と6年のCT像
気孔率60％，75％のβ-TCP移植部とヒンジの海綿骨部（H）のCT値（Hounsfield unit；HU）は術後3週で，1684，1016，86．術後6年では，それぞれ218，75，77で，気孔率75％のβ-TCPは完全に吸収され骨に置換されている．

表1 Phase of remodeling
（文献3より）

Phase 0. Direct postoperative
Phase 1. Vascular phase
Phase 2. Calcification phase
Phase 3. Osteoblastic phase
Phase 4. Consolidation phase
Phase 5. Full reformation

的強度が最も加わる内側皮質欠損部には，気孔率60％ブロックを充填しているが（図5，6），症例に応じて適切なβ-TCPを充填すれば構わない．

吸収・骨形成の評価

骨切り部に充填したβ-TCPの吸収と骨形成の評価には，単純膝X-pを用いたvan Hemert[3]の分類がよく使われる（表1）．術直後のphase 0から，骨切りがわからないほどremodelingされたphase 5までの修復状態を6段階に分類したものである．気孔率75％ β-TCP充填部は術後3〜4週で境界が不明瞭になりphase 2に相当するが，気孔率60％ β-TCPでは，これよりやや遅れる．本評価法は簡便であるが，観察者によって評価が異なることがある．そこで最近，筆者らは，骨切り部のCT像を画像評価ソフト，OsiriXを用いて数値化する方法を考案した[4]．すなわち，骨切り部に平行にCT撮影し，骨切り部中央を通る画像をヒンジ部の海綿骨，気孔率75％ β-TCP移植部，気孔率60％ β-TCP移植部に分け，それぞれの領域のCT値（Hounsfield unit；HU）を計測した．その結果，術後6年では気孔率75％ β-TCPは海綿骨と同じCT値を示した（図6）．すなわち，β-TCPは完全に吸収され骨へ置換された．これに対して，気孔率60％のβ-TCPのCT値は，術後6年で術直後の約1/8に低下していたが，海綿骨より明らかに高値を示した．このことは，約7/8は吸収されたものの残りの1/8はいまだ残っていることを意味する．TKAの脛骨コンポーネントを挿入する際，この程度のβ-TCPの存在は問題にならないが，さらなる早期に骨への置換が望まれる．

終わりに

　一般的に HAP は硬いが吸収されず，β-TCP はもろいが吸収されると思われがちだが，材料による物理的強度の相違は大きくない．β-TCP といえども低気孔率ではほとんど吸収されないが，物理的強度は 50 MPa 以上を有する．焼成した HAP はほとんど吸収されない特性を生かし，市販されている製品の多くは低気孔率である．一方，β-TCP は吸収性を考慮して，製品の多くは高気孔率であるため物理的強度は低い．

　HTO は活動性の高い患者に行われるため，高齢者であってもビスフォスフォネート製剤を内服している症例は極めて稀である．しかし，動物実験では高濃度のアレンドロネート（alendronate；ALN）は β-TCP の吸収と骨への置換を阻害する[5]．臨床で一般的に用いられる 5 mg/day や 35 mg/week 製剤では β-TCP の吸収は阻害されないが，高濃度では β-TCP の吸収のみならず骨形成も抑制されることから，OWHTO 後の ALN 投与は控えたほうが安全と思われる．また，骨形成を促進する PTH 製剤は，β-TCP の骨への置換を促進する．

（田中孝昭，熊谷吉夫）

文　献

1）Chazono M, Tanaka T, Komaki H, et al. Bone formation and Bioresorption after implantation of beta-tricalcium phosphate granules-hyaluronate complex in rabbit bone defects. J Biomed Mater Res A 2004；15：542-549.

2）Tanaka T, Kumagae Y, Saito M, et al. Bone formation and resorption in patients after implantation of beta-tricalcium phosphate blocks with 60% and 75% porosity in opening wedge high tibial osteotomy. J Biomed Mater Res B Appl Biomater 2008；86（2）：453-459.

3）van Hemert WL, Willems K, Anderson PG, et al. Tricalcium phosphate granules or rigid wedge performs in open wedge high tibial osteotomy：a radiological study with a new evaluation system. Knee 2004；11：451-456.

4）Tanaka T, Kumagae Y, Chazono M, et al. A novel evaluation system to monitor bone formation and beta-tricalcium phosphate resorption in opening wedge high tibial osteotomy. Knee Surg Sports Traumatol Arthrosc 2015；23：2007-2011.

5）Tanaka T, Saito M, Chazono M, et al. Effects of alendronate on bone formation and osteoclastic resorption of beta-tricalcium phosphate. J Biomed Mater Res A 2010；93（2）：469-474.

IV. 手術各論

B 骨癒合

5 その他の工夫

はじめに

High tibial osteotomy (HTO) は膝関節を温存し，活動性の維持が可能な優れた治療方法である．一方，その欠点は手術手技が曖昧で，術者の経験を要することである．近年，比較的手技が容易で，早期荷重が可能な open wedge HTO (OWHTO) が考案され急速に普及してきた．しかし，OWHTO も人工関節に比して手術方法が不確定である．当院ではその欠点を補うための工夫を行っている．

目 的

HTO は Mikulicz line を 62.5％，いわゆる Fujisawa point に向けて作図することが多い．それに従って，脛骨の開大距離を作図上で計測，もしくは関数表から導き出す．しかし，X 線画像は被写体の正確な大きさを描出することは難しく，さらに骨切りの操作で bone saw による 1 mm ほどの骨欠損も生じる．故に長さを指標とする正確な手技は煩雑で困難である．また OWHTO では開大部分の前方が後方より大きく開き，脛骨後方傾斜角 (tibial posterior slope；TPS) が増加する傾向にある．TPS の増加により ACL の緊張が増加し，脛骨関節面の接触部位の移動が生じるとされている[1]．当院では TPS の増加を予防し，手術手技をより正確，かつ簡単にするために角度を開大指標とするスペーサーを考案，作成した．

スペーサーの作成

スペーサーは開大部に挿入する人工骨 (β-リン酸三カルシウム；β-TCP，OSferion60，オリンパステルモ

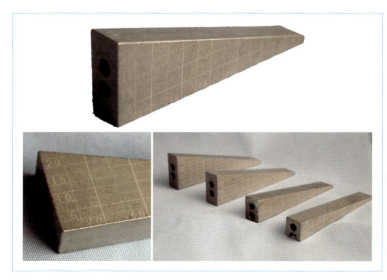

図 1
スペーサー
厚さ 10 mm，楔状，アルミニウム製で X 線透過性を持つ．そしてこの楔状の角度を 5°から 17°まで，1°刻みで 2 個ずつ作成

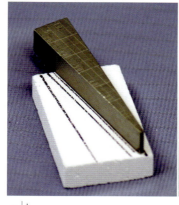
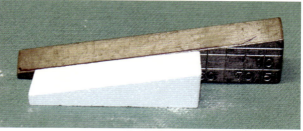

図2　人工骨を形成
a：開大予定角度のスペーサーを選択し，人工骨上に楔を作図する．
b：専用のカッターでスペーサーと同形の人工骨を2つ形成しておく．

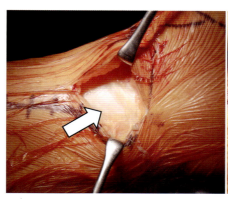
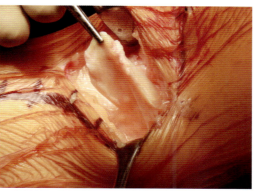

図3　軟部組織の展開
a：脛骨上内側に皮切を加え，鵞足（矢印）を露出する．
b：まずは，この鵞足を周囲組織から剥離し，その停止部で切離する．この短冊状になった鵞足で脛骨開大部分の蓋をするため，翻転し温存しておく．

バイオマテリアル株式会社）と同じ，厚さ10 mm，楔状，X線透過性を持つためにアルミニウム製とした．そしてこの楔の角度を5°から17°まで，1°刻みで2個ずつ用意した（図1）．

手術手技の実際

1. 人工骨を形成

開大予定角度のスペーサーを選択し，人工骨上に楔を作図する（図2-a）．専用のカッターでスペーサーと同形の人工骨を2つ作成する（図2-b）．

2. 展　開

脛骨上内側に皮切を加え，鵞足を露出する（図3-a）．この鵞足を周囲組織から剥離し，その停止部で切離する．後の手術過程でこの短冊状になった鵞足で脛骨開大部分の蓋をするため，翻転し温存しておく（図3-b）．

次にmedial collateral ligament（MCL）浅層の前縁から脛骨背側に骨膜起子を挿入し，骨切り部の後方軟部組織を剥離する．次に膝蓋腱の内側の支帯に小切開を加え，脛骨結節と膝蓋腱の付着部を明らかにしておく．

3. Biplane osteotomy

Transverse cutは脛骨近位内縁のカーブの頂点，およそ鵞足の上縁に一致する部分から近位脛腓関節内に向けて脛骨長軸に垂直に行う．通常は外側を約5 mm残したpartial bone cutが推奨されるが，開大角度が大きい場合はTakeuchi分類のlateral hinge fracture type ⅡもしくはⅢを避けるために，complete bone cutを行う．Ascending cutは脛骨の前後径約1/3を保持し，脛骨結節の骨折を予防する．

4. 開　大

ヒンジの可動性を確認後，スペーサーを脛骨側面から，槌でゆっくりと叩きながら2本挿入していく（図4-a）．このスペーサーの挿入部分が人工骨の挿入部分となるので，背側の1つは後方皮質に接するように挿入する．ここで重要なことは，X線透視膝関節正面

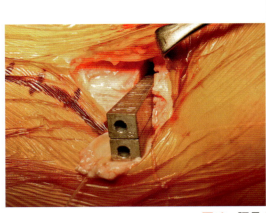
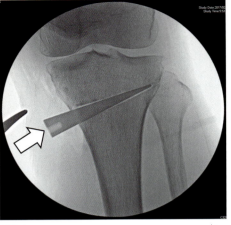

図4 脛骨の開大　　　　　　　　　　　　　　　　　　　　a|b
a：スペーサーを脛骨の側面から2本挿入し開大する．
b：X線透視膝正面像でX線透過性のある2つのスペーサーの底面が重なり（矢印），
　　直線上に描出されることで脛骨を真側面から開大していることを確認する．

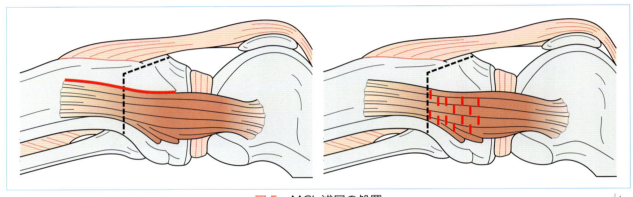

図5 MCL浅層の処置　　　　　　　　　　　　　　　　　　　a|b
開大時，MCL浅層が緊張することで，膝関節伸展制限が生じるときは，MCL浅層を，伸展制限が
消失するまで，末梢に向けて剥離，切離(a)，もしくはpie crust法で延長する(b)．

像で，X線透過性のある2つのスペーサーの底面が重なり直線上に描出されることで，脛骨を膝関節に対して真側面から開大することが可能となる（図4-b）．さらに，両骨片を平行に開大することになるので，OWHTOで生じやすい前方開大とそれによるTPSの増加を予防する．この操作時にMCL浅層が緊張し膝関節伸展制限が生じることがある．その場合，MCL浅層を伸展制限が消失するまで，末梢に向けて剥離，切離，もしくはpie crust法で延長する（図5）．

5. 人工骨と置換

予定した開大が行えたら，腹側のスペーサーを抜去する．そして，楔状に形成した人工骨を，背側のスペーサーに沿わせながら，X線透視画像で背側のスペーサーの陰影と人工骨の陰影が一致するまで挿入する（図6-a）．次に背側のスペーサーを抜去し，もう1つの人工骨を腹側に挿入した人工骨に沿うように挿入する．人工骨はスペーサーと同型に形成されているため容易に挿入可能で，槌で強く叩き入れる必要はなく，人工骨を破損することもない．突出した人工骨は切除し，開大部を鵞足で縫着，被覆する（図6-b）．

次にプレート固定を行うが，プレート固定は他稿を参照されたい．

結　果

2009〜2011年までの間に行ったOWHTO症例をスペーサー非使用群（A群，37例），使用群（B群，27例）で比較検討を行った．術後FTAはA群168.0±2.9°，B群167.8±2.9°で両群間に有意差はなかった．しかし，TPSの変化量はA群5.7±3.3°，B群3.2±3.5°で有意にB群が低値であった（Student's t検定，$p<0.05$）（図7）．

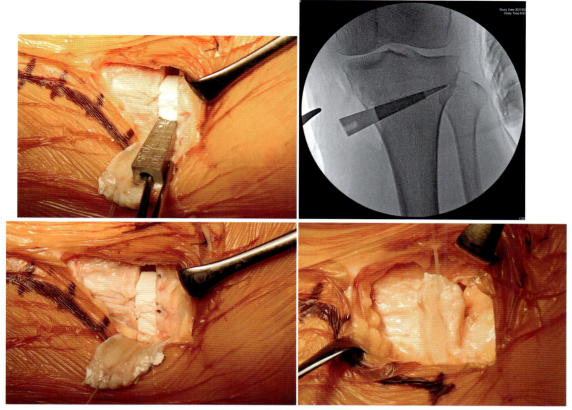

a/b

図6　人工骨との置換
a：予定した開大が行えたら，腹側のスペーサーを抜去し，楔状に形成した人工骨をスペーサーの陰影と人工骨が重なるまで挿入する．
b：突出した人工骨は切除し，開大部を鵞足で縫着，被覆する．

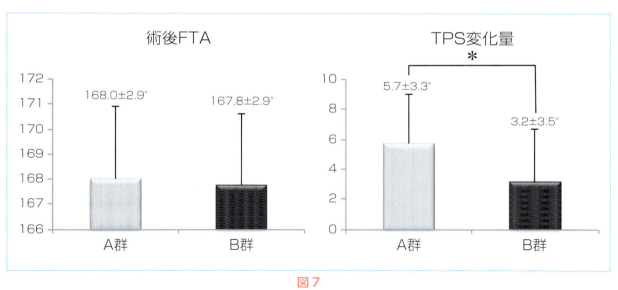

図7
2009～2011年までの間に行ったOWHTOをスペーサー非使用群（A群），使用群（B群）で比較検討．術後FTAは両群間に有意差はなし．TPSの変化量はB群が有意に低値であった（Student's t検定，$p<0.05$）．

まとめ

OWHTO を正確かつ簡単に行えるスペーサーの作成と，使用方法の実際について述べた．それを使用することによって OWHTO に生じやすい TPS の増加を抑制が可能であった．

（横山勝道）

文　献

1）Agneskirchner JD, Lobenhoffer P, et al. Osteotomy and ligament instability：tibial slope correcyions and combined procedures around the knee joint. Lobenhoffer P, Heerwaarden RJ, Staubli AE, et al, editors. Osteotomies around the Knee. Switzerland：Thieme；2009. p.117-124.

2）横山勝道，中村恭啓，土井基之．内側開大式高位脛骨骨切り術を正確に行うためのスペーサーの作成．JOSKAS 2013；38（3）：600-604.

ゼロからはじめる！Knee Osteotomy アップデート

Ⅳ．手術各論

C Closed wedge high tibial osteotomy（CWHTO）

1 Interlocking CWHTO

はじめに

Locking plate を用いた open wedge high tibial oste-otomy（OWHTO）が広く行われるようになり，比較的低侵襲で，腓骨の骨切りを必要とせず，矯正角度を術中に微調整しやすいなどの利点が好まれ，HTO における最も一般的な術式の１つとなってきた．この OWHTO の普及は，骨切り症例の増加のみならず，膝周囲骨切り術全体の再評価という波及効果ももたらしている．例えば，大腿骨遠位骨切り術（distal femoral osteotomy；DFO）や脛骨顆部外反骨切り術（tibial condylar valgus osteotomy；TCVO），そして double level osteotomy（DLO）など，いずれも locking plate が出現する以前から行われてきた術式であるが，近年再び注目され，locking plate の使用による成績向上とともに広まってきている．Closed wedge HTO（CWHTO）は，Coventry らの報告以来，長年にわたって世界中で行われてきた術式で，HTO の原点といってもよい．そのなかで，様々な改良や工夫が加えられた術式の違いが存在する．

Interlocking CWHTO は，九州大学（後の福岡大学教授）の故緒方公介が，1983 年（臨床整形外科）に報告した術式で，荷重軸の外方化という HTO の主目的に加えて，脛骨粗面の前内側化と接触面積・固定性の向上という副次的な効果を同時に得られる工夫を追加したものである（図 5 の完成形を参照）[1]．原法はステープルによる固定であったが，locking plate の使用によって後療法の短縮と成績の向上が得られた．OWHTO の良好な成績が報告されるなかで，CWHTO を選択する理由は後述のようにいくつかある．術者は

その両者の利点と欠点を十分に理解したうえで選択することが望まれる．

手術適応

適応は基本的に OWHTO と同じである．内側型変形性膝関節症（内側型膝 OA）または骨壊死症で，両十字靱帯，側副靱帯と外側コンパートメントが保たれており，屈曲拘縮は 15° 以下で，120° 程度の可動域が保たれている症例である．一方で，OWHTO との違いを考慮するうえで，両術式を行う術者が CWHTO を選択する症例は次のようなものである．

・膝蓋大腿関節に中等度の関節症性変化がある症例
・膝蓋骨低位がある症例
・糖尿病や免疫抑制剤使用，高度肥満，喫煙などの合併症・悪条件があり，感染症，創傷治癒遅延，骨癒合遷延のリスクが懸念される症例
・矯正角度が 15° 以上必要な症例
・反対側に CWHTO が施行されている症例

膝蓋大腿関節の問題は OWHTO の懸念の１つであるが，本法は，その最大の特徴である，脛骨粗面の前内側化という効果によって，膝蓋大腿関節に対しても一定の治療効果が望める．ハイリスク症例については，CWHTO はプレートなどのハードウエアが筋肉で覆われるため，感染には比較的抵抗性があると考えられる．また，骨切り面が密着するために骨癒合に有利であり，interlocking による良好な安定性により，万一感染が生じてインプラントを抜去した際も外固定で対処できるという利点がある．矯正角度については，15° 以上は OWHTO では対処が困難で，合併症リスク

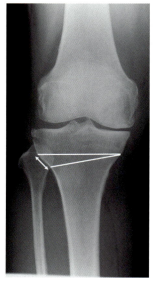

図1　骨切り計画
第1の骨切り線の外側刺入部は脛骨外側顆の変曲点である．外側凸から内側凸に変わる境目で，X線でも術野でも比較的容易に確認できる．矯正角度から求めた第2の骨切り線までの外側の切除距離（矢印）を計測しておく．

も高くなる．術後のmedial proximal tibial angle（MPTA）が過度に大きくならないようにするには症例は限られるが，矯正角が大きい症例はCWHTOが適している．反対側にCWHTOが施行されている場合は，脚長差を減らすために，同じCWHTOを選択したほうがよい．

術前計画

OWHTOと同様に，立位全下肢正面X線像において，weight bearing line（WBL）の脛骨近位関節面の通過点が，関節内側縁から60～65％を通過するように設定する．ただし，臥位のX線像も参考にすべきであり，立位と臥位でjoint line convergence angle（JLCA）が大きく変わる症例においては，臥位で過矯正にならないように矯正角度を調節する．緒方は臥位X線で75％となる目標を推奨した．これは，立位と臥位でJLCAが大きく変化するような進行期のOAが対象症例になることが多かったため，立位で作図すると過矯正になることを懸念したことによる．現在は立位で60～65％を目標とすることにより，術後に内側が開大してJLCAが臥位に近づいた場合でも65～70％にとどまるような矯正角を設定している．

近位骨切り線は，現法では関節面に水平に，脛骨外側顆のカーブが凸から凹に変わるポイントの高さに設定する（図1）．わかりにくい表現であるが，実は術中もすぐにわかる．第1の骨切りラインから，内側皮質を頂点に，前述で設定した矯正角度にて楔状の第2の骨切りラインを設定する．そして，外側皮質の切除距離を計測しておき，術中の参考とする．しかし，この骨切り法の欠点として外側皮質が段差になることがあり，川村らは変法として斜め骨切りを推奨した[2]．ただし，本法の特徴として，interlockingにより皮質骨同士が接触するため，外側皮質に段差があっても陥入して矯正が変化していくことはない．

術中体位

仰臥位で行い，術者と助手は患側に立つ．下肢が外旋することが多いので，患側の殿部の下に薄い枕などを置き，膝正面を容易に保持できるようにするとよい．Cアーム型X線透視およびそのモニタや関節鏡コンソールは健側に設置する．ターニケットは術者の考えで使用または非使用でよい．

関節鏡

通常の手技で関節鏡視下手術を行う．必要に応じて半月板に対する処置を加える．膝蓋大腿関節や外側の関節面の評価を行う．外側半月板に著しい断裂がなければ，関節軟骨の毛羽立ちや浅い亀裂は許容している．円板状半月板は損傷がなければ，処置を加えずに許容している．顆間部や大腿骨内側縁などの骨棘は切除し，後の骨切り部に充填している．

腓骨骨切り

腓骨頭と足関節外果を触知し，腓骨全長を把握し，その中央に約4cmの縦切開を加える．腓骨筋の筋膜を同レベルで切開し，後で修復できるように目印の糸を筋膜切開部にかけておく．長腓骨筋とヒラメ筋の間を分けて腓骨に達し，骨膜を丁寧に剥離して，レトラクターを腓骨裏面の骨膜下にかける．この際，腓骨動静脈がすぐ裏側にあるため，不用意にエレバトリウムを差し込むと思わぬ出血が生ずる．レトラクターが確実に裏面にあることを確認して，マイクロボーンソーを用いて1cm程度を切除する．出血してしまった場合は，ボスミン入り生食で浸したガーゼを詰めておく．

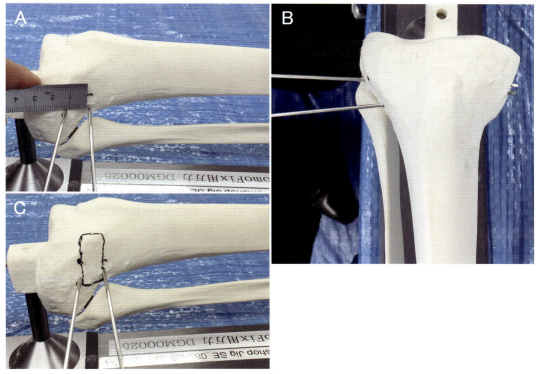

図2

A：第1のKirschner wire（K-wire）（2.0 mm）は脛骨外側顆の変曲点付近から関節面に平行に刺入する．第2のK-wireは術前の作図から得られた距離を計測して刺入する．
B：透視下に内側皮質で頂点となる楔型にK-wireを刺入する．
C：下腿軸に垂直な近位と遠位の骨切り線と前方・後方の骨切り線をノミなどでマークする．外側皮質骨を長方形にくり抜くイメージである．

脛骨近位の展開

腓骨頭の近位端とGerdy結節の間から，脛骨外側顆下縁に沿って，脛骨粗面の外側やや遠位に達するホッケースティック状の皮膚切開を加える．Minimally invasive plate osteosynthesis（MIPO）手技によるMIS手技では脛骨粗面外側までの横切開でも可能であるが，慣れるまでは弧状切開がよい．前脛骨筋の筋膜を脛骨付着部の縫い代を5 mmほど残して切開し，前脛骨筋の起始部を脛骨外側顆遠位から剥離する．脛骨後面の骨膜下にレトラクターが入るまで十分に剥離する．さらに，脛骨粗面の外側を縦に切開し，膝蓋腱の裏側にエレバトリウムを挿入し，骨切りラインを確保しておく．

骨切りガイドピンの刺入

第1の刺入点は脛骨外側顆の変曲点である．つまり外側凸の外側顆が内側凸の骨幹端に変わるところであり，容易に同定できる（図1）．X線透視下に同部より，関節面に平行に内側皮質まで2.0 mm Kirschner wire（K-wire）を刺入する（図2）．術前の作図で求めた外側の切除量に相当する部位より，内側の皮質に向けて第2のK-wireを刺入する．方向をガイドするK-wireを1本膝下において，それに合わせて刺入すれば容易である．

外側皮質骨の開窓と海綿骨の骨切り

まず，外側皮質のみを長方形に開窓する（図2-C，図3）．15 mmほどの幅のノミをK-wireの内側に入れ，前縁と後縁は10 mmほどのノミを用いて開窓する．この部位の皮質骨は柔らかいため，ノミでの開窓は容易である．まず，皮質骨のみを取り除く．さらに15 mmノミを，第1，2のK-wireのそれぞれ内側に沿って，内側皮質の手前まで挿入し，海綿骨を骨切りする．ベッドに対してはともに垂直にノミを挿入する．ノミ先が内側皮質にさしかかると打音が変わるので，そこで止める．次に10 mmや5 mmのノミを前方と後方の海綿骨と皮質骨の境目に差し込んで，海綿骨を皮質

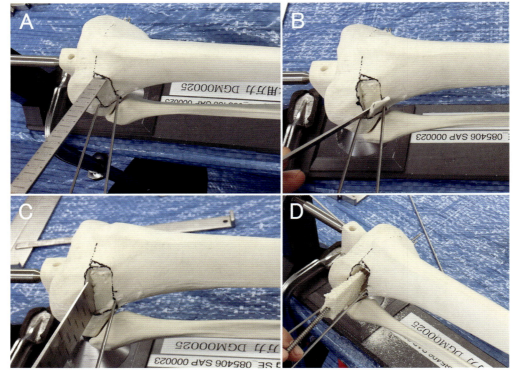

図3
A：ノミを用いて，まず外側皮質のみを長方形にくり抜く． B：皮質骨のみ取り除く．
C：ガイドワイヤーに沿って海綿骨を内側皮質の手前まで骨切りする．
D：前方と後方も幅の細いノミを用いて骨切りし，楔型の海綿骨をくり抜く．

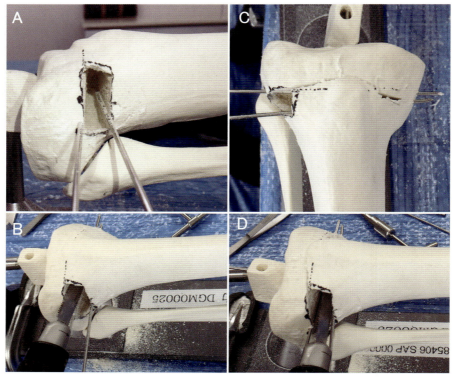

図4
A：前方と後方の皮質の裏の海綿骨を鋭匙などで完全に除去する．皮質骨の裏面が露出するまで完全に取り除くことがコツである．
B，C：前方・近位の皮質骨をレシプロケータソーにて骨切りする．膝蓋腱をエレバトリウムで保護して，脛骨粗面のすぐ近位に向かって切り上げるように骨切りする．
D：後方・遠位の皮質骨は，後方にレトラクターを設置して神経血管束を確実に保護し，レシプロケータソーにて骨切りする．

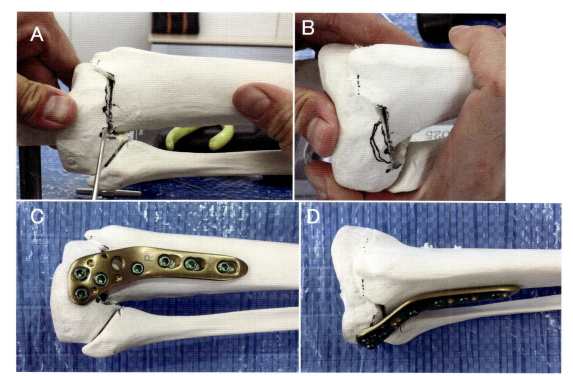

図5 Interlocking CWHTO の完成
接触面積が広く，骨切り面の安定性が高く，脛骨粗面の前方化と内方化が得られていることがよくわかる．
A：遠位骨片を内旋させ，前方皮質を重ね合わせるようにして，骨切り面を合わせる．骨が硬い男性は内側皮質をK-wireで数か所ドリリングするとよい．前方・後方の皮質骨の裏の海綿骨を完全に除去しておくと，重ね合わせの厚みが少なくなり，整復が楽である．
B：近位骨片の段差となる角（マークしている範囲）をリュエル鉗子などで削り取るとプレートの座りがよくなる．
C：TomoFix lateral high tibial plate（3穴）を設置する．ベンディングは通常必要ない．
D：Bで示した部分の骨を削っておくとプレートのフィッティングがよい．隙間に骨棘や局所骨を充填する．

から分離するようにする．そうすると，ケーキのような形の楔型の海綿骨が，外側の開窓部から摘出できる（図3-D）．細めの鋭匙などを用いて，前方，後方の皮質骨の裏側から残存した海綿骨を完全に掻き出し，前方と後方は皮質骨の裏面，近位と遠位は海綿骨の骨切り面で囲まれた楔型の空間に仕上げる（図4-A）．

💡コツ　大切なコツは，脛骨粗面の裏や後方皮質を丹念に鋭匙で掻爬し，完全に皮質骨のみとしておくことである．ここが残存海綿骨によって厚みがある状態であると，後のinterlockingが難しくなる．

前方と後方の皮質骨の骨切り

Interlockingというのは，前方と後方の皮質骨を切除するのではなく，それぞれ近位と遠位の皮質骨上に重ね合わせることをいう．そのため前方は近位骨切り面に沿って，後方は遠位骨切り面に沿って切離する（図4）．骨切りにはレシプロケータソーを用いる．近位前方はちょうど脛骨粗面の近位端あたりになるので，膝蓋腱の裏面に差し込んだレトラクターに向かって，脛骨粗面の裏を近位方向に切り上げるようなイメージで行う．一方，後方の皮質骨は，レトラクターを遠位骨切り面の皮質骨の直下に確実に挿入し，神経血管束を確実に保護し，レシプロケータソーを海綿骨遠位骨切り面に沿って内側皮質まで挿入し，確実に骨切りする．金属製のメジャーなどを皮質骨骨切り面に挿入して，内側皮質の直前まで確実に骨切りされていることを確認する．内側に切り残しがあるとヒンジ骨折を生じやすいので，前方，後方ともに念入りに確認する．

骨切り面の整復

内側皮質に2.0 mm K-wireで3〜4個ほど孔をあける．高齢女性であればこの骨穿孔は不要である．下腿を内旋させ，前方の骨皮質を近位骨片の前方に乗せるようにしながら外反して骨切り面を合わせる（図5-A）．

前方と後方の皮質骨の骨切りが内縁まできちんとなされていれば，柔らかい手応えで内側のヒンジ骨折を起こすことなく骨切り面を合わせることができる．一方，整復操作が堅く，強い力を要するようであれば，次の点をチェックする．まず，前方と後方の皮質骨の骨切りが内側皮質の手前まで確実に行われているか，透視下に金属メジャーを入れて再確認する．また，前方と後方の皮質骨の裏面に海綿骨が残っていないか，鋭匙で再度掻爬して確認する．内側皮質を穿孔する．これらを行うと整復操作は大きな力を加えなくても可能である．

アライメントチェック

透視にて骨切り面が密着し，内側皮質がずれたり開いたりしていないことを確認する．内側皮質にヒンジ骨折が生じて多少開いていたとしても，locking plateで固定するので大きな問題はない．ただし，内側皮質が開いたときは，完全に保たれている場合よりも骨癒合が遅くなる傾向にある．骨切り面の密着が悪く，隙間がある場合は，先に採取した骨棘や海綿骨を空隙に戻す．全下肢アライメントを，ロッドなどを用いて確認する．MPTA を参考にしてもよい．

プレート固定

目的としたアライメントが確認されたら，locking plate で固定する．脛骨近位外側用のアナトミカルプレートであればどのプレートでもよいが，筆者はジョンソンエンドジョンソン株式会社の TomoFix Lateral High Tibial Plate（3穴）を用いている．段差になった近位骨片の角をリュエル鉗子で削り取るとプレートの密着がよくなる（図 5-B）．近位後方と遠位 2 番の穴にガイドピンを入れ，仮固定とする．プレートの設置とアライメントに問題がないことを再度確認し，問題なければ顆間隆起方向に向かう C スクリューを刺入する．そして近位のガイドピンを抜き，ロッキングスクリューに入れ替える．さらに近位前方のスクリューを刺入し，確実に 3 本固定する．D スクリューは骨切り面に入ることが多く，通常使用しない．骨切り面にコンプレッション手技を加えたいときは遠位 2 番のガイドピンを抜いて，locking compression plate（LCP）手技による皮質骨螺子を用いてコンプレッションをかける．しかし，これは必須ではなく，そのまま遠位をすべてロッキングスクリューで固定してもよい．

閉創と後療法

閉創は前脛骨筋筋膜を，先に残しておいた縫い代に可及的に縫合してプレートを筋肉で覆う．軟部組織の被覆がよいところが本法の利点である．プレートのために筋膜を完全に閉鎖できないことも多いが，可及的に修復する．腓骨骨切り部は先につけておいた目印の糸を使って筋膜を確実に縫合する．皮神経の巻き込みに注意して縫合する．ドレーンは両骨切り部に挿入しておいたほうがよい．

後療法は可及的早期全荷重が可能であるが，実際には創痛のため，数日かかることも多い．無理に全荷重にもっていくよりも，患者ごとの痛み具合をみながら徐々に荷重を増やしており，3〜4 週程度となることが多い．内側のヒンジが保たれていると疼痛も少なく，骨癒合もよいのは OWHTO と同様である．ヒンジ骨折があった場合は，あまり後療法を急がないようにしている．また，薬剤による疼痛コントロールをしっかり行う．

おわりに

OWHTO の急速な普及により，CWHTO は「過去の手術法」と忘れられつつあったが，昨今再び見直されはじめている．両者の成績の比較については，様々なレビューがあるが，術式や固定材料の細かい違いなどが混在するために，決定的な結論は得られていない[3]．しかし，多くの報告では臨床成績は同等で，合併症は OWHTO のほうがやや多いというものである．抜釘の必要性を合併症の 1 つに加えると OWHTO が不利であるからであるが，それを除いても，やはり骨癒合遅延や感染などは OWHTO の懸念因子である．適応で述べたように，大きな矯正を要する症例や合併症リスクのある患者は CWHTO を選択するほうがよい．

（岡崎　賢）

文 献

1) 緒方公介. 高位脛骨骨切り術における interlocking wedge osteotomy について. 臨整外 1983;18(2): 159-164.

2) 川村秀哉, 山口智太郎, 中村哲郎ほか. 新しいロッキングプレートを用いた新・緒方式 HTO(New Interlocking Wedge Osteotomy). JOSKAS 2010;35(1): 182-183.

3) Wu L, Lin J, Jin Z, et al. Comparison of clinical and radiological outcomes between opening-wedge and closing-wedge high tibial osteotomy: A comprehensive meta-analysis. PLoS One 2017;12(2): e0171700.

ゼロからはじめる！Knee Osteotomy アップデート

Ⅳ. 手術各論

C Closed wedge high tibial osteotomy（CWHTO）

2 Hybrid CWHTO

はじめに

Coventry[1]は1965年に変形性膝関節症（膝OA）患者に対して，脛骨近位において外側に底辺を持つ楔状骨片を切り取り，内反変形膝を外反に矯正することが疼痛を軽減させる有効な方法であると報告した．これが現在のclosed wedge high tibial osteotomy（CWHTO）である．膝蓋腱付着部の近位で骨切りを行うと，膝蓋腱を介して大腿直筋の収縮力が骨切り部に作用し，骨接合面には圧迫力が生じて骨癒合を促進する利点がある．本邦では良好な長期成績が報告されてきた[2]．しかし当時は固定強度に優れた内固定材料がなく，骨癒合まで長期間を要し長期間のギプス固定や装具を使用することを余儀なくされ，入院期間も長期に及んだ．またCWHTOでは脛骨近位部より大きな骨片を切除すること，腓骨の骨切りまたは骨切除を必要とすること，時として腓骨神経麻痺や静脈叢からの出血などによるコンパートメント症候群などが発生することなどのために手術件数は年々減少していった．これらの欠点を補うためにhybrid CWHTO[3]を考案し良好な成績を得ているので，本稿ではこの手術の方法について詳しく述べる．

手術適応

可動域が比較的保たれた内側型膝OA全般である．特に膝蓋・大腿関節症（patello-femoral osteoarthritis；PF-OA）を合併する症例ではPF関節の適合性が改善し，症状の軽減と関節症の悪化防止に有効である．また屈曲拘縮膝に対しては15°程度であれば骨切り部を整復する際に，側面からみた下肢機能軸の直線化を比較的容易に行うことができる．また骨癒合の観点から，喫煙者は完全に禁煙が守られてから手術を行う（過去に喫煙歴があると骨癒合が遅れる）．年齢についての制限はないが，重度の骨粗鬆症を合併する例では効果的な骨粗鬆症の治療を併用することが好ましい．

術前計画

筆者が使用する内固定材はオリンパステルモバイオマテリアル株式会社（OTB社）と共同で製作したものである（図1）．現在，矯正角度に応じた2種類のタイプを用意している．矯正角度が10°前後の例ではゴールドが，それよりも大きな矯正が必要な例ではブルーが適する．術前に立位下肢全長正面像を用いて作図を行う．術後の%MAが内側より62.5%（Fujisawa point）を通過するための矯正骨切り角度を求める．近位の骨切り線は外側から内側に向かう斜め骨切りとする．外側の骨切り開始点はおおよそ脛骨関節面より40 mm遠位の点であるが，X線透視下に皮膚の上からテンプレートを当てて確認するとよい．内側のターゲットポイントは脛骨関節面から約10〜15 mm遠位の場所で，脛骨の形態が凸にカーブした頂点である（ここが内側側副靱帯（medial collateral ligament；MCL）深層のエンドポイントと考えられる）．近位骨切り線上にヒンジポイントを設定する．ヒンジポイントは内側から外側へこの線分の長さを約1：3から1：2程度に分ける点とするが，骨欠損量を考慮しながら決めることが望ましい．ここを三角形の頂点とし矯正角度に応じた遠位の骨切り線を引く．また併せて切除骨片の底

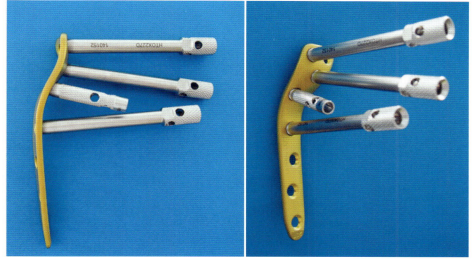

図1　Hybrid CWHTO用の外側プレート
ゴールドプレートである．写真のように4本のドリルガイドをセットし，器械出しナースより受け取る．

図2
Hybrid CWHTO
a：ヒンジポイントは内側から外側へ近位骨切り線の長さを約1：3から1：2程度に分ける点とする．ヒンジポイントを三角形の頂点として矯正角度αに応じた遠位の骨切り線を引く．外側の骨切除する距離βも予め計測する．
b：内側はopen wedge，外側はclosed wedgeとなる．外側骨皮質は整復後に密着させる．プレート最近位のスクリュー方向ができるだけ脛骨近位関節に平行になるようにする（赤矢印）．

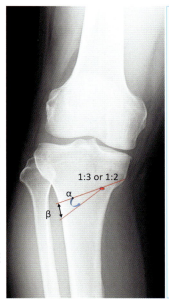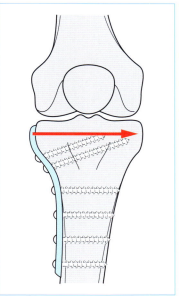

辺の長さも計測する（図2-a）．三角形状の骨片を取り除き，さらに近位骨切り線に沿って内側の皮質骨を完全に切断する．外側の骨皮質が連続するように整復した後に脛骨近位正面像にセルロイド製のテンプレートを重ねて，最近位のスクリュー方向が脛骨関節面に対してできる限り平行となるプレートを選択して必要な項目を作図上に記入する（図2-b）．術前にゴールドまたはブルーのいずれかを選択しておくが，術中に仮のプレートを合わせてみて決定することもできる．

手術方法

全例関節鏡手術を行い，関節内の観察と処置を行う．また可能な限り骨棘を採取しておく（後に骨切り部に移植すると骨癒合期間が短縮できる）．骨切り術はタニケットを使用する．腓骨の切除は腓骨神経麻痺を避けるために腓骨の中央部で矯正に応じた長さの部分切除を行う．腓骨背後にある静脈叢を傷つけないように丁寧に操作を行う．止血操作を行った後に創部を縫合する．切った腓骨を再接合するかどうかは議論の余地があるが，筆者は基本的には再接合を行わない．
術者は手術を行う膝の外側に，助手は足元に立つ．X線透視装置は膝の内側から侵入する．膝関節を軽度屈曲位として脛骨近位外側に約7～8cm程度の長さの皮膚切開を置く．切開線の長さにはこだわらず，慣れないうちは大きく展開して安全に手術を遂行する．脂肪

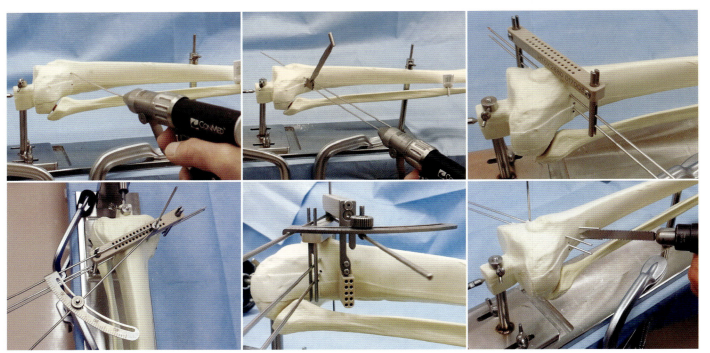

図3　骨切りガイドを使った実際①

a	b	c
d	e	f

組織を展開すると前脛骨筋の筋膜が現れる．Gerdy結節より始まるこの筋膜を後に縫合ができるように縫い代を残して脛骨に沿って遠位方向に切開する．PF関節に対してはlateral releaseを行う（膝関節を伸展位としてメイヨーの先端を遠位から近位へ，片方の刃を関節内へ挿入し押し切るようにして外側広筋の付着部まで外側支帯と関節包を含めて確実に切離する）．前脛骨筋を骨切り部周辺で剥離する．Gerdy結節にはプレートの頭部を設置するため，腸脛靱帯付着部を電気メスなどを用いて丁寧に剥離する．内固定後にプレートを覆う縫合ができるようにしておく．下腿のアキレス腱部に小さな枕などを置き，側面からみて脛骨前面が手術台に対して平行になるように調整する．X線透視を使いながら近位の骨切りのスタートポイントを決め（仮のプレートを使用して決めるとよい），1本目の直径2.4 mmのKirschner wire（K-wire）を術前計画通りに外側から内側へ向かって対側の皮膚を貫き刺入する（図3-a）．2本目のK-wireを手術台に垂直に1本目のK-wireの後方で平行に刺入する（図3-b）．ヒンジガイドの両脚をこの2本のガイドピンに沿わせて設置する（図3-c）．ガイドに設けたホールが正円になるように保持し，ヒンジポイントに当たるホールを決め，そこに短く切った2 mm K-wireを脛骨前面に垂直に刺入する（図3-d）．このK-wireに角度計の中心を固定し，近位のバーをヒンジガイドに固定する．角度計は予め矯正に必要な角度に開いておく．遠位用骨切りガイドを角度計の遠位のバーに設置し，複数あるガイドブロックの適切な孔よりK-wireをヒンジポイントに向けて刺入する．ここが遠位の骨切り線のスタートポイントになる（図3-e）．次に骨切り用ガイドを外して切除骨片の底辺の長さをキャリパーで測り，術前計画で予め計測しておいた切除骨片の長さと違いがないかどうか確認するとよい．さらにもう1本のK-wireをヒンジポイントに向かってパラレルガイドを用いて先のK-wireに平行に刺入する（図3-f）．これら4本のガイドピンで囲まれた部分が切除する骨片となる．脛骨粗面の処置は，膝蓋靱帯付着部ギリギリより開始し，脛骨のtransverse cut lineに対して斜めに切り込むbiplane osteotomyとする（図4-a）．骨切りを行う際には，ワーキングスペースが小さいので，オシレーターソーよりも両刃のボーンソーを使用すると操作性がよい．楔状骨片を除去した後に幅の広いノミを使用して内側の皮質骨を完全に離断する（図4-b）．ボーンソーでこの作業を行うと，MCLを傷つける恐れがあるため，ここはノミを使用するほうがよい．内側後方の皮質骨を切り残すと整復操作でこの部位に骨折が起こることもあるため，完全な骨切りが求められる．内側後方には重要な神経・血管束がないのでノミにて安心して対処することができる（サブマリンノミ（OTB社）を使うと安全に切れる）（図4-c）．またさら

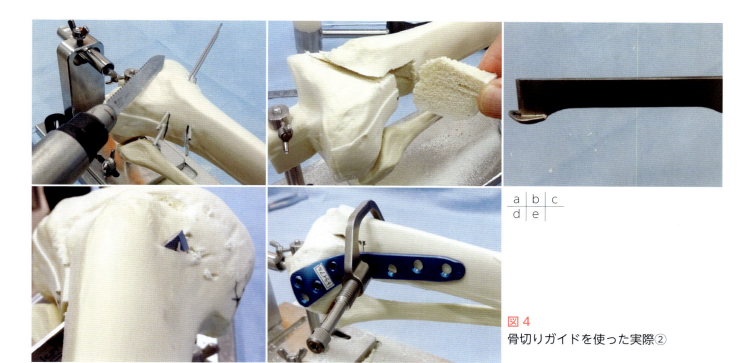

図4
骨切りガイドを使った実際②

に脛骨内側前面の骨皮質を切ることが必要であり，この部分は外側よりノミを内側前方に向かうように斜めに切り上げる（図4-d）．骨切りが完了したら徒手的に整復する．膝蓋骨を真上に向け，足関節を背屈させて助手が両手で膝を保持しながら腹で軸圧をかけて外反すると安定した整復位が得られる．予め選択したプレートに図1のようにガイドスリーブを固定する．プレートシャフトを前脛骨筋の下に滑り込ませヘッド部分を骨膜が剥離されたGerdy結節の外側近位に押し当てる．固定用のガイドピンを近位前方のスリーブよりガイドピンスリーブを用いて刺入する．このガイドピンが術前の計画通りの方向に向かっているかどうかをX線透視で確認する．またプレートシャフトが脛骨に沿っているかどうかも確認する．プレートの設置位置が正しければ近位を3本のスクリューで固定する．脛骨の遠位骨片は内方および前方へ転位することが多い．プレートシャフトの第1あるいは第2ホールを利用して引き寄せデバイスを使って，脛骨遠位をプレートに引き寄せる（図4-e）．プレートを引き寄せる方向は引き寄せデバイスのアームの当て方で調整が可能である．骨切り部の近位と遠位の外側皮質骨同士を圧着するように合わせた後に，引き寄せデバイスをK-wireで仮固定することができる．最小侵襲法の場合には遠位に小さな皮膚切開を置き，プレートシャフトのスクリュー固定を行う．神経，動脈損傷（特に深腓骨神経と前脛骨動脈）を避けるためにスクリューガイドをプレートに固定する際には必ずカニューラを用いる．

中空スクリューを使用できるので，ガイドピンを用いれば厚い筋肉を通過する操作も容易に行える．遠位の固定が完了したら引き寄せデバイスを外してロッキングスクリューで固定し，最後に最近位後方の4本目のスクリューを固定する．固定には必ず近位4本，遠位4本の合計8本のスクリューを使用する．ドレーンを留置し，筋膜，脂肪組織，皮下組織の順に縫合する．ドレーンは翌日抜去する．

術後の後療法

手術の翌日にドレーンを抜去後，理学療法士の介助のもとに両下肢全荷重起立訓練，膝可動域訓練，踵を持ち上げる（calf raising ex.）背伸び運動を繰り返し指導する．特にcalf raising ex.は術後の下肢深部静脈血栓の予防に役立つと考える．さらにCPMを使用しての膝関節の可動域訓練を始める．術後2日目からは積極的に筋力増強訓練，平行棒内での荷重歩行訓練などを開始する．全荷重歩行の開始時期は患者の痛みに応じて術後2～3週間程度としている．骨癒合までに2～3か月を要するためこの間はスポーツや重労働などは避けることが好ましい．また転倒防止のために3か月間は小さな杖の携行を義務付ける．プレートが体内に存在している期間は，プレートに異常な熱が発生する行為であるサウナ，赤外線コタツ，熱い温泉での長時間の入浴などは避けるように指導する．感染防止の点から術前のプレートベンディング後再滅菌は推奨しない．

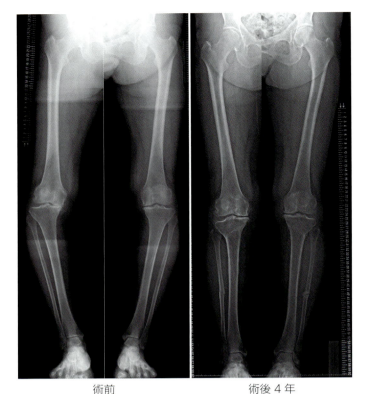

図5 症例
62歳，女性（手術時）

表1 62歳，女性．両内側膝蓋型OA

		術前	術後
%MA	右	−37	50
	左	−7	38
HKA(°)	右	−20	0
	左	−12	−2
MPTA(°)	右	82	99
	左	82	94
VAS(mm)		61	0
KOOS points		62	136
OKS points		22	41
ROM(°)	右；伸展	5	0
	右；屈曲	120	130
	左；伸展	5	0
	左；屈曲	120	135

Hybrid CWHTO の特徴と利点

1) PF関節のOAを伴った内側型膝OAに対して有効である．
2) 15°程度までの屈曲拘縮膝に対応できる．
3) 前十字靱帯（ACL）不全膝に対して不安定性を軽減できる．
4) 骨切り線を斜めにすることで外側の骨皮質同士を接触させることができ脛骨近位外側にステップができないこと，専用のプレートが開発されたことなどにより早期荷重歩行ができる．
5) 骨切り部内側の軟部組織を剥離しないため，MCLの浅層が再緊張し関節の安定性が増し，lateral thrustが消失する．

まとめ

1) 骨切り部の外側骨皮質同士が接触するため荷重ストレスに対して安定している．
2) 内側が開大することでMCL浅層の再緊張が得られ膝関節が安定する．
3) 近位骨切り部の途中にヒンジポイントを設けるため切除骨量を少なくすることができる．
4) 脛骨粗面が前方，近位に移動し，末梢骨片が内旋するため膝蓋・大腿関節の圧力は低下し関節の適合性が改善する．

最後に1例症例を供覧する（図5，表1）．

（竹内良平）

文献

1) Coventry MB. Osteotomy of the upper portion of the tibia for degenerative arthritis of the knee. A preliminary report. J Bone Joint Surg Am 1965；47：984-990.
2) Koshino T, Yoshida T, Yuki A, et al. Fifteen to twenty-eight year's follow-up results of high tibial valgus osteotomy for osteoarthritic knees. Knee 2004；11：439-444.
3) Takeuchi R, Ishikawa H, Kuniya T, et al. A novel closed wedge high tibial osteotomy procedure to treat osteoarthritis of the knee：Hybrid technique and rehabilitation measures. Arthroscopy Tech 2014；7：3(4)：e431-e437.
4) 竹内良平，石川博之，山口祐一郎ほか：変形性膝関節症に対する高位脛骨骨切り術の進歩―Open Wedge HTOからDouble Level Osteotomyまで―. 臨整外 2016；51：503-511.
5) 竹内良平，石川博之，佐々木洋平．手術後早期より全荷重歩行が可能なmedial open wedgeおよびlateral closed wedge high tibial osteotomy. MB Orthop 2013；26(4)：1-9.

Ⅳ．手術各論

C Closed wedge high tibial osteotomy（CWHTO）

3 腓骨骨切り術

はじめに

　変形性膝関節症（膝OA）に対して膝周囲骨切り術は有効な手術方法であり，現在，open wedge high tibial osteotomy（OWHTO）の日本における手術件数も急激な伸びをみせている．膝OAの中には，膝蓋大腿関節症を伴っている場合や膝蓋骨低位の場合には，hybrid closed wedge HTO（CWHTO）[1]などのCWHTOも選択される場合がある．CWHTOでは，そのアライメント矯正の際，腓骨の骨切りまたは骨切除を要する．内固定材料の進歩から，従来のCWHTOに比べ，全荷重開始時期も飛躍的に早くなった．しかし，腓骨骨切り部が偽関節になると，偽関節部に90％近く疼痛が残存することが知られている[2]．また，OWHTOが世界中に普及してからは，CWHTOにおける腓骨の手術方法の報告数も少ない[3,4]．そのような状況で，我々は，hybrid CWHTOに併用する腓骨骨切りで高い骨癒合率を期待できる骨切り方法（incurvated flexiated fibular osteotomy；IFFO）を考案し報告してきた[5]．すべての腓骨は，平均4.4か月で骨癒合した．本稿では，IFFOの手術方法とコツ，ピットフォールを述べる．

腓骨骨切り術

1．手術適応

　CWHTO系骨切り術において腓骨の骨切りを要する場合や，下腿の変形矯正で腓骨の矯正も必要な場合が適応となる．

2．術前計画

　腓骨周辺の解剖を熟知する．脛骨の矯正必要量だけたわませるつもりで臨む．

3．準　備

　駆血帯，筋鉤，強弯と弱弯のエレバトリウム，ボーンソー，10 mm片刃ノミ．

4．術　式

　仰臥位で駆血帯を使用し，膝立て位で腓骨中1/3に約4 cmの縦皮切を加え，長腓骨筋後方より腓骨に到達する（図1）．腓骨周囲の軟部組織を腓骨から剥離し，強弯と弱弯のエレバトリウムを腓骨の前方と後方に挿入し，静脈叢を保護する．特に後方内側には静脈叢が多く存在し，一度損傷したら止血困難であるため，腓骨後方には強弯のエレバトリウムを骨間膜に先端

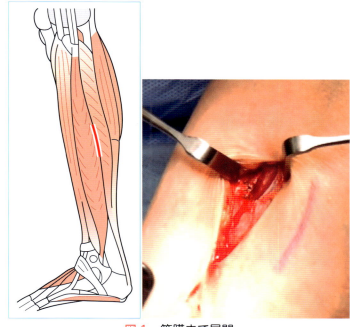

図1　筋膜まで展開
皮切部（赤線）

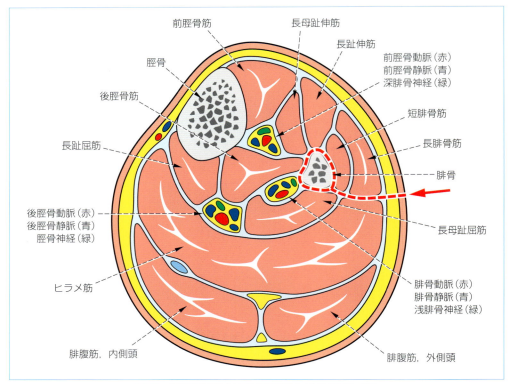

図2　下腿骨切り部の断面図と進入路（矢印）

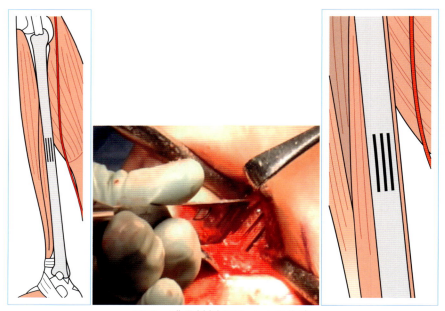

図3　腓骨外側面にslotを作成

が当たるまで挿入し，静脈叢の保護に努める（図2）．
次に，腓骨中央外側に長軸方向に3〜4筋のslotをボーンソーで作成する（図3）．次いで10 mm片刃ノミでそれぞれのslotを頭尾側方向に延長する（図4）．この際ノミは必ず片刃を使用し，腓骨とできるだけ平行になるように近位と遠位にすすめ，骨切りを遂行する．近位遠位方向にトータル6〜7 cmほどの長さで骨切りされれば十分である．出血は，駆血帯使用下に行

うとほとんどないが，駆血帯なしで行った場合には，腓骨内側かつ骨間膜後方を剥離する際に生じることが多い．出血した場合には，止血が非常に困難で，術後輸血が必要となるmajor bleedingの合併症をきたす恐れがある．腓骨後方の展開はより慎重に骨膜下に行い，骨幹膜まで静脈保護のためレトラクターを慎重に挿入する．駆血帯を使用することが望ましい．骨切りは，外側から内側に骨切り部を押してみて10〜15 mm

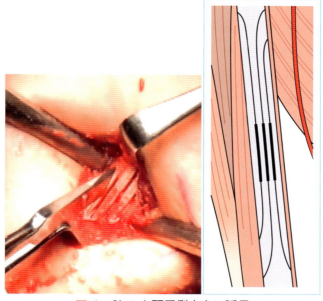

図4　Slot を頭尾側方向に延長

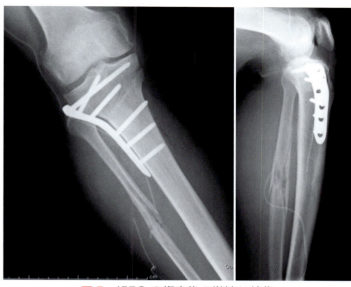

図5　IFFO の術直後の単純 X 線像

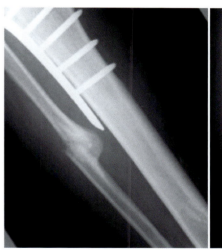

Hyper 型：24.1%　　Normal 型：75.9%

図6　骨癒合形式

ほどたわめば完了である．ドレーンを留置し，筋膜，皮下組織，皮膚を順層縫合し，腓骨骨切りは終了である（図5）．

5. 手術成績

一連の内側型膝 OA に対して，hybrid CWHTO と IFFO を施行した．症例数は，26例29膝で，全例に腓骨の骨癒合を認めた．後ろ向きに単純 X 線における骨切り長と骨切り角，骨癒合までの期間，骨癒合形式，合併症について調査したところ，年齢は平均56.7歳，BMI 31.7 kg/cm^2，平均観察期間36.2か月で，腓骨全長 351.3±25.8 mm，腓骨全長に対する平均骨切り長 23.9±6.7%，骨癒合期間は平均4.4か月であった．骨癒合形式は，hyper 型24.1%，normal 型75.9%，hypo 型0%（図6）であった．骨癒合期間と骨切り長の関係では，相関係数－0.425と中等度の負の相関があり，骨切り長が長ければ，骨癒合期間は短く，過剰な架橋仮骨の増生も少なかった．腓骨骨切りの合併症はなく，圧痛も骨癒合とともに消失した．

6. 後療法

術後の外固定はソフトドレッシングのみであり，48時間後にドレーンを抜去し，可動域訓練と全荷重歩行を許可する．腫れが強い場合は決して無理強いをしない．

🔘コツ　IFFO には，骨切り長が長ければ，骨癒合期間が短いという特徴がある．約4 cm の皮切で，7〜8 cm 骨切りできれば，早期骨癒合が期待できる．若年男性では骨質がよく非常に硬いことがある．Slot を作成する際にボーンソーを使用すると時間短縮となる．

内側骨皮質まで slot を形成するが，強弯のエレバトリウムで後方内側から静脈層を保護し，出血を防止する．

⚠注意　腓骨周囲の静脈叢から出血した場合は，コントロールが難しい．タニケットを使用することで視野が確保できる．コンパートメント症候群予防のため，ドレーンを留置する．

考　察

CWHTO 系膝周囲骨切り術に際し，腓骨切除が多く行われている．腓骨切除のみでも十分かもしれないが，腓骨骨切りと切除の成績を比較した研究は文献上渉猟できなかった．腓骨の荷重については，体重の10〜16%の荷重が腓骨を通じて伝達されると報告され

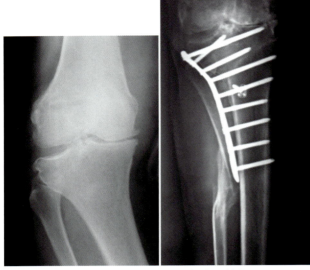

図7 27°矯正前後の単純X線像

ている[6)7)]．足関節の位置によっては，体重の3.5〜15.5％の荷重が腓骨を通じて伝達される[8)]．腫瘍再建の際，腓骨遊離移植などで腓骨からグラフトが作成されているが，その graft site morbidity の報告では，筋力低下のほかに，骨切除により非生理的な荷重伝達が生じ，stress shielding の結果，骨粗鬆化が起こることや，歩行解析では，ストライドや関節角度，床反力，重心に負の影響を及ぼしていることや下肢パフォーマンスの低下が報告されている[9)10)]．切除量も影響因子と考えられるが，膝周囲骨切り術でも，腓骨の骨癒合を回避するため，大きく腓骨切除してしまうとこのような問題が生じ得ることを念頭に置くべきであろう．

IFFOの矯正量についてであるが，膝周囲骨切り術に併用するのであれば限界はないと考えている．我々の最大の矯正量はFTA 197°の内側型膝OAであるが，FTA 170°にhybrid CWHTOで矯正し，腓骨の骨癒合が得られ，術後3.4年の現在，竿灯（約60 kg）を持ち上げ，竿灯祭り（毎年8月上旬，秋田市）に参加するまでに至っている（図7）．このような症例に対しては，腓骨骨癒合が重要なのかも知れない．

まとめ

腓骨骨切り術において，高い骨癒合率が得られる

IFFOを紹介した．安全に施行するためには，腓骨周囲の軟部組織をしっかりと保護し，愛護的手術を行うことが重要であり，腓骨長に対し25％以上の骨切り長が得られれば早期骨癒合が得られる．

（齊藤英知，島田洋一）

文献

1) Takeuchi R, Ishikawa H, Miyasaka Y, et al. A novel closed-wedge high tibial osteotomy procedure to treat osteoarthritis of the knee: hybrid technique and rehabilitation measures. Arthros Tech 2014 ; 3 (4) : e431-e437.
2) 葛城良成, 松野誠夫. 変形性膝関節症に対する高位脛骨骨切り術後の腓骨骨切り部痛の検討. 膝 2003 ; 28 (1) : 45-49.
3) Kurosaka M, Tsumura N, Yoshiya S, et al. A new fibular osteotomy in association with high tibial osteotomy (a comparative study with conventional mid-third fibular osteotomy). Int Orthop 2000 ; 24(4) : 227-230.
4) 葛城良成, 中下 健, 松野誠夫. 高位脛骨骨切り術における腓骨骨切り部プレート固定の効果. 膝 2007 ; 31(2) : 271-274.
5) 齊藤英知, 島田洋一, 斉藤公男. 四肢関節の骨切り術 膝関節 変形性膝関節症に対するハイブリッド閉鎖式楔状脛骨骨切り術. 整形外科 2017 ; 68(8) : 853-861.
6) Segal D, Pick RY, Klein HA, et al. The role of the lateral malleolus as a stabilizing factor of the ankle joint : preliminary report. Foot Ankle 1981 ; 2(1) : 25-29.
7) Lambert KL. The weight-bearing function of the fibula. A strain gauge study. J Bone Joint Surg Am 1971 ; 53(3) : 507-513.
8) Goh JC, Mech AM, Lee EH, et al. Biomechanical study on the load-bearing characteristics of the fibula and the effects of fibular resection. Clin Orthop Relat Res 1992 ; (279) : 223-228.
9) Lee EH, Goh JC, Helm R, et al. Donor site morbidity following resection of the fibula. J Bone Joint Surg Br 1990 ; 72(1) : 129-131.
10) Rendenbach C, Kohlmeier C, Suling A, et al. Prospective biomechanical analysis of donor-site morbidity after fibula free flap. J Craniomaxillofac Surg 2016 ; 44(2) : 155-159.

ゼロからはじめる！Knee Osteotomy アップデート

Ⅳ．手術各論

D その他の脛骨近位骨切り術

1 腓骨骨切り部プレート固定を伴った ドーム型骨切り術

はじめに

ドーム型骨切りによる high tibial osteotomy（HTO）は，1970 年代に Blaimont[1] および Marquet が報告して以来，本邦では，1988 年に安藤ら[2] がまとまった報告をしている．本法には，後述のごとく多くの特徴と利点があり，今後も症例を選んで実施されるべきよい手術法であると考えている．

ドーム型骨切りの利点は，骨切り量などの特別な術前計画が不要で，術中何度でも矯正角度の修正ができることである．そして，骨切り面同士の接触面積が比較的大きく，大きな骨移植を必要とせず，骨癒合に有利である．また，膝蓋骨高位の変動が小さく，膝蓋大腿関節への影響が少なく，下肢長差も生じづらいと考えられる．

欠点としては，矯正角度が大きいと遠位骨切り部の内方転位により脛骨近位が変形することが挙げられる．また，本法は腓骨骨切りを必要とし，それに伴う腓骨神経麻痺や骨切り部の疼痛などの報告もあった．また，創外固定の装着による生活制限や，ピン刺入部からの感染，足関節背屈制限，創外固定ピン抜去後の再内反の指摘もあった．

しかし，腓骨中央部で骨切除後にプレート固定する方法[3] によって，創外固定ピン抜去までの期間は平均6 週まで短縮され，ピン抜去後も矯正角変動がほとんどなく，腓骨骨切り部の愁訴もほぼなくなった．また創外固定遠位のピンによる足関節の背屈制限は，斜め前方からのピン刺入を可能とするガイドの開発により皆無となった．ピン刺入部での感染も後述する皮膚の取り扱いによってほとんど問題とならなくなった．

手術適応

内反膝がベースにある北大分類Ⅱ～Ⅲ期の内側型変形性膝関節症（内側型膝 OA）や大腿骨内顆壊死および大腿骨内顆軟骨損傷で，膝蓋大腿関節の痛みを伴う関節症変化や膝不安定性がない症例がよい適応である．膝関節可動域は，伸展 −15° 以下，屈曲 130° 以上である症例とした．ただし，重労働やスポーツ活動，和式の生活などの継続を強く希望する症例には，若干適応を広げている．日常での活動性が高ければ高齢者にも行っており年齢制限は設けていない．

X 線学的には，後述の方法で求めた予定矯正角度が12° 以上 20° 未満となる症例を適応としている．筆者は，矯正角 12° 未満の場合は open wedge（OW）HTOを選択しており，矯正角 20° 以上の場合は，Ilizarov 法による仮骨延長などをケースバイケースで行っている．

術前計画

長尺の片脚立位下肢全長の X 線写真を用いて予定矯正角度を決定している．ただし 17° 以上の矯正を要する症例では，術前後での the joint line convergence angle（JLCA）の変化量が大きく結果的に過矯正となる危惧がある．そのような症例では，仰臥位膝伸展位で術者が徒手的に軽度の外反力と軸圧を掛け，両顆が接触している状態での X 線下肢全長正面像を撮り，作図に使用する．

HTO の長期成績は，やや過外反がよく[4]，過外反でも大腿脛骨関節外側の OA が内側より有意に進行することはない[5]．筆者は，下肢機能軸が %MA 65% を通

D．その他の脛骨近位骨切り術　1．腓骨骨切り部プレート固定を伴ったドーム型骨切り術　**141**

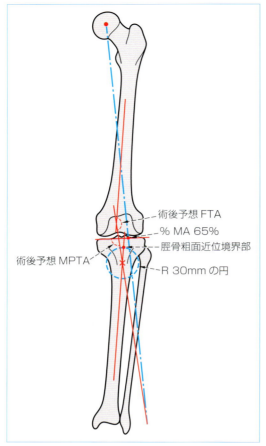

図1 術前計画
下肢機能軸が%MA 65%を通過するように矯正した場合のドーム骨切り部のズレとMPTAを予想して術中に再現する.

過するように矯正した場合のmedial proximal tibial angle(MPTA)を予想して術中に再現するようにしている(図1).この場合の術後femorotibial angle(FTA)は,およそ167〜168°でOWHTOでのFTA 170°とほぼ同様の荷重線となる.

🔷ポイント ドーム型HTOでは,術中の微調整が可能なので,術前の作図の意味合いは,大まかな目安に止まる.

手術手技

1. 術前準備

体位は仰臥位とし,X線イメージのCアームを健側から入れるようにしておく.

2. 関節鏡

骨切り術開始前に必ず関節鏡視を行い,手術適応の最終確認と必要な処置を行う.

3. 腓骨骨切り

膝を立てるように屈曲し,駆血帯を使用せずに手術を開始する.腓骨骨幹部中央直上に,エピネフリン入りの1%キシロカインを皮下注射し,同部に7 cmほどの縦切開を加え,皮下組織を腓骨筋膜上まで展開する.腓骨筋とヒラメ筋の境界を確認し,境界よりやや前方(腓骨筋寄り)の筋膜に縦切開を加える.腓骨筋線維を前方にレトラクトしながら展開し腓骨に達する.

💡コツ 腓骨筋膜とヒラメ筋膜の癒着部を無理に展開しようとせず,1枚の膜として後方にレトラクトしながら腓骨筋線維を筋膜より剝離して腓骨上へ達すると,深部の血管神経束を痛めることがなく安全で簡単である.

腓骨上を横走する数本の貫通動脈を電気凝固し,尖刃で筋膜付着部を丁寧に腓骨より切離し,コブラスパトリウムでヒラメ筋側の骨膜を遠位より近位へ,腓骨筋側の骨膜を近位から遠位へと使用するプレートの長さまで剝離する.視野の腓骨の中心より約1 cm近位に1度目の骨切りのマーキングをし,同部を中心に4 cmほど腓骨の全周性に骨膜を剝離する.

💡コツ ガーゼをエレバトリウムで慎重に骨切り部後方まで入れてからレトラクターを腓骨前後から内方に入れて保護し,助手にレトラクターをやや軸回旋して皮質骨より少し浮かせて持たせる.

10×40 mmほどの短めのオシレーターで腓骨を真横に切離する.切離後,近位腓骨断端を内方に押し込むようにずらしておく.

4. 脛骨の展開

ここで,空気駆血帯を使用し,膝軽度屈曲となるよう枕を大腿骨遠位(膝窩ではない)に入れる.

脛骨粗面上縁を通る8 cmほどの横皮切を加える.皮下を滑液包まで鋭的に展開する.

X線イメージ下に膝関節正中位でKirschner wire(K-wire)を予想骨切り部の頂点から2〜3 mm近位に正確に前後像で点陰影となるように確認しながらハンマーで叩いて刺入する.

次に,もう1本のK-wireを最初のワイヤーと脛骨軸上で平行となるように脛骨結節遠位にワイヤーリーマーで刺入する.この2本のワイヤーを骨切り後の軸回旋や屈伸の目安とする.

膝蓋腱内縁から脛骨結節内側にかけて腱膜を鋭的に展開する.内側骨切り予想部を脛骨粗面内側より骨膜下に後方へ剝離し,内側側副靱帯(MCL)を遠方へ剝離する.このとき鵞足の脛骨付着部は切離しない.内

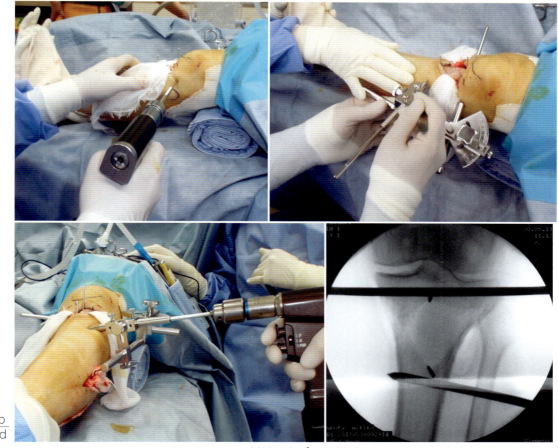

図2 創外固定ピンの刺入
近位ピンを刺入後，特製のガイドを予想矯正角度分外開きとなるように設定してから取り付ける．
遠位のピンは，近位ピンより斜め内方に向ける．

後方を十分に剥離したらガーゼをエレバトリウムで押し込んでMCLを保護しておく．

コツ MCL剥離の量は，矯正後に軽度つっぱっているくらいが骨切り部の安定性も得られてよいと考えている．

次に，外側骨切り部を展開する．脛骨粗面外側縁から前脛骨筋近位付着部境界にかけて尖刃で鋭的に切開し，骨膜下に外側骨切り予想部を後方に展開する．曲がりの強いエレバトリウムやケリーの鉗子を使用して後方を慎重に展開し，エレバトリウムでガーゼを十分後方まで押し込み，血管神経を保護する．

5. 創外固定ピンの刺入

X線イメージ下に脛骨膝内側関節面より7mmほど遠位で脛骨前方皮質骨より10mmほど後方となるように尖刃で4mmほどの皮切を加え，中1/3にねじ切りのある5×200mmスタイマンピンを関節面と平行に外側に向かって刺入する（図2-a）．骨を貫通した後に皮膚の貫通点にも尖刃刀で4mmほどの皮切を加える．

コツ 術後ピン刺入部での感染などの皮膚トラブルを避けるためには，ピンの太さにぴったりと合った皮切長が重要である．

特製のピン刺入ガイド（株式会社根本商会）で必要な矯正角度分だけ外開きとなるように調整して近位ピンに装着し（図2-b），遠位に5×200mmのスムースなスタイマンピンを刺入する．関節面より遠位65mm付近で前方脛骨稜より15mmほど後方の前脛骨筋を貫通して近位のピンよりは後方向け（やや内方下がり）に刺入することで，腓骨神経や前脛骨筋の神経筋移行部の損傷を回避できる（図2-c）．また，2本のピンを平行に刺入するよりも三次元的な固定となり固定性が増すと考えられる．

コツ 遠位のピンは，内側皮質骨を貫通したところで止めて皮膚を貫通せず，矯正後に貫通させる（図2-d）．

6. 脛骨骨切り

ドーム型骨切り用のノミ（Manson社）のブレード（R 30mm）の顎部を膝蓋腱下に内側より刺入し，X線イ

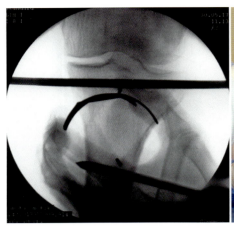 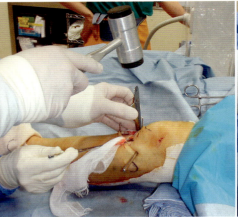 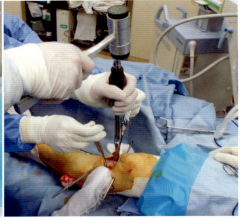

図3 脛骨骨切り　　　　　　　　　　　　　　　　　　　　　a｜b｜c

X線イメージ下にブレードを骨切り部に合わせ，ハンマーで直接叩いて5 mmほど打ち込んでからホルダーを装着する．

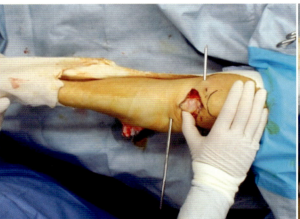 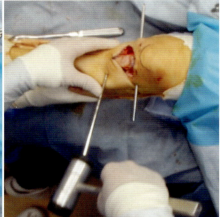

a｜b
c｜

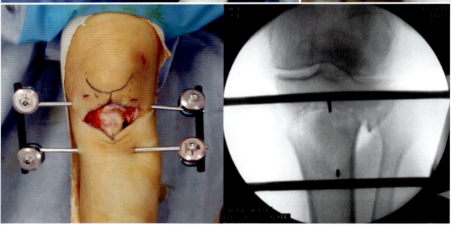

図4

脛骨骨切り部の矯正と固定

脛骨骨切り部遠位を内方に押しながら外反して矯正してから遠位のピンをハンマーで叩いて内側の皮膚を貫く．
2本のスタイマンピンが前額面で平行となるように矯正する．

メージ下に脛骨粗面近位境界の骨切り部に合わせて（図3-a），ハンマーで直接叩いて5 mmほど打ち込む（図3-b）．

　ノミのブレードにホルダーを取り付け（図3-c），ハンマーで叩いて半分ほど骨切りする．骨質が硬い症例や後方の皮質骨が厚い症例は，後方皮質の骨折が起こりやすいので，一旦ノミを抜き，1.8 mmのK-wireでカーブした骨切り部に沿うように後方皮質骨に骨切り先導孔を開けておく．

🔴**コツ**　ブレードは，片刃で徐々に遠位に斜めに切れていこうとするので，ホルダーを遠位に倒すように支えて脛骨軸に対し垂直を保つ．

　脛骨骨切り部の内側外側ともガーゼと脛骨の間に屈曲したエレバトリウムを刺入し，ノミを後方まで打ち込み完全に骨切りする．

7．創外固定

　完全に骨切除されたら術者は脛骨骨切り部の外側遠位を親指で内側に押し込むようにしながら下腿を外反

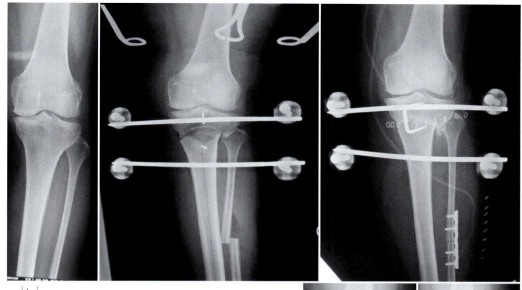

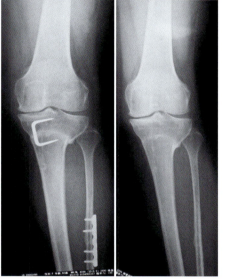

図5
X線でみる治療の経過
a:術前
b:術中
c:術後
d:創外固定抜去後
e:内固定金属抜去後

し，先に刺入した2本のスタイマンピンが前額面で平行となるように矯正する（図4-a）．矯正後に，ハンマーで遠位スタイマンピンを叩いて内側皮下まで進め（図4-b），尖刃で皮膚に4mmほどの皮切を開けてピンを貫通させる．

脛骨骨切り部遠位（脛骨粗面部）が後方に落ちていないことを確認し，助手に足関節を背屈させて軸圧を掛け，外側から100mmのカーボンロッドとクランプブロック（ビー・ブラウンエースクラップ株式会社）でスタイマンピンを固定する（図4-c）．

👉ポイント このとき，2本のスタイマンピンは脛骨軸上でややねじれた位置となる．

👉ポイント 内外側とも骨切り部に圧迫力を掛けるために，2本のピンが弓状にしなるように圧を加えて固定する．

8. 術中評価

最初に刺入した前方のK-wireが平行であることを確認し，X線正面像でMPTAを計測し，必要な矯正角が得られているか確認する（図5-b）．

9. 腓骨プレート固定

次に，腓骨骨切り部を観察し，腓骨遠位に近位骨切り部と長さが合うように皮膚ペンでマーキングし，レトラクターでカバーしながら小型のオシレーターで切除する．切除した腓骨は後程骨移植に使用する．女性は5穴，男性は7穴の小型DCPプレート（ジンマー・バイオメット合同会社）を使用して固定する（図5-c）．

👉ポイント 腓骨切除後にレトラクターで骨切り部が合うようにしたときに1mmほどの隙間が空くぐらいがよい．骨切り部がDCPプレートの引き寄せ効果で圧着されると脛骨骨切り部に若干の外反ストレスが生じ，創外固定抜去後の再内反を予防できると考えている．

10. 脛骨骨切り部の骨移植と脛骨ステープル固定

脛骨骨切り部に戻り，骨切り部外側の矯正によりずれたスペースに切除した腓骨を粉砕して移植する．この操作により，最終的に骨癒合してリモデリングしたときに脛骨外顆部にへこみ変形を防止できる．脛骨骨切り部内側には，骨折固定用のステープル（日本ストライカー株式会社）を刺入し，ドレーンを留置して，筋膜皮下皮膚を縫合する．

後療法

手術翌日にドレーンを抜去し，可動域訓練をただちに開始する．術後3日より非荷重松葉杖歩行訓練，術後3週より徐々に部分荷重歩行訓練をする．X線で骨癒合が得られたと判断した場合は，おおむね6週で創外固定を除去し（図5-d），ほぼ8週で全荷重歩行とする．

経過観察

全荷重後退院し，外来にて1〜2か月ごとにX線で矯正角度の変動，腓骨の骨癒合時期の観察を行う．

術後1年時に，腓骨のプレートと脛骨のステープルの抜去を行う（図5-e）．

（葛城良成）

文　献

1) Blaimont P. The curviplane osteotomy im the treatment of the knee arthrosis. SICOT 11th congress, Bruxelles : Inprimeriedes Sciences ; 1970. pp.443-446.

2) 安藤俊行，井原秀俊，森田秀穂ほか．内反型変形性膝関節症に対するドーム型高位脛骨骨切り術の方法とその成績．整外と災外 1988；36(4)：1142-1150.

3) 葛城良成，中下　健，松野誠夫．高位脛骨骨切り術における腓骨骨切り部プレート固定の効果．膝 2006；31(2)：271-274.

4) Yasuda K, Majima T, Tsuchida T, et al. A ten-to 15-year follow up observation of high tibial osteotomy in medical compartment osteoarthrosis. Clin Orthop Relat Res 1992；282：186-195.

5) 葛城良成，安田和則，真島任史ほか．内側型変形性膝関節症に対する高位脛骨骨切り術が内側および外側関節症に与える影響—10年以上経過例の検討—．臨整外 1994；29：535-541.

IV. 手術各論

D その他の脛骨近位骨切り術

2 島根大式ドーム状骨切り術

はじめに

　高位脛骨骨切り術(high tibial osteotomy；HTO)は，様々な骨切り法や固定方法が報告されている．現在行われている骨切り法には，open wedge法，closed wedge法，ドーム状骨切り法などがある．ドームあるいは弯曲HTOはBlaimontにより導入され，その後Maquetにより普及された方法で，脛骨粗面より近位にて骨切りを行うアーチ状骨切り術で3次元に矯正可能な骨切り術である．当科では，1997年から越智が開発した内側ハーフピンによる島根大学式創外固定器(メイラ株式会社)を用いたドーム状骨切り術を行ってきた[1)～4)]．本稿ではドーム状骨切り術とロッキングプレート固定の手術手技について述べる．

手術適応

　対象は内側型変形性膝関節症(内側型膝OA)(図1)と大腿骨内側顆骨壊死の患者で疼痛が膝内側に限局し保存的治療に反応せず，単純X線上外側大腿関節裂隙の狭小化を認めないものとしている．術前の可動域は屈曲拘縮10°程度までは許容している．強い屈曲制限がある患者も除外している．Femorotibial angle (FTA)が185°未満の症例では，内側楔状開大式HTO (open wedge HTO；OWHTO)を，185°以上の症例にはドーム状骨切り術を行っている．

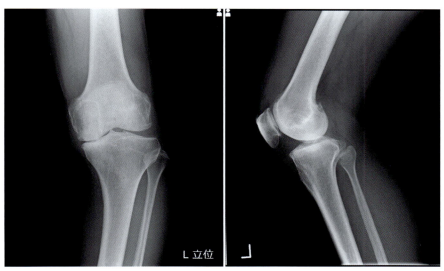

a. 立位前後面像　　　　　　b. 側面像
図1　術前単純X線像
64歳，男性．内側型膝OA，術前FTA 194°(Kellgren-Lawrence分類grade 4)

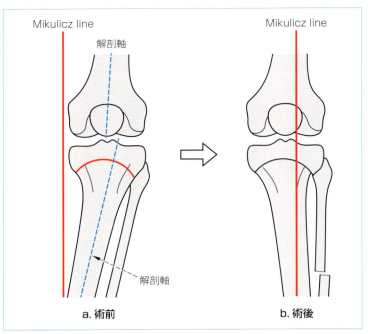

図2 作図

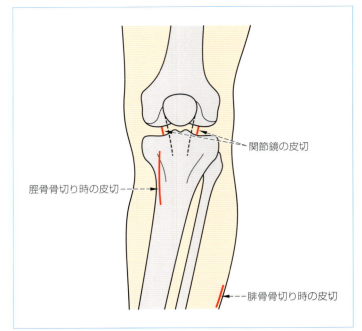

図3 皮切のシェーマ

術前計画

術前準備として、単純X線像(前後面、側面、軸射像、臥位、立位下肢全長)、単純CT(3D-CT)を撮像する。MRIにて外側軟骨の残存、半月板の変性を確認しておく。また作図は立位で%mechanical axis(MA)が約63%となるように行う(図2)。

準備

体位は仰臥位で患側大腿部には駆血帯を装着しておき、イメージが患側大腿骨頭中心から足関節中心まで透視可能かどうかを確認しておく。

関節鏡

手術はまず、骨切り前に関節鏡の皮切を加え(図3)、関節内構造物の鏡視を行う。内側半月板変性断裂に対し、関節内デブリドマンと同時に外側大腿脛骨関節の軟骨損傷や外側半月板損傷がないことを確認しておく。大腿骨内側顆に軟骨下骨の露出があった場合は、マイクロフラクチャーなどを行っておく。ドーム状骨切り術は膝蓋骨の位置に変化が少ないといわれているが、本法を行う場合矯正角度が大きいことが多いため、膝蓋大腿関節の圧を下げるために外側支帯切離術を行っておく。また大腿骨内側顆、顆間窩、膝蓋骨に骨棘があれば、ノミ、髄核鉗子などを用いすべて集め、後に骨癒合促進効果を期待して骨切り部に移植を行う。

術式

1. アプローチと腓骨骨切り

次に術中出血確認のためにターニケット非使用下に腓骨中1/3上に約5 cmの皮切を加える(図3、4)。長腓骨筋とヒラメ筋との筋間を鈍的に分け慎重に骨膜下に剥離した後に、腓骨を矯正角度に応じて骨切りブレードを用いて10～20 mm程度切除する。切除部位には出血予防に骨ろうを入れておく。

⚠注意 腓骨後方には腓骨動静脈が近接して伴走しており、骨切りの際ブレードによってそれらを損傷すると、思わぬ出血を招くことがあるため、アビテン®などを準備しておく。出血すればコアグレータを用いて止血するか、静脈叢からの出血が止まらない場合はアビテン®を用いて圧迫して、ターニケットで駆血し脛骨骨切りに移る。

2. 骨切り面の設定

ターニケット使用下に、皮切はプレートトライアルをあて脛骨内側面中央で約8 cm縦切開を加える(図3)。膝蓋腱の内外側に付着する膝蓋支帯を綿テープを通して浮かせて切離し、膝蓋腱の両端を末梢まで十分に剥離後、脛骨前面および鵞足と内側側副靱帯(MCL)浅層を脛骨内側部から剥離する(図5)。また脛骨外側部も前脛骨筋を骨から剥離し、後方も確実に剥離し、エレ

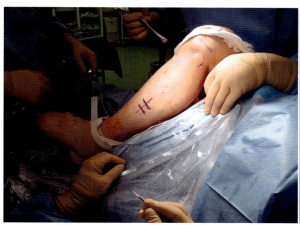
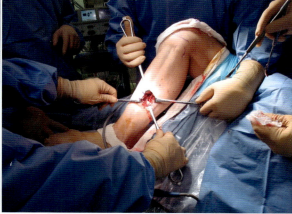
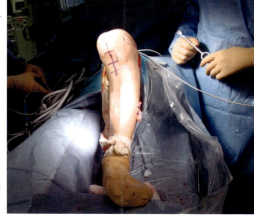

図4 皮切の実際
a：腓骨骨切りの皮切ライン
b：腓骨骨切り部の展開
c：脛骨近位の骨切り皮切ライン

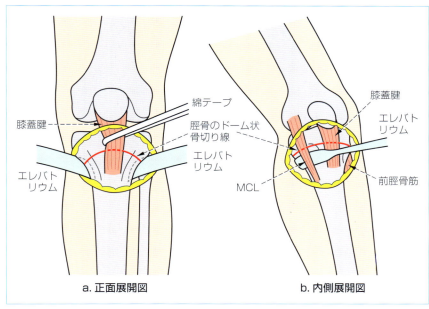

図5 骨切り部展開のシェーマ

バトリウムが後方へ通るかを確認しておく（図5）.

⚠注意 外側には近位脛骨腓骨関節後方から骨間膜を通る前脛骨動静脈や深腓骨神経があるので，注意して剥離していく.

3. 骨切り

矯正角度が大きい場合は内側の剥離を十分に行う.

まず伸展位で半径骨切りガイドを膝蓋腱の下遠位におき，可能な限り脛骨粗面上に頂点がくるようにし，至適半径となるようドーム状骨切りノミを選択し（図6-b），それに合うように1.5 mm Kirschner wire（K-wire）で3 mm 間隔に穿孔し，ドーム状骨切りノミで前方の骨切りを行う（図6-a, c）. 次に膝を90°屈曲位にし

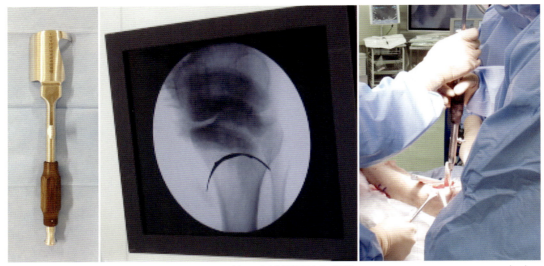

図6 ドーム状骨切りの実際　a|b|c
a：ドーム状骨切りノミ
b：イメージにてノミの曲率半径，骨切り部位の確認
c：ドーム状骨切りノミを用いての骨切りの実際

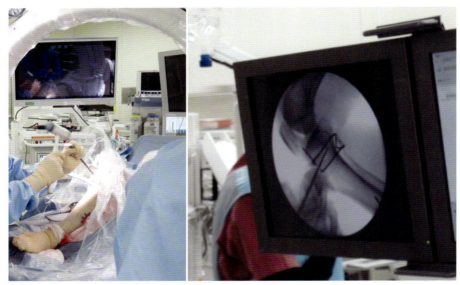

図7 ドーム状骨切り（後方）　a|b
a：T字ノミを用いての後方骨切り
b：イメージ下に後方をプロテクトしながらの後方骨切り

て，イメージで側面をみながら，後方をプロテクターを用いて保護し，T字の薄刃のノミを用いて後方の骨切りを行う（図7）．

ここでX線透視下に脛骨近位内側面より2.0 mmガイドピン（図8-a，図9-a）1本を内外側方向に，前額面と平行にかつ脛骨関節面直下のレベルに刺入する．これをガイドとしてあらかじめ計測していた%MAが63％となるようにアングルガイド（図8-b，図9-b）を用いて矯正角度をつけ，2.0 mmガイドピンを脛骨遠位へガイド越しに1本刺入する（図8-b，図9-c）．

⚠️注意　ドーム状骨切りノミは刃が片刃であり，手元を下げて骨切りをしないと骨切り面が切れ上がるので注意を要する．

4. 骨切り面の矯正

次に中枢，末梢のガイドピン2本が平行となるように徒手的に外反矯正し（図10-a），イメージ下にK-wireで仮固定を行い（図11-a），アライメントロッドを用いて，大腿骨中心と足関節中央を通って膝関節での通過線が%MAが63％となっているかを確認する（図11）．イメージにて前後面で予定していた外反角がついているかどうか，また後方傾斜が適切かどうかを確認する．もし冠状断面，矢状断面で予定と違う角

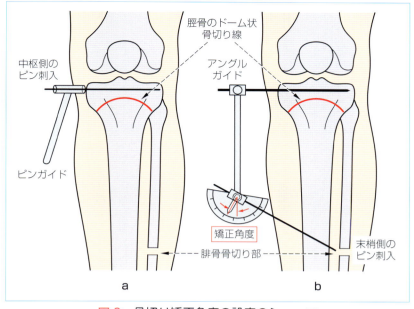

図8 骨切り矯正角度の設定のシェーマ
a：近位骨片へのガイドピン刺入
b：アングルガイドを用いた遠位骨片へのガイドピンの刺入

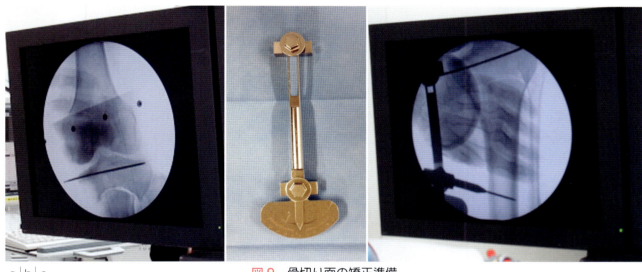

a|b|c　図9　骨切り面の矯正準備
a：イメージ下で中枢側のガイドピンの刺入
b：アングルガイド
c：イメージ下での末梢側のガイドピンの刺入

度のときは再度仮固定をやり直し，計画通りの角度で固定できているかを確認する．

⚠注意　このとき側面でも後方傾斜が術前と比較し損失していないことを確認しておく．

5. プレート固定

日本人の骨形態を考慮した解剖学的形状を有し，中空スクリューが使用可能なロッキングプレート，TriSメディアル HTO プレートシステム（TriS プレート，オリンパステルモバイオマテリアル株式会社，図10～12）を用いて，まず仮固定を行う（図10-a，図11-a）．

内外側の骨片間の間隙に関節鏡視下で採取した骨棘を移植する（図10-b）．ドーム状骨切りでは，Dホールへのスクリュー固定が困難なことが多いため，プレートの設置位置はできるだけ近位に設置するよう，留意する．近位ホールから順にガイドピン，中空ドリル，スクリュー固定を順に行っていく．スクリューはできるだけ長くなるようにする．遠位ホールはソリッドドリルを用いて，スクリュー固定していく．コンパートメント症候群予防のために筋層下にドレーンを留置しておく．

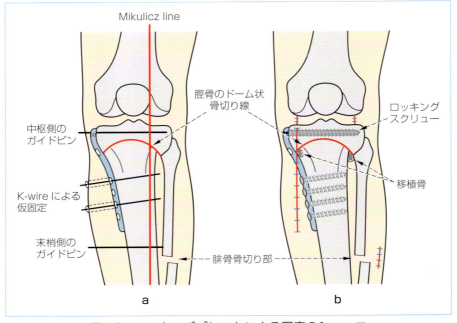

図10 ロッキングプレートによる固定のシェーマ
a：中枢側，末梢側のガイドピンを平行とし矯正後のロッキングプレートの仮固定後
b：ロッキングプレート固定後の内外側骨切り部の骨棘の骨移植後

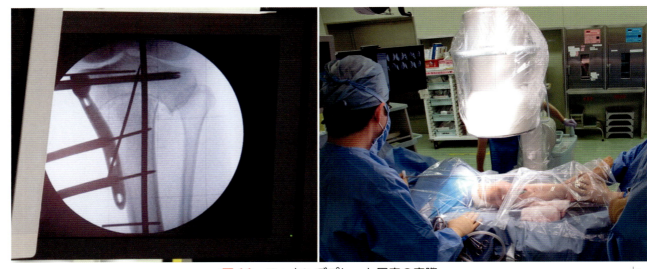

図11 ロッキングプレート固定の実際
a：イメージ下にアライメントが，%MA が63%の位置を通ることの確認
b：イメージ下でのアライメントロッドを用いたアライメントの確認

後療法

術後2日でドレーン抜去後，翌日から可動域訓練，大腿四頭筋訓練，SLR訓練を，術後1週以降から部分荷重訓練を開始し，全荷重は術後3週以降で行う．

症例供覧

64歳，男性．内側型膝OA（図1）で術前膝関節可動域伸展0°，屈曲140°，膝関節JOAスコア55点，FTAは立位194°，臥位で189°であった．TriSプレートを用いた島根大学式ドーム状骨切り術を施行した（図12）．

まとめ

ドーム状骨切り術の利点は，アーチ状であるため矯正角度を骨切り後に自在に調整可能であることや圧迫力を加えることができる点，術野での矯正が簡単にでき，精度の高い骨切りが可能である点が挙げられる．さらに接触面積が広いため骨癒合も良好である点，矯

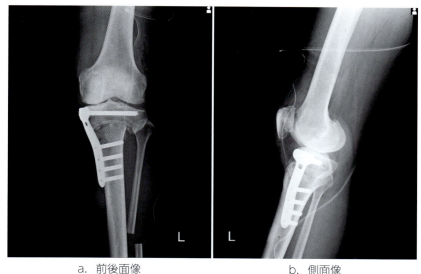

a. 前後面像　　　b. 側面像

図12　図1の症例の術後単純X線像

正角度に制限がないためMCLの緊張を高めることが可能な点，脚長差が生じにくい点なども利点として挙げられる．以前用いていたハーフピンタイプの創外固定器は，総腓骨神経麻痺の軽減が得られ，良好な臨床成績が得られたものの[1〜3]，ピン刺入部の感染の危険性や，長期入院期間が必要であった．骨質が良好な場合，ロッキングプレートを用いたドーム状骨切り術は，強固な固定により，早期リハビリテーション，入院期間の短縮や煩雑な包帯交換の省略化や本法を併用したACL再建術[5]も可能となっている．

HTOを行うことで良好なアライメントが獲得できれば長期成績も良好であることから，島根大学式ドーム状骨切り術とロッキングプレートを併用したHTOは生物学的修復能力を最大限に利用した手術であり，関節温存を目指す優れた手術法の1つであると考える．

（熊橋伸之，内尾祐司）

文　献

1) 山上信生，越智光夫，内尾祐司ほか．島根医科大学式創外固定器を用いた高位脛骨骨切り術の術後成績．中四整会誌 2001；13(2)：177-180.
2) 岩佐潤二，内尾祐司，越智光夫．変形性膝関節症に対する手術的治療．MB Orthop 2005；18(5)：96-103.
3) 熊橋伸之，岩佐潤二，内尾祐司ほか．関節疾患に対する適応と成績　島根大学式創外固定による変形性膝関節症の治療．別冊整形外科 2009；55：159-162.
4) 熊橋伸之．高位脛骨骨切り術．越智光夫編．カラーアトラス 膝・足の外科．中外医学社；2010．240-261.
5) Kumahashi N, Kuwata S, Takuma H, et al. Simultaneous anterior cruciate ligament reconstruction and dome-shaped high tibial osteotomy for severe medial compartment osteoarthritis of the knee. Asia Pac J Sports Med Arthrosc Rehabil Technol 2016；6：7-12.

IV. 手術各論

D その他の脛骨近位骨切り術

3 逆V字型高位脛骨骨切り術

はじめに

　北海道大学では1972年に楔状閉鎖式(closed wedge；CW)高位脛骨骨切り術(high tibial osteotomy；HTO)を開始したが，合併症が少なくなかった[1)2)]．そこで1980年にLevyらの原法[3)]とは異なる手術概念(hemi-closing and hemi-opening wedge correction)に基づく独自の逆V字型HTOを開発し(図1)，以後一貫してこれを行いその良好な10年成績を報告した[4)]．しかし，技術的に正確な骨切りが難しく，また創外固定を使用するため長期の入院期間が必要であった．そこで新しい楔状骨切りガイドを開発して骨切りを正確かつ容易にした．また固定法をロッキングプレートに変更して早期の荷重を可能にした[5)]．本法は，他の術式に比べて多くの利点を有する．本稿では，現在行っている最新の逆V字型HTOの手術手技について述べる．

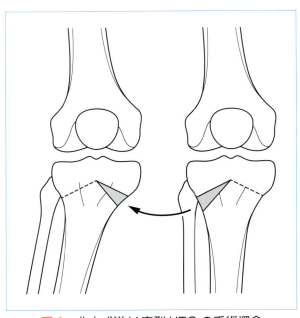

図1　北大式逆V字型HTOの手術概念

手術適応

　日常生活の活動性が高い北大分類Ⅱ～Ⅳ期の変形性膝関節症(膝OA)，特発性膝骨壊死(SONK)，および大腿骨内側顆軟骨損傷の患者で，年齢制限は設けてない．骨系統疾患による著しい内反変形も適応となる．膝関節可動域は，伸展−20°以下，屈曲130°以上，膝蓋大腿関節に中等度の関節症変化がある症例も適応となる．X線学的には，大腿脛骨角(femorotibial angle；FTA)が185°以上，medial proximal tibial angle (MPTA)が80°以下が適応である．

術前計画

　立位下肢全長X線正面像を用いて，下肢機能軸の通過点が，関節内側縁から60～70％を通るように外側楔状骨片の切除角度および距離を決定する(図2)．

準　備

　体位は仰臥位とし，駆血帯を装着する．術者は患側に立ち，C-armは健側に設置する．

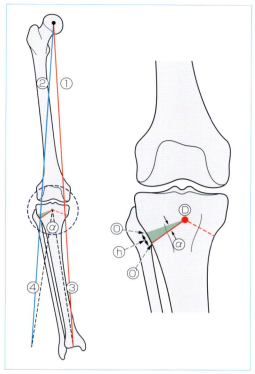

図2　術前計画
①下肢機能軸　②矯正後下肢機能軸
ⓓ矯正支点　③矯正支点〜足関節中心線
④矯正支点〜矯正後下肢機能軸
ⓐ矯正角度　◎エントリーポイント
◉矯正後エントリーポイント
ⓗ開大距離

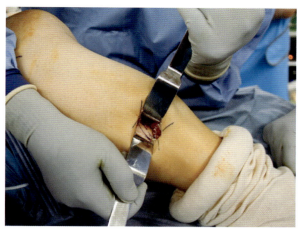

図3　腓骨骨切り

関節鏡

　膝関節内の滑膜，関節軟骨，半月板，および靱帯の状態を観察し，必要に応じて処置を加える．広範な腰野分類StageⅢ以上の骨壊死に対しては骨軟骨柱移植を行う．

術　式

1. 腓骨の展開と骨切り

　腓骨中央部後側方に約5 cmの縦切開を加える．腓骨筋とヒラメ筋の間の筋膜を縦切開する．腓骨筋を前方に牽引し，腓骨を展開する．腓骨前後の骨膜を剥離し，腓骨に2つのレトラクターを挿入し，腓骨を外側方向に牽引する．Kirschner wire（K-wire）にてドリリングを行い，斜め骨切りを行う（図3）．矯正角度が大きい場合は，5〜10 mmの切除を同時に行う．止血剤を充填しドレーンを留置する．

2. 脛骨近位部の展開

　前脛骨筋の脛骨付着部に沿った約10 cmの弧状切開を加える（図4）．膝蓋腱および脛骨粗面を展開し，膝蓋腱の内・外側を切開する．脛骨内側の骨膜，内側側副靱帯（MCL）浅層の一部，および内側骨切り部後方の剥離を行う．次に前脛骨筋付着部，および外側骨切り部後方を剥離する．

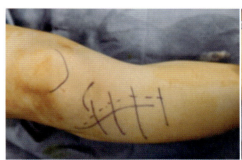
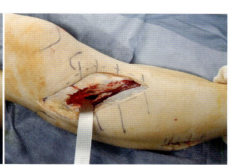

a|b|c

図4
a：皮膚切開
b：膝蓋腱および脛骨粗面の展開
c：外側骨切り部の展開

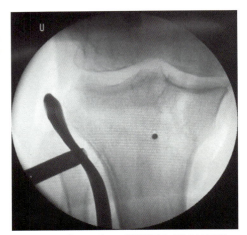

図5 プレートの仮設置と逆V字型骨切りの頂点(矯正支点)へのK-wireの刺入

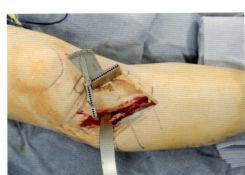

図6 逆V字型パラレルドリルガイドの設置とドリリング

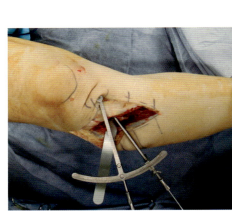
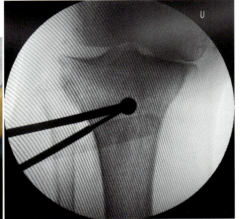

図7 楔状骨切り用ガイドの設置

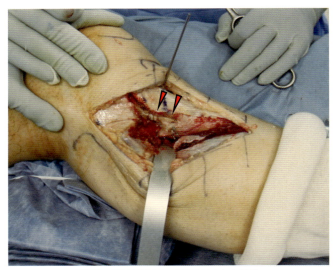

図8 脛骨粗面の骨切り(赤矢頭)

3. 骨切り面の設定

C-armにて膝関節正面像を描出する。逆V字型HTOの頂点のK-wireの刺入点は，膝蓋腱の脛骨付着部内側付近に存在する。透視下にプレート(TomoFix Lateral High Tibia，ジョンソンエンドジョンソン株式会社)を当て，プレートの近位から4本目のスクリューより約5 mm遠位(脛骨内側顆間隆起から約20 mm遠位)の位置から第一のK-wireを脛骨骨軸に垂直に刺入する(図5)。この逆V字型HTOの頂点は，矯正の支点(ヒンジポイント)となるため最も重要である。このK-wireに逆V字型パラレルドリルガイド(オリンパステルモバイオマテリアル株式会社；OTB社)(図6)を挿入し，約120°の角度で透視下に内・外側の骨切り部の設定を行う。レトラクターを脛骨内・外側の骨切り部後方に設置後，前方からガイド孔に沿って脛骨後方の骨皮質までドリリングを行う。

次に，特製の楔状骨切り用ガイド(OTB社)を第一のK-wireに設置し，逆V字型パラレルドリルガイド

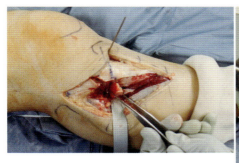
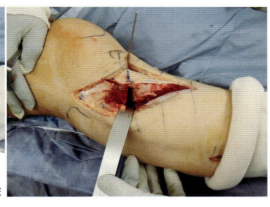

図9　脛骨外側の骨切りと楔状骨片の切除

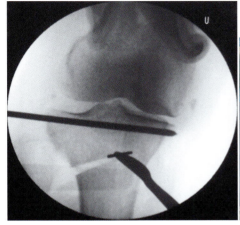
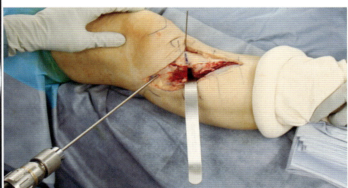

図10　脛骨外側の楔状骨切りとSteinmann pinの刺入

を用いて穿った骨孔に沿って外側の骨切り位置を設定する（図7）．まず楔状骨切りガイドを用いて骨切り部近位2本のK-wireを第一のK-wireに向かって刺入する．次に予定の骨切り角度にガイドの角度計を設定し，骨切り部遠位2本のK-wireを第一のK-wireに向かって刺入する．ガイドを抜去後，刺入した4本のK-wireを5mm残して切除する．

4. 骨切り

a) 脛骨粗面の骨切り

膝蓋腱を筋鉤で前方に挙上し，脛骨粗面から約15mm後方で脛骨骨軸に対して約10°前方に傾け，脛骨粗面の骨切りを行う（図8）．

b) 脛骨外側の骨切り

レトラクターを脛骨外側の骨切り部後方に設置し，神経血管束を保護する．脛骨外側から刺入したK-wireの遠位および近位部で骨切りを行う（図9）．切除した骨片は内側の開大部の移植用に保存する．

⚠️**注意**　逆V字型HTO部の頂点付近は，完全に骨切りせず，一部皮質骨の連続性を残すようにする．中央部の海綿骨は完全に切除する必要はない．

5. 創外固定を用いる矯正

C-arm下Steinmann pinを脛骨関節面直下のレベル

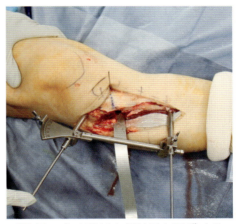

図11　角度計付き創外固定用ガイド

で関節面と平行に前外側から内側に刺入する（図10）．

特製の角度計付き創外固定用ガイド（図11）を用いて，1本目のSteinmann pinに対し矯正角度に合わせて外側から2本目のSteinmann pinを脛骨骨幹部に刺入する．ここで一時的に創外固定を固定する（図12-a）．

次に脛骨の内側に並んだ孔に合わせて内側部の骨切りを行う．

創外固定を完全に緩めた後，術者は患肢に軸圧をかけながら徒手的に外反力を与え，徐々に矯正を行う．

D．その他の脛骨近位骨切り術　3．逆V字型高位脛骨骨切り術　157

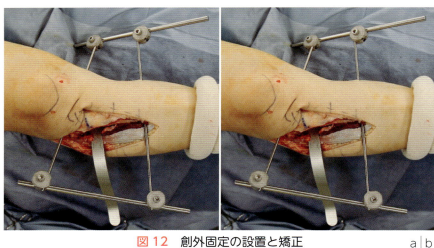
図12　創外固定の設置と矯正　　a｜b

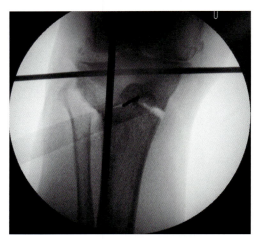
図13　アライメントロッドを用いた下肢機能軸の確認

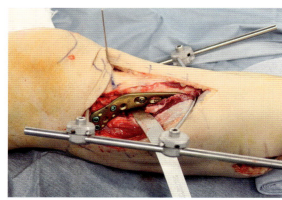
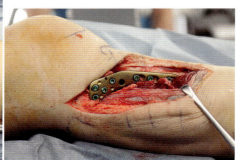
図14　プレート固定　　a｜b

⚠️**注意**　このとき逆V字型HTOの頂点がずれないよう注意する.

助手は，外側の2本のSteinmann pinに圧迫力をかけ，外側の骨切り部が完全に閉鎖し，内側の骨切り部が開大したことを確認後，創外固定を再固定する（図12-b）．透視下に完全伸展位にてアライメントロッドを用い下肢機能軸を確認する（図13）．

💡**コツ**　矯正角度が大きい場合，一時的に創外固定を用いると矯正しやすい．本術式に習熟すると創外固定を用いることなくプレート固定が可能となる．

6. プレート固定

プレート（TomoFix Lateral High Tibia Plate）の最近位および3つのコンビホールにドリルスリーブを装着し，プレートを前脛骨筋内側に挿入する．最近位のガイドピンは関節面と平行，最近位のコンビホールは骨切り面より遠位になるようにプレート位置を調整する．ガイドピンを刺入しプレートを仮固定後，ドリルスリーブを近位に設置し，中実ドリルにてドリリングする．デプスゲージにてスクリュー長を決定後，3本のロッキングスクリューを近位部に挿入する．次に最近位のコンビホールにドリリングを行い，皮質骨用スクリューを挿入し，外側骨切り部にさらに圧迫力を加える（図14-a）．残りのホールにすべてロッキングスクリューを設置後，皮質骨用スクリューを抜去し，ロッキングスクリューを挿入する（図14-b）．挿入した創外固定のSteinmann pinを抜去する．

7. 内側骨切り部への骨移植

外側から切除した骨片を内側開大部に移植し，骨膜を縫合する（図15）．洗浄後，ドレーンを挿入し，皮下を縫合する（図16）．

8. 後療法

ドレーン抜去後，関節可動域訓練を開始する．術後4週から部分荷重を開始し，術後6週から全荷重歩行を許可する（図17）．

まとめ

逆V字型HTOは多くの利点を有する．最大の利点は，矯正支点が変形矯正の原則である下肢のcenter of rotation of angulation（CORA：大腿骨および脛骨の

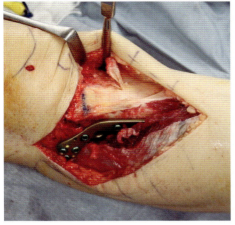
図15 内側骨切り部への骨移植

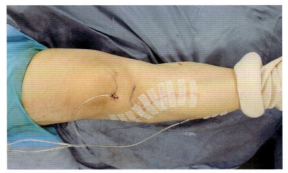
図16 皮膚の閉鎖

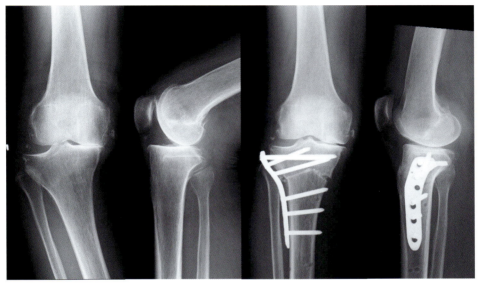
a．術前　　　　　　　　　　　b．術後
図17 術前術後X線写真

機能軸の交点)と近いため，最小の骨切除で大きな矯正が可能であり，術後脛骨近位部の変形が少ないことである．

　第二の利点は，外側からの切除骨片を内側開大間隙へ移植することにより，脛骨近位の骨量が温存されることである．

　第三は，脛骨近位中央部の頂点部は不全骨折によって矯正することにより骨癒合が得られやすいことである．

　第四は，脛骨長や脛骨後傾角の変化が少ないことである．

　相対的な欠点としては，腓骨骨切りが必要なこと，およびopen wedge(OW) HTO よりも荷重時期はやや遅れることなどである．本術式の実施に当たっては，適応を吟味し周到な術前計画を立て，合併症への対策を十分にとりながら慎重に行うべきである．

（近藤英司，安田和則）

文 献

1) Sasaki T, Yagi T, Monji J, et al. High tibial osteotomy combined with anterior displacement of the tibial tubercle for osteoarthritis of the knee. Int Orthop 1986；10：31-40.
2) Yasuda K, Majima T, Tsuchida T, et al. A ten- to 15-year follow-up observation of high tibial osteotomy in medial compartment osteoarthrosis. Clin Orthop Relat Res 1992；282：186-195.
3) Levy M, Pauker M, Lotem M, et al. High tibial osteotomy：a follow-up study and disruption of the modified technic. Clin Orthop Relat Res 1973；93：274-277.
4) Aoki Y, Yasuda K, Mikami S, et al. Inverted V-shaped high tibial osteotomy compared with closing-wedge high tibial osteotomy for osteoarthritis of the knee. Ten-year follow-up result. J Bone Joint Surg Br 2006；88：1336-1340.
5) 青木喜満，安田和則，眞島任史．TomoFix Plate を用いた逆V字型脛骨高位骨切り術．MB Orthop 2013；26(4)：17-22.

Ⅳ．手術各論

D その他の脛骨近位骨切り術

4 脛骨顆外反骨切り術（tibial condylar valgus osteotomy；TCVO）

はじめに

　膝周囲骨切り術（around knee osteotomy；AKO）には様々な術式があるが，初期から中期の内側型変形性膝関節症（内側型膝OA）に対しては内側楔状開大式高位脛骨切り術（open wedge high tibial osteotomy；OWHTO）が施行されることが多い．一方，進行した内側型膝OAでは内側大腿脛骨関節の骨性変形によりOWHTOでは対応が難しい場合がある．脛骨顆外反骨切り術（tibial condylar valgus osteotomy；TCVO）[1)〜3)]はAKOの中で唯一，膝関節内に骨切り線が及ぶため，脛骨関節面の形成が可能であり，進行した内側型膝OAによい適応がある．しかしながら高度に変形した症例ではTCVOでしか得られない矯正が可能である一方，適応を誤れば目的とする矯正が得られない危険性がある．
　本稿ではTCVOの手術適応と実際の手術手技を中心に紹介する．

手術適応

　TCVOの手術適応には，内側型膝OAの程度や骨関節形態に加え，患者背景など様々な因子が関与している[4)]．
　まず，TCVOは基本的にはKellgren-Lawrence分類（K-L分類）grade 3または4の進行した内側型膝OAに適応がある．進行した内側型膝OAでは脛骨内側プラトーが摩耗し遠位に傾斜することで，脛骨近位部がPagoda変形と呼ばれる形状を呈することがあるため，脛骨内外顆間が骨切りされるTCVOのよい適応であ

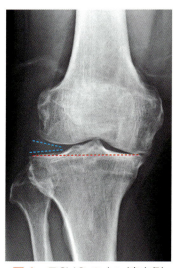

図1　TCVOのよい適応例
赤点線：脛骨内側プラトーがプラトー内外側縁を結んだ線の近位に位置している．
青点線：外側大腿脛骨関節が開大している．

る（図1）．また，Pagoda変形膝では外側大腿脛骨関節が開大する（図1）ことがあり，これもよい適応となる．Joint line convergence angle（JLCA，正常値0〜2°）が大きい症例はOWHTOよりTCVOが適している可能性があり[5)]，その目安は3°以上，特に5°以上の症例はよい適応である．
　次に患者背景について，年齢の上限は基本的にはないが，60歳代前半までの比較的若年者は術後の回復が早く，特によい適応である．当科で行ったTCVOの手術時年齢は47〜78歳である．また，重労働従事者やスポーツ愛好家など活動性が高い症例はよい適応である．
　一方，膝内反が過度な場合は術後の荷重線外方移動が十分に得られないことがあり，あまりよい適応では

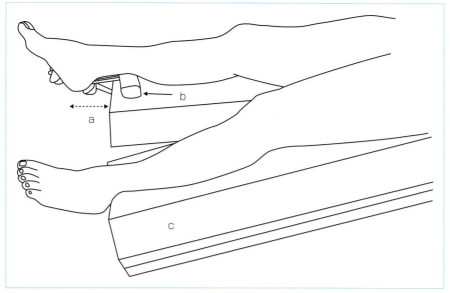

図2 体位
a：手術台から足部を5〜10 cm出す．
b：体側板を流用した足部保持器
c：健側手術台は下げる．

ない．%mechanical axis（%MA）では0%以下の症例がこれに該当し，TCVOを行う場合は膝内反の部位に応じてOWHTOや大腿骨遠位骨切り術（distal femoral osteotomy；DFO）を併用する準備が必要である．

また，術前の膝関節可動域に関しては屈曲が90°以上，屈曲拘縮が10°以下であることが望ましい．特に屈曲拘縮はTCVOで改善が困難であるためよい適応ではない．

術前計画

立位下肢長尺X線像を用いMiniaciらの方法に準じてOWHTOと同様に作図する．OWHTOの術前計画との相違はhinge pointを外側顆間隆起に設定することである[4]．またTCVOでは術後にJLCAが改善されることが多いため，予定術後%MAを62.5%より少ない60%として術前計画を行っている．作図で得られる予定矯正角を用いて術後medial proximal tibial angle（MPTA）を予測するが，OWHTOとは異なり骨切り部開大幅の予測は困難である．

手術術式

1. 体位

仰臥位．術中に下肢に軸圧をかけて荷重状態を再現するために手術台の端から下肢を5〜10 cm出しておく（図2-a）．膝関節鏡施行時の膝屈曲位や骨切り部開大時の膝伸展位を保持しやすくするために，下腿遠位後方に体側板を流用した足部保持器を設置する（図2-b）．また脛骨内側からの骨切りを容易にするため，健側下肢の手術台部分を下げておく（図2-c）．

2. 器械準備

骨切りは骨ノミ（10 mm幅，15 mm幅）とボーンソーで行う．骨切り部の開大と保持はボーンスプレッダー（精密なストッパーが付いたもの）で行う．Kirschner wire（K-wire，径2 mm 1本，径1.5 mm 2本）を準備し，径2 mm K-wireは中央付近で切断し，尖っているほうをガイドワイヤーに用い，尖っていないほうを先端から4 cmで曲げてX線イメージインテンシファイヤー（以下，イメージ）下で脛骨内側の骨切りポイントを決めるために用いる．

骨切り部固定のためにTomoFix plate（ジョンソンエンドジョンソン株式会社）を使用する．骨切り開大幅が10 mm以内の矯正ではTomoFix anatomical plateを用い，それ以上の開大幅ではベンディングしたTomoFix medial high tibial standard plateまたはTomoFix small plateを用いることが多い．

3. 皮切，展開

脛骨粗面の1 cm内側を頂点とし，近位は内側関節裂隙（図3-e）から1 cm遠位で脛骨前後幅の中央から，遠位は脛骨粗面から2 cm遠位に至る弧状の近位皮切線をデザインする（図3-a）．遠位皮切線は骨切り完成

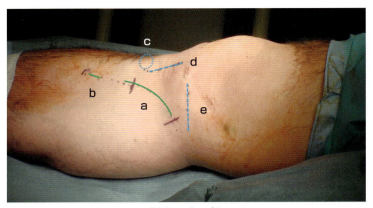
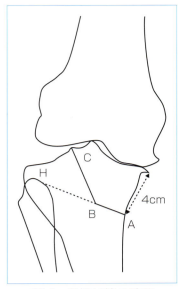

図3 皮 切
a：近位皮切線　　b：遠位皮切線
c：脛骨粗面　　　d：膝蓋腱内側縁
e：内側関節裂隙

図4 骨切り線の計画
A：脛骨内側骨皮質骨切りポイント
B：脛骨粗面内側縁
C：外側顆間隆起
H：OWHTOを行う場合のhinge point

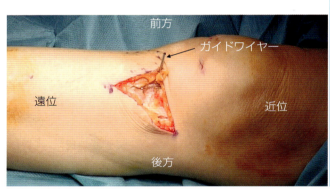
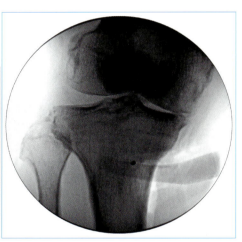

図5 骨切りガイドワイヤー刺入

後のプレート固定時にminimally invasive plate osteo-synthesis（MIPO）法に準じ小皮切で切開する（図3-b）.

近位皮切線を切開し，皮下を剥離し鵞足を露出する．薄筋腱近位縁に沿って鵞足を切開し，鵞足停止部付着部の近位1/2を脛骨長軸方向に切離し，脛骨内側皮質を露出する．膝蓋腱内側縁を脛骨粗面から近位3cm程度展開し，骨表面を露出する（図3-c, d）．内側側副靱帯浅層の脛骨付着部は骨切り部から遠位まで骨膜下に完全剥離する．

4. ガイドワイヤー刺入

TCVOでは脛骨内側から脛骨粗面内側縁を経由し外側顆間隆起まで膝正面からみてL字型に骨切りする（図4）．骨切り時のガイドワイヤーとしてK-wireを刺入する．

まず脛骨内側骨皮質上の骨切りポイント（図4のA）を決める．前述の曲げたK-wireを用いて脛骨内側プラトーから4cm遠位の点をマーキングする．この位置に骨切りポイントを設定するのはTomoFix plateのホールA～Dの全スクリューを近位内側骨片に十分に挿入するためである．

次にL字型骨切りの曲がり角（図4のB）を決める．AからOWHTOを行うと仮定してhinge point（図4のH）を想定する．線分AHと脛骨粗面内側縁の交点を図4のBに設定する．ABの延長線上にHがあれば，TCVO単独で十分な矯正が得られない場合にOWHTOを追加することが容易となる．

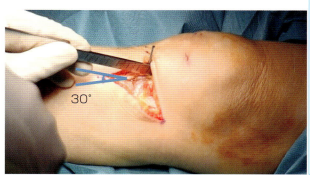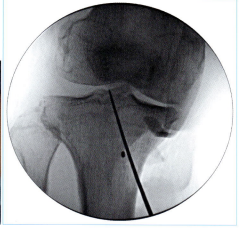

図6　縦の骨切り開始

図4のBにガイドワイヤーを刺入する．助手は膝蓋骨が大腿骨顆部の左右中心に位置するように患肢を保持し，イメージのCアームを膝正面に調整する（図5）．前述の1/2の長さに切離したK-wireを図4のBの前方皮質から後方皮質に向かって刺入する．刺入後はK-wireが正面イメージ下で点状にみえ，側面イメージ下で脛骨プラトーと平行であることを確認する．K-wireは適当な長さ（約3 cm）を残し切っておく．

5. 縦の骨切り

L字型骨切りのうち，脛骨粗面内側縁（図4のB）から外側顆間隆起（図4のC）に至る骨切り（縦の骨切り）を先に行う．

まずは刺入方向を微調整しやすい幅10 mm骨ノミを用いる．正面イメージ下でガイドワイヤーの内側から外側顆間隆起に向けて骨ノミを刺入していく．膝側面からみて手術台と骨ノミがなす角（骨ノミ角）は約30°から開始するが，その理由は最も刺入しやすく，かつ安全な角度だからである（図6）．ガイドワイヤーが正面イメージ下で点状にみえるように助手が下腿を保持しながら，外側顆間隆起近傍の皮質骨を貫くまで骨切りできたら幅10 mm骨ノミを抜去する．

次からは幅15 mmの骨ノミを用いる．すでに施行した骨ノミ角30°の骨切り線に沿って骨ノミ角10°で脛骨前面骨皮質の骨切りを行う．続いて骨ノミ角45°，60°で骨切りをすすめるが，60°付近からは膝窩部の血管神経損傷予防のため，脛骨後方皮質に骨ノミの先端が達する前に刺入を中止する．その後さらに角度を大きくしながら骨ノミ角90°まで海綿骨部分のみの骨切りを行う．

次に脛骨後方骨皮質を骨切りする．骨ノミは骨ノミ角60°付近まで戻し，後方皮質の手前まで入れた状態で患肢を胡坐位にする（図7-a）．照射方向を調節したCアームで膝側面イメージ像を確認しながら脛骨後方骨皮質の骨切りを完成する．胡坐位にすることで骨ノミの先端が視認でき，また膝後方の軟部組織が弛緩するため，膝伸展位で行うよりも安全な縦の骨切りが可能となる（図7-b〜e）．

6. 横の骨切り

縦の骨切り完成後に脛骨内側骨皮質（図4のA）から脛骨粗面内側縁（図4のB）に至る横の骨切りを行う．横の骨切り開始部は硬く厚い皮質骨であるためボーンソーを用いる．後方軟部組織をレトラクターで保護し，ボーンソーブレードが正面イメージで直線状を保持しながらガイドワイヤーまで骨切りする（図8）．

骨切りが終了したら薄い金属定規を用いて縦および横の骨切りで不十分なところがないか調べる．骨切りが不十分なところはガイドワイヤー付近の前後の皮質骨であることが多く，骨ノミやボーンソーを用いて完全に骨切りする．下腿を軽く外反して内側皮質骨骨切り部が軽度開大することを確認する．

7. 脛骨内外顆間離開防止K-wire刺入

脛骨プラトー直下に径1.5 mm K-wireを2本刺入する．腓骨頭前方の脛骨外側骨皮質から内側に向けて刺入する．2本のK-wireが脛骨横断面からみて内側で収束するように刺入する（図9）．2本が脛骨横断面で平行でなければ，下腿外反操作時に脛骨外側顆間隆起で脛骨が内外側へ離開することを防止できる．

8. 骨切り部開大

まず鵞足後方の軟部組織をコッヘルなどで鈍的に剥離し，スプレッダーを入れる孔を作成する．その孔から挿入したスプレッダーは脛骨内側骨皮質の骨切り部の後縁に確実に設置する．スプレッダー設置が前方す

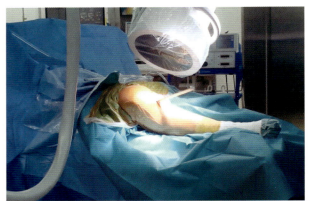

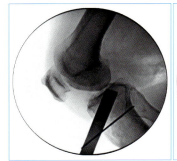
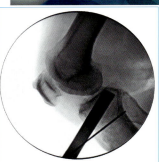
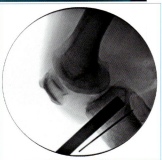
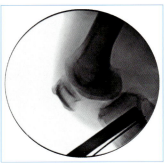

図7 縦の骨切り完成

a
b	c	d	e

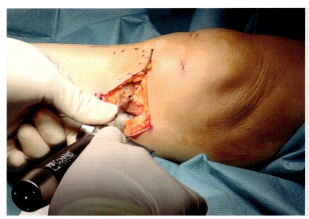
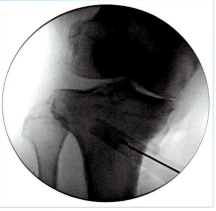

図8 横の骨切り

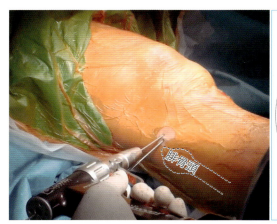
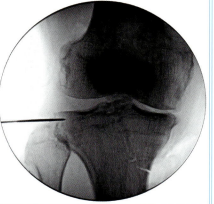
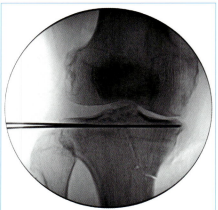

図9 脛骨内外顆間離開防止 K-wire 刺入

164　ゼロからはじめる！Knee Osteotomy アップデート　Ⅳ．手術各論

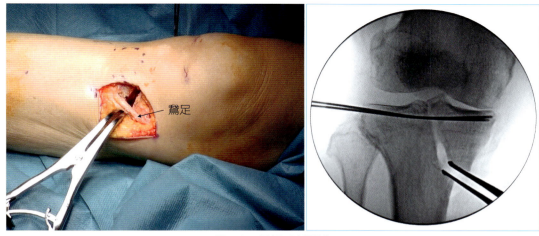

図10　骨切り部開大

ぎるとプレートが前方設置となり，固定力不足のため荷重開始後に矯正損失を生じる危険性がある．術者のスプレッダー開大と，助手の下腿外反のタイミングを合わせながら下腿を徐々に外反する．この際，助手は膝伸展位を保ちながら下腿を外反することが重要で，術後の膝屈曲拘縮や脛骨プラトー後方傾斜角増大を予防する．また，術者はスプレッダーの把持部に加わる力を参考にしながら骨切り部を徐々に開大していく．適切な矯正のための術中の指標は，正面イメージで関節適合が改善し外側大腿脛骨関節が平行に近くなることである（図9，10）．続いてアライメントロッドで術中下肢アライメントを計測し，%MAが60%であれば骨切り部開大は終了する．もし%MAが60%未満であっても，さらにスプレッダーに過剰な力を加えて骨切り部を開大することは，関節適合性をかえって悪化させるだけで荷重線のさらなる外方移動は得られない．よってこの時点でTCVO単独での矯正は終了し，OWHTOやDFOの追加を検討するべきである．

9. プレート選択，ベンディング

TomoFix plateを脛骨内側のできるだけ後方に当てて骨表面との適合を確認する．前方すぎる設置では荷重開始後に矯正損失やスクリュー折損の危険性がある．また，プレート近位部前方は皮膚から最も触れやすいため，同部をできるだけ骨表面に適合させる．TCVOにおける変形矯正の中心はOWHTOと異なるため，骨切り部開大により近位骨片と遠位骨片の間に膝正面からみて段差が生じる．骨切り部開大距離が10mm程度まではTomoFix anatomical plate（図11-b）による固定が可能だが，それ以上の開大では生じる段差に合わせてTomoFix medial high tibial standard plateまたはTomoFix small plate（図11-a）をベン

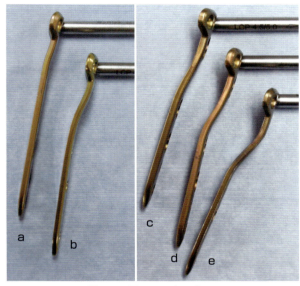

図11　TomoFix plate
a：TomoFix small plate
b：TomoFix anatomical plate
c：aを1回曲げたもの
d：aを2回曲げたもの
e：aを3回曲げたもの

ディングして使用する．TomoFix plateのベンディングはホールD遠位で表側凸に，ホール1近位で裏側凸に行う（図11-c～e）．2回ベンディングしたもの（図11-d）が概ねTomoFix anatomical plateに相当する．ベンディングはホールのロッキング機構を失わないようにlocking compression plate（LCP）spacerをホールDまたはホール1に装着した状態で行う．またTomoFix plateは厚さが3mmあるため，しっかりした卓上ベンダーを準備する必要がある．また，ベンディングは必要最小限とし，逆方向へのベンディング戻しは禁忌である．適切にベンディングすることで皮下でのプレートのかさばりは減少し，プレート近位に十分な長さの

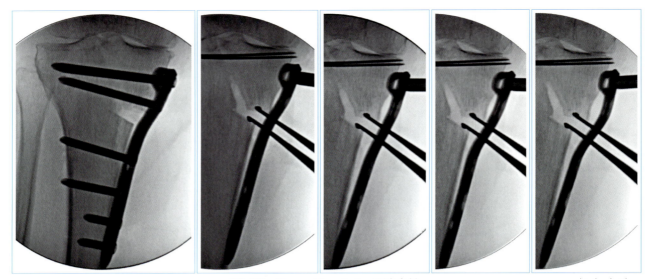

図12　TomoFix plate の適合性　　　　a|b|c|d|e
a：TomoFix anatomical plate で最終固定したもの
b：TomoFix anatomical plate
c：TomoFix small plate を1回曲げたもの
d：TomoFix small plate を2回曲げたもの
e：TomoFix small plate を3回曲げたもの

スクリューを挿入することが可能となる(図12).

10. 骨切り部固定

ホールBにネジ付きドリルガイドを装着したTomoFix plateを近位皮切から遠位方向に皮下に滑り込ませる. ホール3と4の中間に約1cmの遠位皮切を作成し, 皮下剥離しホール4にネジ付きドリルガイドを装着する. それぞれのネジ付きドリルガイドにK-wireスリーブを装着し径2mm K-wireで仮固定する. この際ホールBのK-wireが正面イメージで縦の骨切り線を越えること, および横の骨切り線より近位にホールDのスクリューが入ることを確認する. プレートを骨表面に適度に適合させるために, まずホール1のダイナミックコンプレッションホールに径4.5mmコーテックススクリューを挿入する. コーテックススクリューはやや外側遠位方向に刺入し, プレートが弯曲しない程度の強さで締める. 過剰に締めすぎると矯正量の変化が生じたり, ホールA～Cのスクリューが過剰に近位に向くことがあるため注意が必要である. 引き続きその他のホールにロッキングスクリューを挿入する. もしホールA, B, Cから刺入した径4.3mmドリル先が脛骨内外顆間離開防止のK-wireに干渉する場合は, 干渉しないホールから先にスクリューを挿入しておき, K-wireを抜去後に改めてドリリングとスクリュー固定を行う. 最後にホール1に挿入した仮固定のコーテックススクリューを抜去し, 代わりにロッキングホールにロッキングスクリューを挿入してプレート固定を完了する.

11. 閉創

創内洗浄し, 骨切り開大部に骨形成の足場として顆粒状のβ-リン酸三カルシウム(β-TCP, 通常はOSferion60(オリンパステルモバイオマテリアル株式会社)を2～4g使用している)を挿入する. 吸引ドレーン留置後, 皮下, 皮膚縫合する.

後療法

膝可動域訓練および荷重歩行訓練は吸引ドレーン抜去後から疼痛に応じて制限なく許可している. 基本的にはTomoFix plateにて強固な内固定が行われていることに加え, TCVOでは術後荷重線が通る脛骨外側には骨切り線がないため早期からの全荷重歩行許可が可能である. しかしながら荷重歩行訓練時に疼痛が強い例ではプレート前方設置や骨質不良などによる近位内側骨片の固定力不足の可能性があるため, 荷重負荷は徐々に増やす必要がある. 症例によって時期は異なるが術後2～5週で全荷重, 3～8週で杖なし歩行が可能となる.

まとめ

TCVO を行うにあたっては，適応を吟味すること，縦の骨切りを安全に行うこと，適合したプレートで強固な内固定を行うことが最も重要である．本稿で述べた内容に留意すればOWHTOに習熟した術者がTCVOを行うことは十分可能である．

（米倉暁彦）

文 献

1) 千葉剛次. Teeter 効果を有する高度OA膝に対する新たな脛骨骨切り術とその術後成績. 日整会誌 1992；66：S708.

2) Chiba K, Yonekura A, Miyamoto T, et al. Tibial condylar valgus osteotomy（TCVO）for osteoarthritis of the knee：5-year clinical and radiological results. Arch Orthop Trauma Surg 2017；137：303-310.

3) Koseki H, Yonekura A, Horiuchi H, et al. L-shaped tibial condylar valgus osteotomy for advanced medial knee osteoarthritis：A case report. Biomed Res 2017；28（10）：1-5.

4) 米倉暁彦, 尾﨑　誠. 変形性膝関節症に対する脛骨顆外反骨切り術—手術適応と術式の工夫—. 整形外科（増刊号）2017；68（8）：862-866.

5) 米倉暁彦, 岡崎成弘, 千葉　恒ほか. 脛骨顆外反骨切り術（TCVO）前後の関節開き角変化—開大型脛骨高位骨切り術（OWHTO）との比較—. JOSKAS 2017；42（1）：190-191.

ゼロからはじめる！Knee Osteotomy アップデート

Ⅳ．手術各論

E 大腿骨遠位骨切り術

1 Distal femoral osteotomy（DFO）

はじめに

内反を伴った内側コンパートメントの軟骨損傷や，変形性関節症（OA）に対しては高位脛骨骨切り術（high tibial osteotomy：HTO）が行われ，比較的安定した治療成績が得られることより，治療方針の選択肢として考慮しやすい．一方，外反を伴った外側コンパートメントの軟骨病変に対する治療はしばしば難渋する．特に外側半月板切除後には中年から若年者に外側型膝OA が発症し，人工関節以外の治療が必要となることが多く，それに対する治療方法の確立が必要と考えられる．

以前より，若年者の外反を伴った外側型膝OA に対しては大腿骨遠位内反骨切り術の成績が報告されているが[1]，矯正損失や骨癒合遅延などの合併症がしばしばみられ，安定した成績が得られていなかった．近年，骨切り法やプレートの改良により，より安定した成績が得られるようになってきている．手術方法としては外側開大式（lateral open wedge）と内側閉鎖式（medial closed wedge）内反骨切り術に二分できる．各術式でそれぞれ長所，短所があるが[2]，特に medial closed wedge osteotomy を用いた手術成績では安定した成績が得られるようになってきており，本稿では外反型膝OA に対する，大腿骨遠位内反骨切り術（medial closed distal femoral osteotomy：medial closed DFO）について述べる．

手術適応

活動性が高く1cm 以上の脚長差がなく，10°以上の屈曲拘縮がない，かつ外反変形を伴う外側型膝OA．明確な角度の適応の定義はないが，5°以上の外反で荷重軸が外側のコンパートメントを通過する症例がよい．また，mechanical lateral distal femoral angle（mLDFA）の正常範囲は87±3°であるが，最低限5°程度の矯正を行うことを考慮すると，mLDFA が85°以下で大腿骨側に主に変形がある症例が好ましい．PF関節に軽度のOA を有する場合でも，膝蓋骨の tracking は変化するが，これまでの自験例において軟骨損傷の悪化傾向は認めておらず，適応に大きな問題はないと考える．年齢に関しては具体的な年齢制限はないが，骨癒合の観点からは，60歳までが好ましいと考える．特に60歳代以降の女性は骨折が増加してくる年代であるため注意を要すると考える．

術前検査

①単純X線：膝2方向（正面，側面）
②下肢長尺X線：荷重線やmLDFA，medial proximal tibial angle（MPTA）の確認
③ローゼンバーグ撮影：外側関節裂隙の狭小化の検出に有用
④MRI：内外側コンパートメントの軟骨の状態や半月板の状態に関して確認しておく．

術前計画

立位下肢長尺X線を用いて，まず目標となるアライメントを決める．
①関節レベルでの予定通過点に向けて足関節から直線

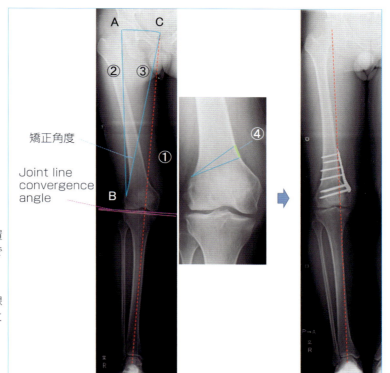

図1 術前計画
① 赤線：足関節から目標となる膝の荷重位置を結んだ直線を大腿骨頭中心(A)の高さまで延長した線
② ヒンジポイント(B)と点Aを結ぶ線
③ 交点(C)とヒンジポイント(B)を結ぶ線．線ABとBCのなす角度が計算上の矯正角度に相当
④ 決定した矯正角度のときの切除する骨の幅

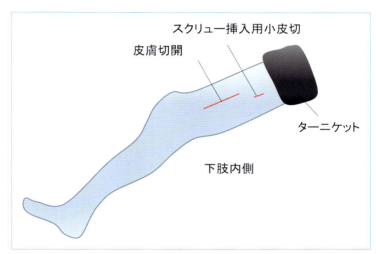

図2　セッティングと皮膚切開の位置

を引く．
② 次に大腿骨頭中心(A)とヒンジポイント(B)を結ぶ線を引く．
③ 線ABと同じ長さの線を半径とし，ヒンジポイントを中心として円を描き，①の線との交点を(C)とする．線ABと線BCとのなす角度が計算上の矯正角度となる(図1)．関節の傾きを表すjoint line convergence angle(JLCA)の角度が大きい場合は，JLCAの半分程度の角度を矯正角度から引くことを考慮する必要があるが，内反変形のときほど大きな傾きがあることは少ない．立位と臥位の撮影で角度に大きな変化がある場合は，臥位下肢長尺X線の撮影が可能であれば，臥位撮影を用いるとよい．
④ 予定した矯正角度のときに取り除くwedgeの厚みを計測する．ヒンジポイントが近位になると骨皮質の硬い部分になり，骨折を起こしやすくなるので，近位になりすぎないように注意する．

外反型OAに対する，内反骨切り術の場合の至適角度は一定の見解は得られていないが，荷重軸は脛骨の中央付近からやや内側を通る程度が推奨されている．過内反になりやすいので注意が必要である．

準　備

1. 体　位

仰臥位で，駆血帯を使用．駆血帯なしでも手術は可能であるが，筆者らは使用して行っている．駆血帯は術中邪魔にならないようにできるだけ近位で下肢の根元につける(図2)．術者はmedial closed wedge osteotomyを行う場合は，大腿内側からアプローチするため反対側(非手術側)に立ち，C-armは手術側から入れるようにする．透視下に股関節正面および大腿骨側面が入ることを必ず術前に確認しておく．非手術側の下肢は骨切りの邪魔にならないように下げておくとよい．

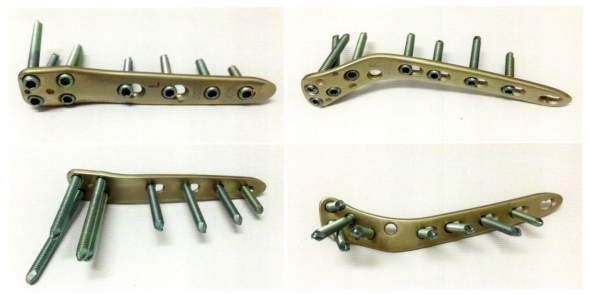

a. TomoFix MDF　　　　b. LCP proximal lateral tibia plate

図3　大腿骨遠位内反骨切りに使用するプレート

2. プレート

　TomoFix Medial Distal Femur（MDF，ジョンソンエンドジョンソン株式会社）（図3-a）は大腿骨遠位内反骨切り用に開発されており，基本的にはベンディングは必要がないが，形状が合わない場合は少しベンディングを加えてもよい．LCP proximal lateral tibia plateの反対側用を逆さにして使用することも可能である．骨形態によっては有用であるがベンディングが必要なことと，遠位後方のスクリューは後方に向かうため，あまり長いスクリューが入らず，注意が必要である（図3-b）．ヒンジが壊れて内側のプレートだけで安定性が得られない場合に，ダブルプレートにより対処ができるように外側用のプレートを用意しておく．

手術方法

1. 関節鏡

　まず，関節鏡視を行い，関節内の病態について把握する．軟骨，半月板，靱帯の状態について確認し，必要に応じて処置を行う．

　我々は，広範囲に軟骨下骨が露出しているような症例では軟骨の再生を促すために，abrasion chondroplastyを行っているが，その必要性については一定の見解は得られていない．行っていない症例でも除痛効果が認められており，HTOと同様に，アライメントの矯正による荷重線の偏位により，除痛効果が得られると考えられる．

2. 骨切り

①大腿前内側に約5～7 cmの縦切開を加える（図2）．内側広筋の内縁の筋膜を切開し，内側広筋を持ち上げると大腿骨に容易に到達できる．もし，内側広筋の挙上が困難な場合は筋間からアプローチすることも可能である．遠位はプレートをあてがうためのスペースを確保する程度に露出する．骨切り部の後面はレトラクターが挿入できるように愛護的に剥離しておく．

②骨切りの位置には血管がしばしばみられることが報告されており，有用なメルクマールとなる[3]．透視下に骨切りを行う位置を同定して1.8～2.0 mmのガイドピンを挿入する．ガイドピンを挿入するときは伸展位で挿入する．近位もしくは遠位のガイドピンを透視に対して平行に重なるように2本先に挿入する．遠位のピンは内転筋結節よりは近位になる．遠位すぎると遠位と近位の骨切りの長さの差が大きくなり，ギャップを閉鎖したときに骨皮質同士が合わなくなるので注意が必要である．挿入するピンの方向は大腿骨外顆の開始地点付近を目指して挿入する．大腿骨内顆や外顆は透視した際に長円状に確認できるので，外顆に接する位置の少し近位にガイドピンを挿入する（図4）．次に，術前計画より，決定した骨切りの幅に応じて，ガイドピンを2本平行に挿入する．ガイドピンの先がヒンジポイントで出会うと，実際に骨切りを行う際にはヒンジポイントが手前になってしまうので，ボーンソーやガイドピン

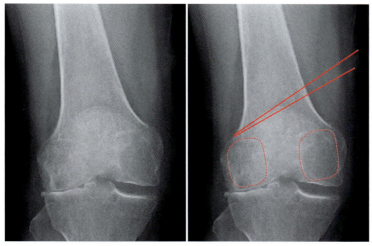

図4 ガイドピンの挿入位置の例

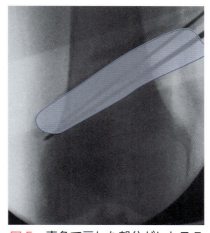

図5 青色で示した部分がレトラクターを挿入するべき位置

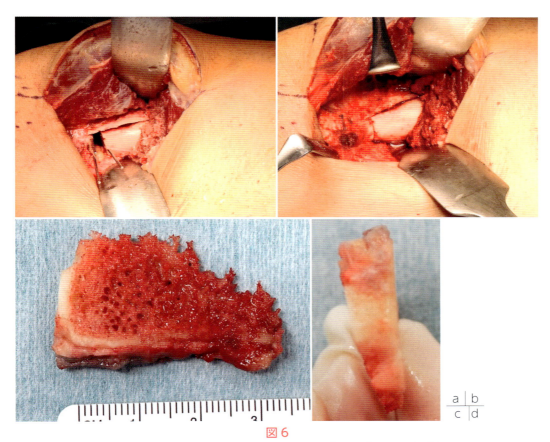

図6
a：二面骨切りと骨を除去した後　　b：ギャップを閉じた状態
c：除去した骨の側面像　　　　　　d：除去した骨の骨皮質側

の幅の分を考慮して，少しヒンジポイントの先で出会うように挿入する（図4）．

③骨切りを行う前に，X線透過性のあるレトラクターを大腿骨後方に挿入する．透視下にレトラクターが骨切りを行う部位に入っていることを必ず確認する（図5）．我々は骨切りの際には神経血管束が少し緩むように軽度屈曲位で行っている．

ポイント　必ずレトラクターの位置を骨切り前に確認する．

④骨切りは二面骨切りとして，まずはガイドピンに沿ってボーンソーで骨切りを行う．手前の骨皮質は固いのではじかれないようにしっかり保持して切り込み，その後は慎重にガイドピンに沿ってすすめていく．挿入したガイドピンの長さからある程度ボー

E．大腿骨遠位骨切り術　　1．Distal femoral osteotomy（DFO）　　171

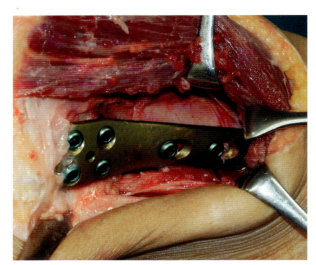

図7 プレート固定後

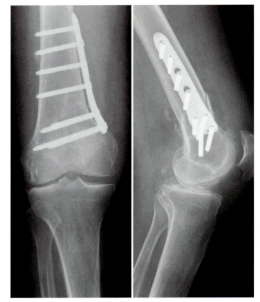

図8 術後X線の1例

ンソーの挿入する長さの目安をつけておく．後方の骨が残存する傾向があるため，骨の切り残しがないか確認する．次に二面骨切りの前方の骨切りを行う．近位の骨切りから開始し，斜め前方に切り上げる．大腿骨は，やや前方突の弯曲があることを考慮して，骨切り面と100°程度で切り上げる．切り上げる量は3〜4cm程度とする．皮質骨は硬いため近位に切り上げて骨幹部に長く切り込まないように注意する．前方の骨切りを終えると楔状の骨が除去できるようになる（図6）．この時点で骨切りが十分に行われている場合は，ギャップを閉じることが可能になるが（図6-b），ヒンジポイント付近や，後方の骨の切り残しがあり，すぐにはギャップが閉じないことがしばしばある．ノミでヒンジポイント付近に何度か挿入して，骨を除去しつつ対側の骨皮質を少しずつ弱めるようにする．無理にギャップを閉じると骨折がヒンジポイントに生じ，ヒンジが破綻するので慎重に行う．一度ヒンジが破綻すると不安定になるので，アライメントを保持することが肝要である．

ポイント　無理やり閉じない！　慣れるまでは根気よく丁寧に骨を取り除く．

⑤ヒンジを閉じた後はアライメントを一度透視下に確認し，目標のアライメントになっていれば，プレートを内側にあてがって仮固定を行う．透視下に正面，側面のプレートの位置を確認して問題がなければ，まず，遠位のスクリューを4本挿入する．続いて，引き寄せ作業を行う．骨折の際に行う引き寄せ作業と同様に，近位の最遠位にある引き寄せ用のス

クリューホールをドリリングして，反対体側まで貫き長さを計測する．ドリリングの方向はやや近位に向けて行う．十分な長さの皮質骨スクリューを挿入し，ヒンジの状態に応じて適度に引き寄せを行う．ヒンジが保たれている場合はヒンジポイントに軽度の圧迫がかかるようにし，ヒンジが破綻して転位している場合は適切なアライメントになる程度に引き寄せる．その後，近位にロッキングスクリューを挿入していく．Bi-corticalに貫いて固定を行う．近位のスクリューホールは筋内深くにあり，挙上して露出することが難しいため，小皮切を加えて，挿入する．最後に引き寄せに使用したスクリューを抜去し，ロッキングスクリューをロッキング用のスクリューホールに挿入して固定する（図7）．

⑥透視下にスクリューの長さや，アライメントなどに大きな問題がないことを確認する．閉鎖式ドレーンを内側の皮下に留置して閉創する．ドレーンは翌日抜去する．

術後のX線を1例提示する（図8）．

術後後療法

可動域訓練は創部の状態に応じて開始．荷重は固定性に応じて4〜6週間非荷重とする．

1/3部分荷重から開始し，固定性に応じて荷重をすすめていくが，通常は2週程度かけて全荷重にしている．その後は骨癒合の進行に応じて負荷を上げていくことを許可するが，特にヒンジの破綻があった場合は

慎重に荷重の増加を行う．十分な骨癒合が得られる前にすすめてしまうとスクリューの破損や骨癒合遅延をきたすこともある．ジョギングは術後4〜6か月，スポーツは7か月〜1年経過してからとしている．

まとめ

ロッキングプレートと二面骨切りを用いた大腿骨遠位内反骨切り術により，強固な固定が可能となり，以前と比較して手術を行いやすい環境となってきていると考えられる．一方で，小さい角度で大きなアライメント変化が起こるため，術前計画を含めて十分な注意が必要である．また，ヒンジポイントを保つことで，固定性が得られることより，ヒンジを壊さないように骨切りを行えるように，習熟した技術が必要である．手術を行うにあたり，過去の文献など[4]も参考にして十分な検討を重ねて臨むようにしたい．

（松下雄彦，荒木大輔）

文　献

1) Wang JW, Hsu CC. Distal femoral varus osteotomy for osteoarthritis of the knee. J Bone Joint Surg Am 2005；87(1)：127-133.
2) Wylie JD, Jones DL, Hartley MK, et al. Distal femoral osteotomy for the valgus knee：medial closing wedge versus lateral opening wedge：a systematic review. Arthroscopy 2016；32(10)：2141-2147.
3) van der Woude JA, van Heerwaarden RJ, Bleys RL. Periosteal vascularization of the distal femur in relation to distal femoral osteotomies：a cadaveric study. J Exp Orthop 2016；3(1)：6.
4) Brinkman JM, Freiling D, Lobenhoffer P, et al. Supracondylar femur osteotomies around the knee：patient selection, planning, operative techniques, stability of fixation, and bone healing. Orthopade 2014；43(Suppl 1)：S1-S10.

IV. 手術各論

E 大腿骨遠位骨切り術

2 Double level osteotomy (DLO)

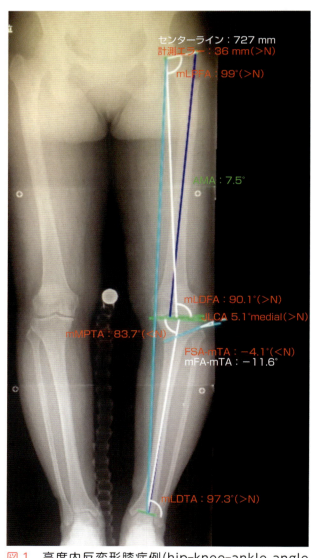

図1 高度内反変形膝症例(hip-knee-ankle angle (HKA angle): −11.6°)
mLDFA 90.1°, mMPTA 83.7°と異常値を示し, 大腿骨, 脛骨両方の変形が存在する.
mLDFA; mechanical lateral distal femoral angle
mMPTA; mechanical medial proximal tibial angle

はじめに

　これまでの膝骨切り術は脛骨近位で行われてきた. 高度変形膝に対して脛骨近位のみの single level osteotomy を行うと脛骨関節面傾斜が増大することにより, shear stress が発生する非生理的膝関節面となる[1]. しかし, 大腿骨骨切りは手術侵襲の大きさが問題となり, 焦点が当たっていなかったが, 改良型膝周囲骨切り術の発展に伴い[2], ロッキングプレートを用いた強固な固定が可能となり, 手術侵襲も少なく, 大腿骨の骨切り術が行えるようになった[3]. 脛骨のみの single level osteotomy では得ることができない生理的膝関節面を再建できるのが double level osteotomy (DLO) である[4]. DLO とは2面カットの大腿骨遠位骨切り術(distal femoral osteotomy; DFO) と2面カットの内側楔状開大式高位脛骨骨切り術 (open wedge high tibial osteotomy; OWHTO) の組み合わせである. 本稿では当科で行っている DLO について解説する.

DLO のコンセプト

　当科では骨形態やアライメントについて X 線パラメータ解析を行い, 大腿骨と脛骨の両方に変形の主因がある場合に DLO を行っている(図1).

DLO の適応とプランニング

　適応は高度変形膝において, 活動性が高く, high-impact sports の継続や深屈曲を希望し, 人工膝関節全置換術 (total knee arthroplasty; TKA) に強く抵抗が

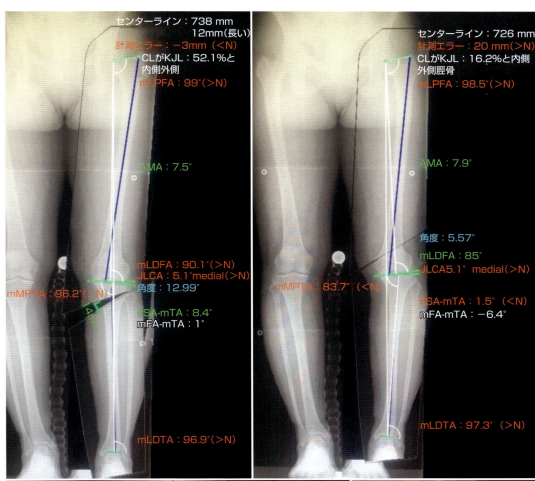
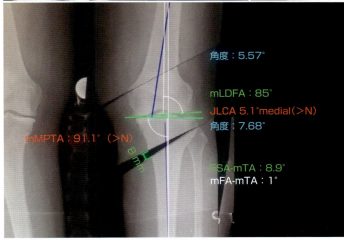
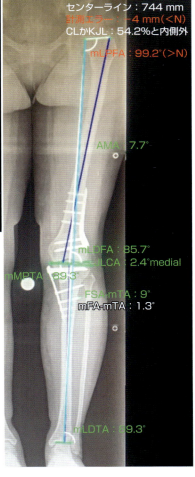

図2

a：図1の症例にOWHTOを行う（HKA angle 1°外反と仮定）と仮定すると，矯正角度12.99°が必要となる．その結果mMPTA 96.2°と異常値となり，非生理的膝関節面角度となる．また，開大は14 mm必要となる．当科では本症例のように術後のmMPTAが95°以上，もしくは開大距離が15 mm以上となる場合にDLOを考慮している．

b：このような症例に対してはDLOが必要である．まず，CWDFOから計画する．mLDFAを正常範囲下限85°に設定する．Mechanical axisは半分程度内側へ入ってくる（矯正角度は5.57°，wedge閉鎖距離は5 mmである）．

c：HKA angle 1°外反としてプランニングする．DLO後mLDFA，mMPTAともにほぼ正常範囲内となる（OWHTOの開大距離は8 mm）．13°の矯正角度をCWDFOで5.5°，OWHTOで7.6°と大腿骨，脛骨に分散する．

d：術後1年時の立位全下肢概観正面X線像において，各パラメータは術前プランニングとほぼ一致する値を示す（HKA angle 1.3°）．JLCAは2.4°と術前より2.7°減少している．その減少分，下肢アライメントは軽度外反となっている．

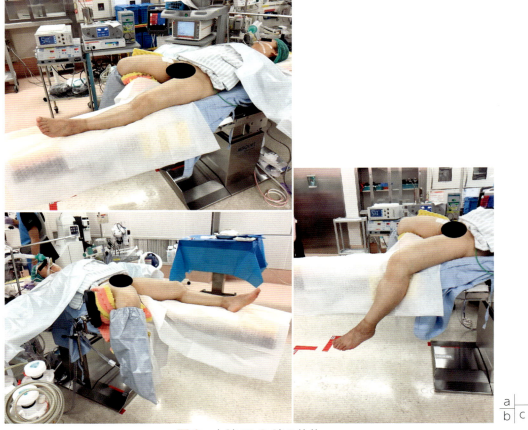

図3 右膝DLO時の体位
健側(左)の足台を除去して下垂している．術者が患肢内側に近づきやすくなる．
DFO，DLOではターニケットを使用していない．

ある例としている．

プランニングはまずOWHTOからシミュレーションし，mechanical medial proximal tibial angle（mMPTA）が95°以上（もしくはwedge sizeが15 mm以上）になる場合に，DLOを考慮している（図2-a〜c）[1]．このような場合は大抵の症例でmechanical lateral distal femoral angle（mLDFA）が90°以上と，大腿骨側にも変形の原因が存在する．我々は解剖学的な膝関節面を再建することを優先とし，mLDFAは正常範囲下限の85°までに設定する．DLOが適応となる膝は高度変形膝であるため，mechanical axisは膝中央からはるか遠くを通過している．そのため，術後の目標mechanical axisは内反膝の場合，膝の中央からやや外側を通る程度の矯正（hip-knee-ankle angle（HKA angle）1〜2°程度）としている．高度変形膝にとって，DLOの矯正は非常に大きな矯正になるため，軽度外反となる程度でよいのではないかと考えている[4,5]（図2-d）．このように各パラメータを解剖学的範囲内に再建しておくと，将来的にTKAが必要となった場合にもその手術に支障をきたす恐れは少なくなる．

DLOの実際

1．セッティングと体位（図3）

手術は仰臥位で行う．反対側下肢は術者が患側膝に近づけるよう，下垂させ，フットポンプを装着する．駆血帯は用いていない．内反膝の場合，DFOは外側からのアプローチとなるため，Cアームはそれぞれ術者の反対側から膝に対し垂直に入れる．股関節まで十分透視できるようにする．

2．関節鏡

当科では先に関節鏡手術を行う．灌流液にエピネフリンを添加（3Lbagに1A）して使用している．ベッドから足を下垂して関節鏡手術を行う（図3-c）．半月板処置，骨棘切除（骨棘はOWHTOの開大部に挿入する），microfracture，abrasion arthroplasty，遊離体摘出，外側支帯解離などの処置を行う．外側支帯解離の適応は麻酔下でも膝蓋大腿関節の可動性が低下している症例としている．外側支帯解離を行った場合は関節内にドレーンを留置している．

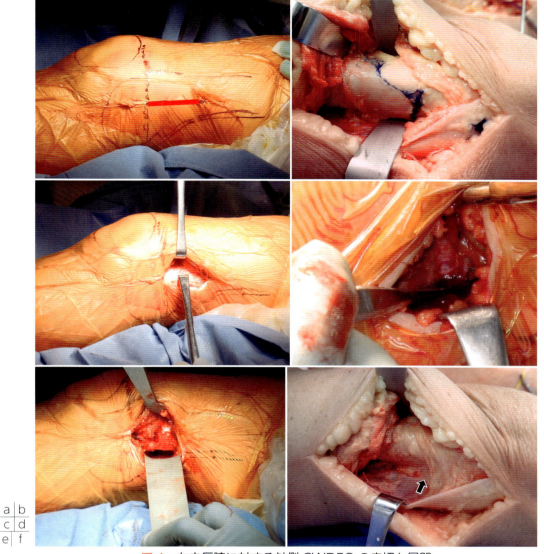

図4 左内反膝に対する外側CWDFOの皮切と展開

a：左膝．膝蓋骨上縁の高さから大腿骨骨軸中央の位置で近位方向に4〜5 cmの皮切で可能である（赤線）．
b：右膝．慣れない間は大きく展開することをおすすめする．
c：腸脛靱帯を皮切と同方向に切離する．
d：大腿骨後面の骨膜を剝離する際，血管が豊富であるため十分に止血操作を行う（特に外側）．
e：大腿骨後方にレトラクター，前方にホーマン鉤を挿入する．X線透過性のものが使いやすい．
f：右膝．後方コンパートメントとの境界を作る線維膜（矢印）を大腿骨より十分に剝がす．

3. Closed wedge DFO（CWDFO）の展開（図4）

慣れてくれば皮切は膝蓋骨上方のレベルから大腿骨軸中央部で近位に向かう約4 cmの小皮切で行うことが可能であるが（図4-a），最初は十分な皮切でしっかり展開することをおすすめする（図4-b）．内反膝の場合は腸脛靱帯を切離し，外側広筋を翻転して大腿骨に到達する（図4-c）．この際，骨膜の十分な止血操作を行う（図4-d）．大腿骨後面にレトラクターを挿入し，神経血管束を保護する（図4-e）．後方コンパートメントとの境界を作っている線維性の膜が固く遠位大腿骨に付着している（図4-f）．レトラクターを十分に挿入するために，この線維性膜を遠位方向に十分に剝がしておく必要がある．

4. Kirschner wire（K-wire）刺入（図5）

2.0 mm K-wireを骨切り予定部に刺入する．MDFプレート（TomoFix MDF，ジョンソンエンドジョンソン株式会社）を用いる場合の骨切り開始ポイントは，内反膝の場合は外側上顆から約4 cmの部分から開始するとプレートと合う（図5-a）．透視の際は，常に膝蓋骨が中央に位置するよう肢位を保持しておく．ヒンジポイントは大腿骨顆部の角に置く（図5-b）．K-wire間は少し隙間をあけることがコツである．これによっ

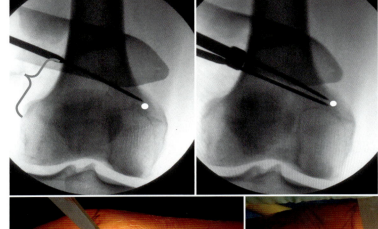
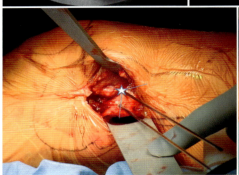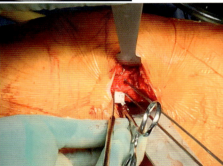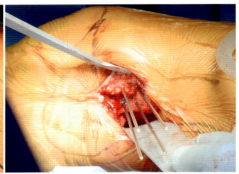

図5　K-wire 刺入位置

a：MDFプレートを用いる場合，外側上顆から4cmの位置から骨切りを開始するとプレートに合いやすいため，同位置からK-wireを刺入する．ヒンジポイントは大腿骨内顆部の後顆と内側骨皮質の間の海綿骨部である（白丸）．
b：ヒンジ位置．ヒンジ部位（白丸）までボーンソーが到達し，十分に骨切りできるようにK-wireの隙間をあけておく．
c：上方のK-wireはbiplane-cutの縦の骨切り（vertical cut）とascending cutの交点（星印）に刺入する．Vertical cutは大腿骨後面に垂直に行う．
d：骨切り予定サイズのミリ数でカットしたメジャーを使用して位置決めを行い，遠位側のK-wireを刺入する．
e：合計4本のK-wireを刺入する．K-wireを短くカットする．

てボーンソーがヒンジポイントぎりぎりまで入ることができ，ヒンジ骨折を予防できる．ノミでの骨切りを行わないようにする．大腿骨は骨皮質が硬く，衝撃でヒンジを破壊してしまう．大腿骨骨切り術においてヒンジを破壊してしまうと非常に不安定になり，プレート固定が難しくなる．この部分は骨皮質が軟らかく，ヒンジに適している．上（前）方のK-wireはascending cutの高さに刺入する（図5-c）．Ascending cutの高さは大腿骨幅の約1/4〜1/3とする．予定したwedgeを計測し，計4本のK-wireを挿入する（図5-d，e）．大腿骨骨切りの縦の骨切りは大腿骨後方骨皮質に対して垂直に行っている．

5. 骨切り（図6）

挿入したK-wireに沿わせてボーンソーにて骨切りする（図6-a）．小柄な日本人女性の大腿骨幅は3cm未満であるため，ボーンソーが後方にはみ出てしまう危険性がある．大腿骨後面には神経血管束がある．特に膝窩動脈は大腿骨に近く，やや内側を走行するため，内反膝に対するDLO時は特に注意する必要がある．振れ幅の少ないボーンソーを使用されることをおすすめする．ヒンジポイントまでしっかりとボーンソーにて骨切りする（図6-c）．先にvertical cutを行い（図6-a，b），次いでascending cutを行う（図6-d）．イメージ下にノミを用い，完全にカットできているか確認する（図6-e）．ヒンジ部分直上のascending cutがしっかりカットできているかどうかの確認は細いノミを用いる．同部をしっかりカットしておかないと，ヒンジ骨折を起こす．太いノミを用いると内側広筋を損傷してしまう（図6-f）．きれいにカットできていればwedgeの骨片を摘出できる（図6-g）．骨片がき

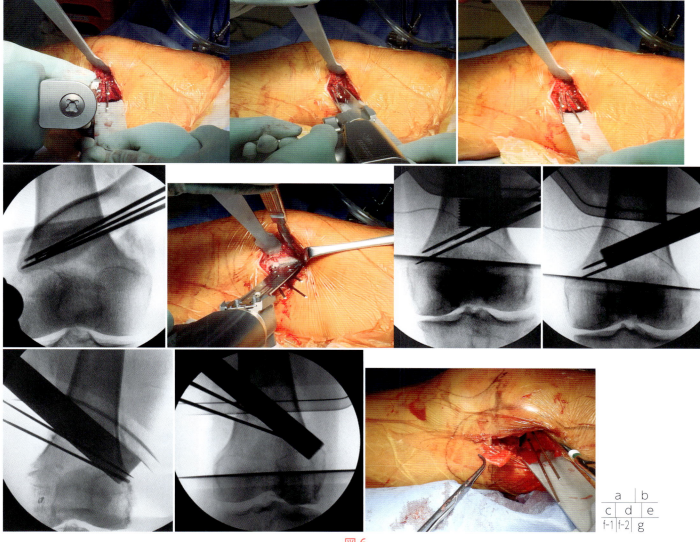

図6
- a：K-wireに沿って縦の骨切り(vertical cut)を行う．
- b：縦の骨切り(vertical cut)が終了後
- c：ヒンジポイントまでしっかりとボーンソーにて骨切りをする．
- d：前方ascending cutを行う．Ascending cutのフランジ長は3〜4 cmとする．
- e：幅の広いノミを用いて完全にカットできているかを確認する．
- f：ヒンジ部分直上のascending cutがしっかりカットできているかどうかの確認は細いノミを用いる(f-1)．同部をしっかりカットしておかないと，ヒンジ骨折を起こす．太いノミを用いると内側広筋を損傷してしまうので注意する(f-2)．
- g：きれいにカットできていればwedgeの骨片を摘出できる．

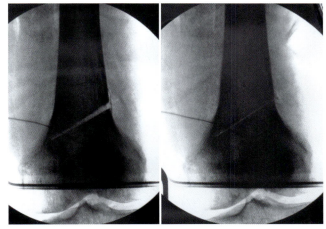

図7　骨切り部を愛護的に圧迫して閉鎖させる

E．大腿骨遠位骨切り術　2．Double level osteotomy (DLO)

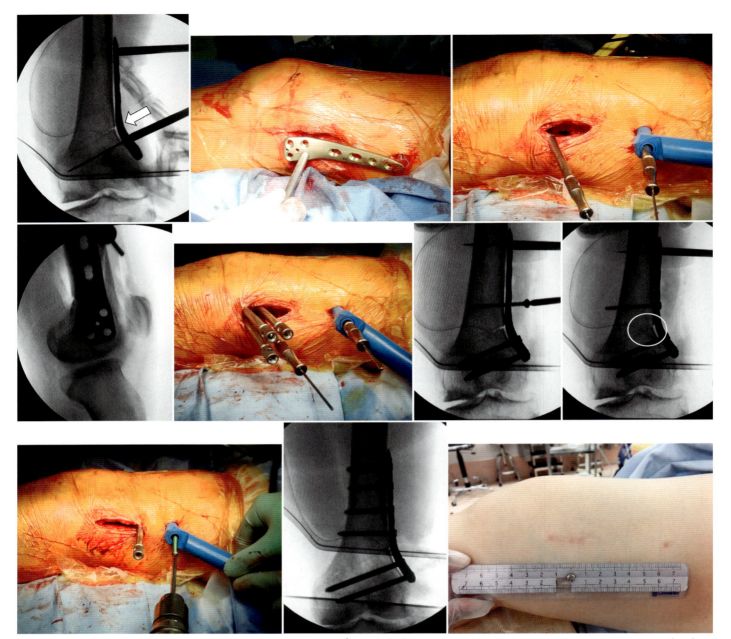

図8 プレート固定

a b c
d e f g
h i j

a：B, DスクリューとNo.1スクリューホールの間（矢印部）でベンディングを行う．
　プレートベンディングの目安は骨切り部遠位スクリューが骨切りラインと平行になることが理想である．そうすることにより，より長いスクリューを挿入することができる．また，大腿骨によりフィットする．

b：MIPOテクニックを用い，小皮切でプレート固定を行う．

c：近位後方Dホールを使用してK-wireにて仮固定する．
　近位側は約1cmの皮切から骨切り部を圧迫した状態でNo.4スクリューホール位置から仮固定する．カニュラを用いると操作が容易となる．

d：側面プレートの設置位置も確かめる．プレートが側面に適切に当たっていないと前方のスクリューが膝蓋大腿関節に穿破することがある．

e：A, B, C, Dに外套を装着し，ロッキングスクリューを挿入していく．A, B, C, Dの各スクリューをすべて挿入してからトルクをかける．

f：遠位4本のスクリューを挿入後，No.1スクリューコンビホールをエキセントリックに使用して，コーティカルスクリューにて骨切り部に圧迫をかける．

g：コーティカルスクリュー挿入後，骨切り部が圧迫されている（丸印）．

h：小皮切のため，近位皮切からカニュラを使用するとスクリュー挿入が容易となる．

i：全スクリュー挿入後

j：CWDFO後創部．慣れると約4cmの小皮切でもDFOを行うことができる．患者満足度も非常に高くなる．

図 9
TomoFix を使用した例
　a：術直後
　b：術後 2 か月．遷延癒合となり，Dスクリューが抜けてきている．

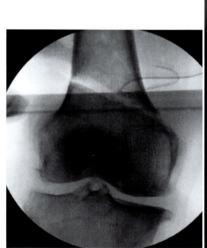
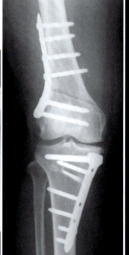
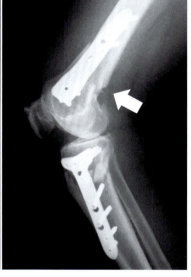
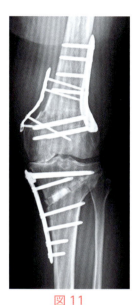

図 10
a：術中イメージ下にヒンジ骨折が確認できる．
b：DLO プレート固定後．正面像では整復できている．
c：側面像にて大腿骨遠位部が内旋位で変位している（矢印）．

図 11
ヒンジ骨折が判明した際は反対側を展開し，ダブルプレート固定を行う．
本症例の内側にはロッキングプレートを使用している．

れいに取れない場合は十分にカットできていないので，再度上記の手順を追って繰り返す．

6. Wedge の閉鎖（図 7）

骨片摘出後，愛護的に閉鎖する（図 7）．容易に閉鎖できないときは後方骨皮質を切り残していることがあるため，再度骨切りし直す．

7. プレート固定（図 8）

内反変形膝に対して行う DLO の場合，MDF プレートは反対側膝のプレートを使用する．術中，ベンダーを用意し，プレートベンディングをしたほうが，より大腿骨に沿うようになり，遠位スクリューが骨切りラインに平行に入ることで，より長いスクリュー挿入が可能となる（図 8-a）．

MDF プレートを使用する場合は初めに D スクリューホールに K-wire にて仮固定する．D スクリューは近位，後方にあるため，この K-wire が大腿骨後面に穿破しない位置に固定する．プレートの近位側にも小皮切を入れ，K-wire にて最近位（No.4 ホール）で仮固定する（図 8-b, c）．仮固定の際は骨切り部に愛護的に圧迫力を加えておく．プレートの仮固定が済めば，アライメントや，プレートの側面設置位置を確かめる（図 8-d）．仮固定後に下肢を動かす際にもヒンジ骨折が起こる可能性があることに留意する．遠位 4 本（A，B，C，D スクリュー）をすべて挿入してから

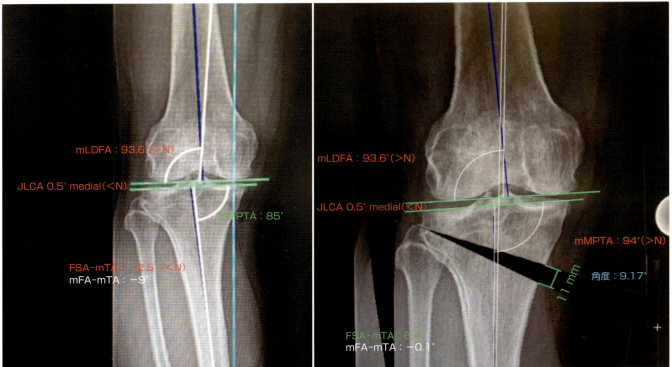
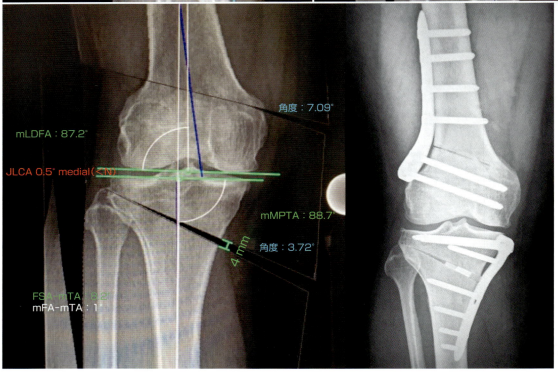

図12 52歳, 男性

a：内反は強くないが, mLDFA 93°, mMPTA 85°と大腿骨, 脛骨の両方に変形の主因が存在する. JLCAは0.5°である.

b：この症例にOWHTOを行うとすると, HKA angle 0°と仮定しても開大距離が11 mm, mMPTAが94°となる.

c：本症例にはHKA angle 1°外反として, 6 mm wedge CWDFO (7°矯正) と4 mm wedge OWHTO (3.7°矯正) を行うと, mLDFA 87.2°, mMPTA 88.7°となり, OWHTO単独による矯正より, 解剖学的な膝関節面が獲得できる (mMPTA 88.7°, mLDFA 87.2°).

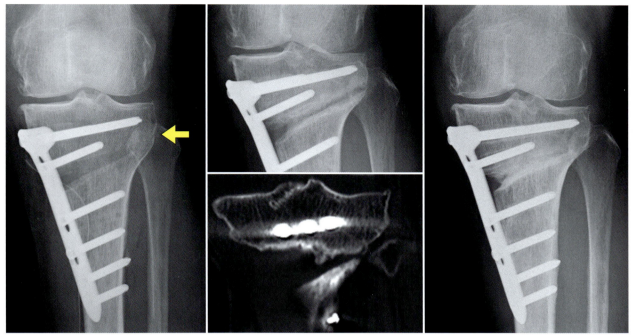

図3 66歳，女性のtype II骨折後に生じた骨癒合遷延

a：術直後単純X線正面像．外側皮質のわずかな転位（矢印）を認めるが，一見type I骨折のようにみえる．
b：術後半年の単純X線正面像．骨切り部周囲の骨硬化を伴った遷延治癒となった．
c：術後半年のmulti-planar reconstruction CT冠状断．骨折線が近位脛腓関節の遠位に存在し，type II骨折であることが確認できる．
d：術後1年の単純X線正面像．骨癒合が得られた．

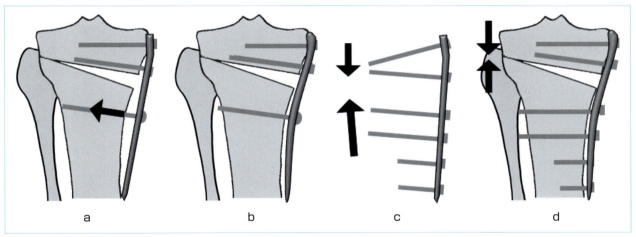

図4 Temporary lag screw fixationの原理

a：骨切り面のすぐ遠位のプレート穴より皮質骨用大骨スクリューを挿入する．
b：これによってプレートにたわみが生じる．
c：プレートの可塑性による戻りの力がロッキングスクリューを通して外側への圧迫力へと変換される．
d：ヒンジに圧迫力が加わることでヒンジ骨折を安定化させることができる．

の荷重を行った．結果的に3膝すべての骨癒合が遷延した．術中に関節面の転位を生じたtype IIIの4膝は，一旦開大部を閉じて関節面を整復し，1.4 mmのKirschner wire（K-wire）で整復を保持したまま再開大を行い，外側からlag screwによる追加固定を行った[3]．この4膝については術後3週から部分荷重，6週から全荷重とした．術中に骨折が同定されず，術後1か月に判明したtype III骨折2膝のうち1膝は矯正損失を認めたために再矯正骨切りを行い，外側からロッキングプレートを追加した[3]．術中に判明したが，転位がなかったために通常の荷重を行った1膝が経時的に過矯正となった[3]．

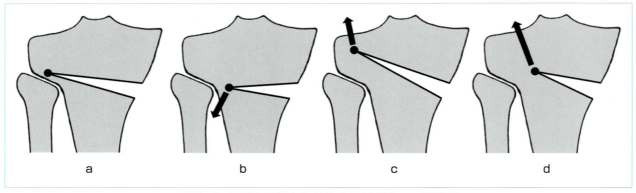

図5 ヒンジの位置と生じやすい骨折 type の関係
a：PTFJ 直上の最も推奨されるヒンジ位置. 不安定なヒンジ骨折を生じる可能性が低い.
b：PTFJ の遠位端よりヒンジが低いと type Ⅱ 骨折を生じやすい.
c：PTFJ の近位端よりヒンジが高いと type Ⅲ 骨折を生じやすい.
d：PTFJ の内側端よりヒンジが内側だと（骨切りが浅いと）type Ⅲ 骨折を生じやすい.

考 察

1. 骨癒合遷延予防の 1st step
―不安定な LHF を回避する適切なヒンジ位置―

LHF が生じた場合の対処法も重要だが, いかに不安定な LHF を起こさない骨切りを行うかが OWHTO 成功の鍵となる. まず, 大きすぎる開大距離は LHF を誘発する. 以前に報告した我々のシリーズ[3]では骨折群の開大距離が非骨折群に比較して有意に高く, 現在では OWHTO の適応限界を 12.5 mm とし, 13 mm 以上は CWHTO を行っている.

さらに, 開大時に生じる骨折の type と最も関係する要因はヒンジの位置である. 今回の自験例ではその点に関する検討を行っていないが, 我々は 111 膝のヒンジの位置と生じた骨折 type を MPR-CT で分析し, ヒンジが PTFJ の内外側端の間でかつ PTFJ の上下端の間にある場合（図5-a）が最も type Ⅱ/Ⅲ 骨折を生じにくいと報告した[5]. ヒンジがこれよりも低いと type Ⅱ 骨折（図5-b）が, 高いと type Ⅲ 骨折（図5-c）が生じやすくなる[5]. またヒンジがこれよりも内側（図5-d）, すなわち骨切りが十分に外側まで到達しない "浅い" 状態だと type Ⅲ 骨折が生じやすい[5]. したがって術中の骨切りガイドとなる K-wire を挿入した後に, PTFJ 関節面が正確に描出される膝内旋位透視を行い, ヒンジが PTFJ 直上に正確に位置していることを確認することが, type Ⅱ/Ⅲ 骨折予防に重要である[4,5].

2. 骨癒合遷延予防の 2nd step
―LHF 発生時の Takeuchi 分類別対処法―

筆者がロッキングプレートを用いた OWHTO をはじめた 2006 年当初, 学会で「構造的に安定している OWHTO は CWHTO に比べて早期荷重が可能だ」というコメントを聞いて, 何とも納得のいかない違和感を覚えたのを記憶している. なぜ開大部に gap がある OWHTO のほうが安定しているのだろうか. 我々が提唱した腓骨を外側の支柱あるいは外側を支える手と考える "fibula-as-supporting strut theory"[3], "fibula-as-supporting hand theory"[4] は OWHTO の特性を考えるうえで非常に簡便ではあるが, ここでは OWHTO を 1 つの「建造物」として捉えることでその治療法を考える.

OWHTO を図6のように模式的に描くなら, これは神社の鳥居に例えることができる（図6-a）. つまり腓骨は外側の柱に, 脛骨およびロッキングプレートが内側の柱に, gap 近位の内外側プラトーが笠木（かさぎ）に, gap 遠位の部分が貫（ぬき）にそれぞれ相当する. したがってこれら 4 つの連続性がある状態, すなわち骨折やインプラントの破綻がない状態では構造物が全体として角度安定性を持つ. ここでは骨折の本質が明瞭になるように, あえて人工骨を入れていない「鳥居モデル」を提示し, 各骨折の骨癒合遷延の機序と適切な治療の理解のために, Takeuchi type Ⅰ〜Ⅲ を鳥居の破損に例えて考える.

a）Type Ⅰ 骨折

笠木と貫の間で外側の柱が折れた状態に例えられる（図6-b）. 笠木の重みがプレートのたわみによって破損部の圧迫力に変換されること, 内外側の柱と貫によって構成された枠組みが破損部の下を支えることから比較的安定した破損形態であり, 骨癒合遷延となる可能性は低いと考えられる. 特に治療を行わずとも, 重力（荷重）によって破損部（骨折部）に圧迫力が加わる

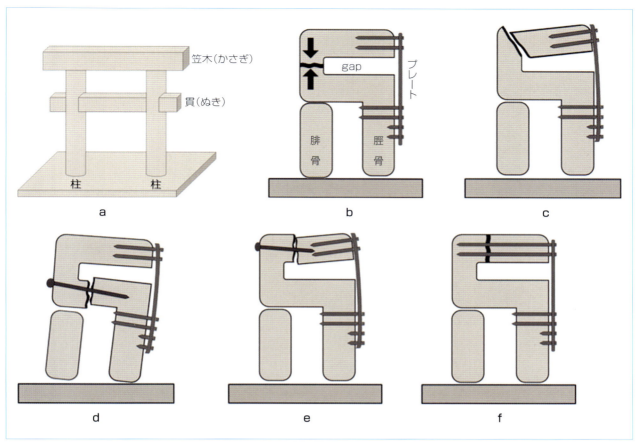

図6 外側ヒンジ骨折を模式化した「鳥居モデル」
a：鳥居の構造
b：Type I 骨折．笠木と貫の間の骨折で，重力（荷重）は骨折面の圧迫力（矢印）となるため安定している．
c：不安定な type I 骨折．笠木と柱の間で斜めに骨折が走った場合には重力（荷重）が同部の剪断力になるため安定性が落ちる．
d：Type II 骨折．貫の骨折である．外枠となっている外側柱-笠木-内側柱のうち，内側柱にフレキシブルなプレートによって支えられた gap があるために，鳥居全体に歪みをきたしやすい．仮にここにスクリューが挿入されても，この歪みによる剪断力を支えることは難しいと考えられる．
e：Type III 骨折．笠木の骨折で，内側柱がたわむことで貫が落ちる力が働く．仮にここにスクリューが挿入されても重力（荷重）に拮抗する固定性を得ることは困難と考えられる．
f：プレートをできる限り真の内側に設置し，外側柱までプレートのロッキングスクリューを挿入することで安定性が向上する．

が，TLS を行うことでさらに圧迫力を強めることができる．しかしこれが斜め上へ骨折線が走った場合には笠木が滑り落ちる剪断力が生じる（図6-c）．本自験例で唯一 type I 骨折でありながら骨癒合遷延となった症例（図2）はまさにこれである．実はこのtypeは骨折線がPTFJ周囲に比べて軟部組織の被覆の薄い場所へ向かうために，オリジナルの Takeuchi 分類の文献の中で既に "such cases of type I fracture may not be stable." と述べられている[2]．要するに type I と type III の間に骨折線が入るようなケースは慎重な経過観察が必要であり，これは不安定な type I 骨折として別に考えたほうがよいかもしれない．

b) Type II 骨折

貫の骨折であり，内外側の柱と笠木は健常に保たれている（図6-d）．しかし内側柱は「たわみ」のあるプレートを含んでおり，貫が折れた場合には全体の構造物が歪むため，折損部の micro-motion が生じやすいと考えられ（図6-d），自験例も結果的に3膝すべてが遷延治癒となった．仮に骨折部にスクリューを挿入したとしても，この micro-motion を防ぐことは困難と考えられ（図6-d），ある程度骨癒合するまで免荷やサポーター，低出力超音波パルス療法（low intensity pulsed ultrasound；LIPUS）などを併用して慎重に後療法をすすめることが得策であろう．角度安定性を高

めたいなら，外側からロッキングプレートを追加するのも1つだが，侵襲も大きくなるため，転位がない場合には上述の保存加療がよいと考える．TLSの使用はプレートの戻り力によって図6-dのような転位を誘発することから，禁忌と考えられる．

c) TypeⅢ骨折

笠木の骨折である（図6-e）．内側柱にたわみのあるプレートを含んでいるため，重力（荷重）にしたがって貫が落ちてくる可能性がある（図6-e）．経時的に過矯正となった今回の1膝はまさにこのパターンである．TLSの使用はプレートの戻り力によってこのような転位を誘発することから，禁忌と考えられる．

当初は術中に関節面の転位を生じた症例は，術中に整復して外側からlag screwによる追加固定を行っていたが（図6-e），この固定では非荷重下で関節面の整復を保つことはできても，荷重に対する剪断力に抗することはできない．理想的にはプレートを前内側ではなく真の内側に設置することで外側柱までプレートのロッキングスクリューを挿入することである（図6-f）[4]．こうすれば，笠木の中のスクリューが角度安定性を持ったプレートと連続しているために，構造物としての安定性が増す．骨折の有無にかかわらず，できる限り長いスクリューをPTFJの直上まで挿入することが安定したOWHTO成功の鍵といえよう．

まとめ

OWHTOにおけるヒンジ骨折の骨癒合遷延を防ぐためには，①適切なヒンジの位置で開大を行い不安定なヒンジ骨折を予防すること，②もしヒンジ骨折が生じた場合には骨折typeの構造的特徴を理解したうえで適切な対処をすること，が重要である．

（中村立一）

文　献

1) Staubli AE, De Simoni C, Babst R, et al. TomoFix：a new LCP-concept for open wedge osteotomy of the medial proximal tibia—early results in 92 cases. Injury 2003；34（Suppl 2）：B55–B62.
2) Takeuchi R, Ishikawa H, Kumagai K, et al. Fractures around the lateral cortical hinge after a medial opening-wedge high tibial osteotomy：a new classification of lateral hinge fracture. Arthroscopy 2012；28（1）：85-94.
3) Nakamura R, Komatsu N, Murao T, et al. The validity of the classification for lateral hinge fractures in open wedge high tibial osteotomy. Bone Joint J 2015；97-B（9）：1226-1231.
4) 中村立一．開大式楔状高位脛骨骨切り術の合併症に対する予防と治療．整形外科 2017；68（8）：824-830.
5) Nakamura R, Komatsu N, Fujita K, et al. Appropriate hinge position for prevention of unstable lateral hinge fracture in open wedge high tibial osteotomy. Bone Joint J 2017；99-B（9）：1313-1318.

Ⅳ. 手術各論

F High tibial osteotomy (HTO) の合併症—回避のコツ—

2 Tibial posterior slope angle (TPS) の増大

はじめに

　AO TomoFix Plate System（ジョンソンエンドジョンソン株式会社）を用いた open wedge high tibial osteotomy（OWHTO）は，2003 年に Staubli と Lobenhoffer らにより報告された[1]．その簡便な手術手技は，従来の煩雑な closed wedge high tibial osteotomy に比べ，手術侵襲が少なく手術時間も短縮できる．近年では，諸家より安定した術後短期成績が報告されてきた[2,3]．このため本邦でも急速に普及している．一方で，簡便な手術手技であるがために，陥りやすいピットフォールも存在する．

　脛骨関節面後傾角（tibial posterior slope angle：TPS）の増大もその 1 つである（図1）．TPS が増大すると屈曲拘縮が生じる可能性が出てくる．Anterior cruciate ligament（ACL）への負担は増大し，ACL 断裂の場合は脛骨の前方亜脱臼につながる．関節後方支持組織が緩い場合は反張膝を呈する．可能な限り避けるべきピットフォールである．本稿では OWHTO 後の TPS 増大の実状と回避のためのコツについて述べる．

TPS の計測について

　そもそも TPS は，脛骨関節面と骨軸のなす角度である．しかし実際に計測してみると，他の X 線学的評価項目と比較して，再現性に乏しく，その数値に対してばらつきが非常に大きい．その理由は，脛骨関節面が前後のみならず内外側にも傾斜している三次元的傾斜であるためである．内外側にも傾斜した関節面の投影像では，関節の前縁と後縁にプロットした点の再現性

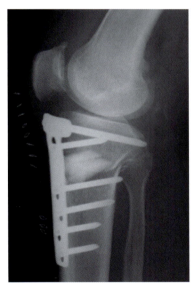

図1　TPS の増大

はほぼ失われる．また三次元的傾斜を持つ平面と直線のなす角度は計測基準平面の置き方で容易に変化する．下肢の肢位（内外方の傾斜，内外旋など）や撮影方法（管球の射入方向，下肢に対するフィルムの位置など）が鋭敏に影響してくる．厳密な数値ではなく，近似値的な意味合いが非常に強いことに注意されたい．では脛骨関節面の外側傾斜が変化する OWHTO において，術前後の変化をどのように計測すれば誤差を抑えられるか．前述のように骨軸に対する関節面の傾斜ととらえると，内外側に傾斜した関節面の再現が困難である．そこで筆者らは，関節面に対する骨軸の角度として評価することを推奨する．OWHTO 術前後の変化は大腿骨内外側顆がほぼ重なる臥位膝 X 線側面像で評価するとよい．膝関節の内外旋や関節面の内外側傾

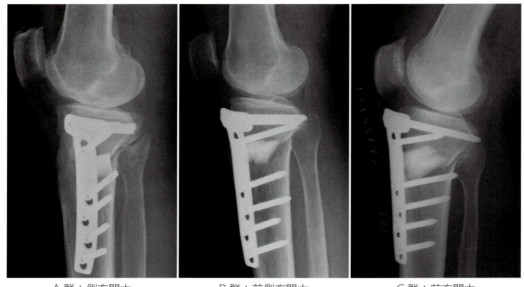

A群：側方開大　　　　B群：前側方開大　　　　C群：前方開大

図2　人工骨挿入方向による群分け

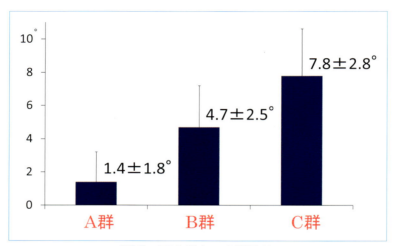

図3　TPS増大の3群比較

斜の影響を最小限とすることができる．

OWHTOの開大方向とTPSの増大

OWHTOの骨切り部の開大方向が前方開きになるとTPSが増大することは容易に想像できる．実際にどれほどの増大があるかを評価するために，初期のOWHTO症例を検討した結果を示す．筆者らは早期荷重を目的に，全例へ人工骨（一部，自家骨を含む）を挿入し，術後1週目より全荷重歩行を許可としている．このため骨切り部の開大方向が人工骨により視覚化されている．その骨切り部の開大方向（人工骨挿入方向）に注目し，TPSの増大とその影響について具体的数値を交えて述べる．

1. 自験例の検討

AO TomoFix Plate Systemを用いたOWHTOを単独に施行した93症例106膝（男性18例20膝，女性75例86膝，手術時平均年齢68歳，OA 72膝，ON 34膝，平均調査期間21.4か月）を，大腿骨内外側顆がほぼ重なる臥位膝X線側面像にて以下の3群に分けた．まず骨切り部を三等分し，後方の人工骨が骨切り部中1/3より挿入されて長方形にみえるものをA群（側方開大），後方の人工骨が骨切り部中1/3より挿入されているものをB群（前側方開大），後方の人工骨が骨切り部前1/3より挿入されているものをC群（前方開大）とした（図2）．臨床成績や立位femorotibial angle（FTA）は，3群間では有意な差は認めなかった．

2. TPSの増大

Fowler[4]や諸著者はOWHTOではTPSが増大すると報告してきた．本検討でも術前平均9.8°から調査時13.2°と平均3.4°増加した．TPSの増大は3群間で比較するとC群（前方開大）が7.8°と最も増加した（図3）．

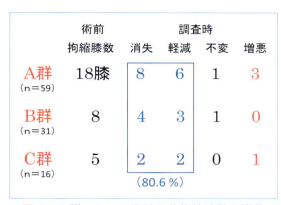

図4 3群における術前屈曲拘縮膝数の推移

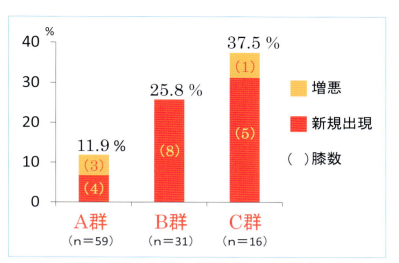

図5 屈曲拘縮増悪・新規出現率の3群比較

一方でA群（側方開大）では1.4°の増加にとどまった．これらの結果から，骨切り部の開大方向（人工骨挿入方向）を真側方とすることで後傾角の増大は最小限に抑えられることがわかる．

TPSの増大と屈曲拘縮

前述の調査で，症例全体では屈曲は術前平均136.7°から調査時138.3°と維持された．一方，屈曲拘縮も術前2.9°から調査時2.9°と変わらなかった．このことからTPSの増大は屈曲拘縮と無縁のような印象となるが実際はどうであろうか．症例ごとの可動域を詳しくみてみると，術前から屈曲拘縮が存在した症例の80.6％で術後に屈曲拘縮が軽減・消失した（図4）．このことから術前の屈曲拘縮が，疼痛による可逆性の伸展制限であったと考えられる．またTPSが増大することで，関節面接触部位が移動し代償機能が働いた可能性も要因として挙げられる．一方で，術前に屈曲拘縮がなかった75膝中17膝（23％）に屈曲拘縮が新規に出現した．屈曲拘縮が増悪または新規出現した症例を3群間で検討すると，各群の母集団数に対し占める割合は，A群（側方開大）では11.9％にとどまったのに対し，C群（前方開大）では37.5％となった（図5）．Agneskirchner[5]もTPSが増大すると伸展制限が生じる可能性について報告している．全例でみてしまうと可動域はほぼ変化しなかったが，これは屈曲拘縮症例が改善する症例によりマスクされた結果であり，やはりTPSの増大は避けるべきである．

術中における真側方開大のコツ

まず作図を行う膝単純X線正面像が鍵となる．真の正面像かどうかが大いに影響してくる．膝蓋骨の位置や近位脛腓関節の重なり具合から決めるとよい．次に術中に膝の内外旋を調節し，透視画像で作図の正面像を再現する．再現できたら，骨切りのガイドとして使用するKirschner wire（K-wire）を地面に水平に刺入することを推奨する．このK-wireをガイドとし，平行にノミを操作すれば，外側前方の骨皮質の切り残しも予防できる．ただし外側後方の骨皮質は術野より後方となることが多いため，最後にノミを切り下げる方向に追加操作しなければならないことに留意してほしい．骨切り部の開大のときも，このK-wireを地面に水平とし膝正面位を再現保持しつつ，地面に平行にオープナーを挿入すればよい．人工骨の挿入も地面に水平とする．これで真側方からの開大が可能である．

TPSのコントロール

TPSを増大させない工夫は前述したとおり側方開大とすることであるが，さらにもう一歩話を進めてみる．骨切り部の開大を工夫することでTPSを意図的にコントロールできないであろうか．屈曲拘縮膝に対し，もしTPSを減じることができれば，拘縮を改善できる．

1. 屈曲拘縮の原因

屈曲拘縮の原因としては骨棘，変形治癒など骨性の要因，対側の拘縮や下肢長差，筋短縮や癒着など軟部組織の要因，股関節疾患，股関節の拘縮，脊柱，骨盤

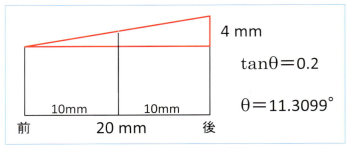

図6 前傾人工骨側面の模式図

のアライメント異常などが考えられる．これらを念頭に置いたうえで骨性の矯正が可能かを検討することが重要である．屈曲拘縮膝の場合，一般的には，プレート固定時に膝伸展位を矯正する．このときに外側ヒンジ骨折が生じる可能性が高い．いっそのこと骨切り部を切りきってしまうのも1つの策であるかもしれない．しかし骨切り部の不安定性や引き寄せなどの追加手技，術後疼痛の増大や後療法の遅れなど問題も増える．やはりできるならヒンジの連続性は残したいところである．

2. 骨切り開大部の前傾

そこで筆者らは再び人工骨に注目した．同一傾斜の人工骨を側方から挿入しているため，側面では骨切り部はほぼ平行に開いている．ここに前傾を入れて後傾角を減少させれば，屈曲拘縮は減じるはずである．約10°の屈曲拘縮を減ずるためには10°前後の前傾がほしい．図6は人工骨側面の模式図である．人工骨の前後の高低差を4 mm とすると，$\tan\theta = 0.2$ となり，約11.3°の前傾となる．

3. 矯正角の維持

通常，骨切り部に前傾を追加すると矯正不足となりやすい．そこで開大距離を人工骨のどの位置にすべきかが問題となる．正面アライメントにかかわる開大距離は図7正面像の実線上である．図7側面像では破線のあたりを通る．ここに計測した開大距離を合わせるべきと考えた．筆者らが推奨している脛骨後縁まで後方設置した人工骨で考えると，この位置は挿入する2つの人工骨側面の中央あたりである．

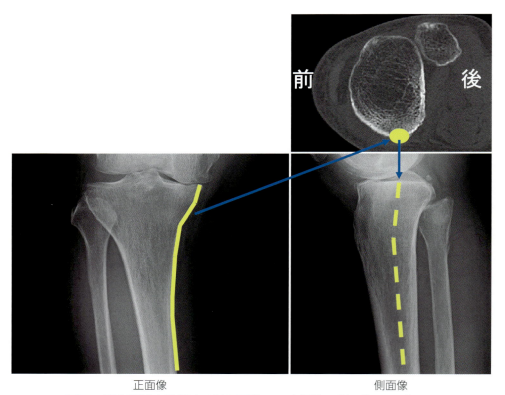

図7 開大距離を計測する膝正面像での内側端は側面像ではどこか

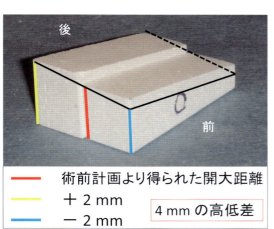

図8 人工骨の成形
- 術前計画より得られた開大距離
- ＋2 mm
- －2 mm
- 4 mm の高低差

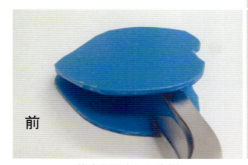
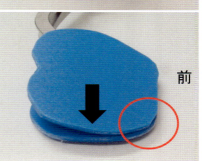

後方を開大した内側　　ヒンジポイントは外側前方

図9　骨切り面のモデル

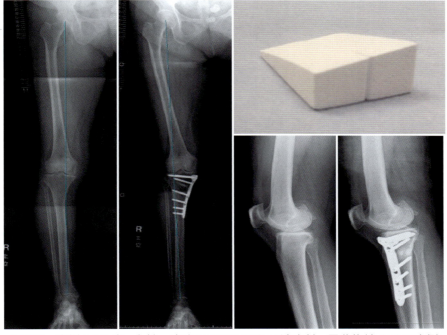

図10　症例：62歳，女性．本来はOWHTOの適応外，屈曲拘縮15°の症例
術前計画11°矯正．開大距離は中央で12 mm．術後は立位FTA169°へと10°矯正．後傾角は13°から2°へと11°減少．屈曲拘縮は15°から5°へと10°改善

4. 人工骨の成形

　以上のことから簡易的に次のように人工骨を成形した（図8）．術前計画より得られた開大距離のとおりに1つ台形状に成形する．さらに2 mm加えたサイズでもう1つ台形状に成形する．これらの人工骨を挿入方向としたとき大きいサイズの人工骨が後方となるように並べる．底面がずれないように維持しながら角をとるようにヤスリを掛ける．結果的に術前計画の開大距離は側面中央に位置し，前方はその開大距離より2 mm低くなり，全体的に前後で4 mmの高低差をつけることができる．上面と底面はそれぞれ平面となり，骨切り面と面接触を維持できる．

5. 手術での工夫

　この前傾人工骨を挿入すると骨切り面の開大は後方開きとなる．この場合，模型で示すとおり真のヒンジポイントは外側前方となる（図9：赤丸）．通常のヒンジポイントは完全に離解している（図9：黒矢印）．通常のヒンジポイントを残すと，矯正角度によってはtype

2やtype3の外側ヒンジ骨折が生じ得ることに注意が必要である．通常の開大よりも後方を多く広げるため，STG，medial collateral ligament（MCL）側方線維は切離し，骨切り部後方を十分に剥離したほうがよい．ヒンジ部は前方外側を残すように意識し，外側や後方の骨皮質を切りきるイメージで骨切りを行う．なお術前計画時にも注意を要する．屈曲拘縮が残ったままの立位膝正面X線像で作図を行うと，得られた矯正角では矯正不足となりやすい．10°前後の屈曲拘縮では計測より得られた矯正角に，筆者らは1°もしくは2°の補正を加えている．その実際の症例を示す（図10）．

本稿では人工骨を挿入することを前提に述べてきたが，人工骨を挿入しない場合でも手技の向上の一助としていただければ幸いである．

（石川博之，竹内良平）

文　献

1) Staubli AE, De Simoni C, Babst R, Lobenhoffer P. TomoFix：a new LCP-concept for open wedge osteotomy of the medial proximal tibia—early results in 92 cases. Injury 2003；34（Suppl 2）：55-62.

2) 齋藤知行，竹内良平，高橋　晃ほか．変形性膝関節症に対する強固な内固定とハイドロキシアパタイトを用いた高位脛骨楔状開大骨切り術．膝 2004；29（2）：127-131.

3) Takeuchi R, Ishikawa H, Aratake M, et al. Medial opening wedge high tibial osteotomy with early full weight bearing. Arthroscopy 2009；25：46-53.

4) Fowler PJ. Medial opening wedge high tibial osteotomy：How I do it. Operat Tech Sports Med 2000；8：32-38.

5) Agneskirchner JD. Effect of high tibial flexion osteotomy on cartilage pressure and joint kinematics：a biomechanical study in human cadaveric knees. Arch Orthop Trauma Surg 2004；124：575-584.

IV. 手術各論

F High tibial osteotomy（HTO）の合併症—回避のコツ—

3 血管損傷

はじめに

　内側型変形性膝関節症（内側型膝 OA）や特発性膝骨壊死（SONK）における高位脛骨骨切り術（high tibial osteotomy；HTO）は強固な内固定材料により早期荷重が可能となり，患者満足度も高く，近年優れた術後成績が報告されるようになった[1]．一方，術中・術後の合併症の報告も散見される[2]．我々は主に内側楔状開大式高位脛骨骨切り術（open wedge HTO；OWHTO）を行ってきたが，すべての膝周囲骨切り術において膝窩部に鋭利な手術器具による操作を行う必要があり，稀ではあるが膝窩動脈損傷を生じる可能性がある．骨切りを行うレベルにおいて膝窩動脈は解剖学的に下肢の終動脈であり，仮に完全損傷をきたした場合は処置が遅れると下肢切断を生じ得る．我々は 2008 年 4 月〜2017 年 3 月まで 754 膝の OWHTO を行ったが，膝窩動脈損傷による下腿コンパートメント症候群 1 例と仮性動脈瘤の 2 例を経験した．本稿では我々が行っている術式から血管損傷回避の要点について述べる．

手術方法

　術前に足背動脈の拍動を術者が確認しておくことが重要である．症例によっては術前に拍動の触知困難な動脈硬化が強い場合もある．その場合は駆血帯を使用しないこともある．次に手術体位を設定する．健側を下垂させ，患側を伸展位で行う方法と膝屈曲位で骨切りを行う方法がある．一長一短はあるが，我々は側方指示器にて屈曲 60〜80° の肢位で固定できるようにしている（図 1）．これは膝を屈曲するに従い，膝窩動脈が脛骨後縁から離れる傾向が多いという報告から，より安全な骨切りが可能と考えるためである．関節鏡を行い必要な処置が終了したら骨切りを行う．脛骨近位内側に縦切開を加え，内側側副靱帯（medial collateral

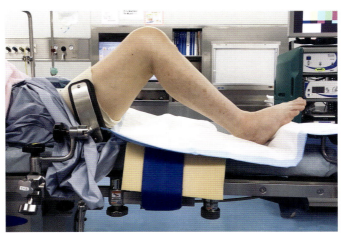

図 1　術前肢位は側方指示器で屈曲 60〜80° で固定

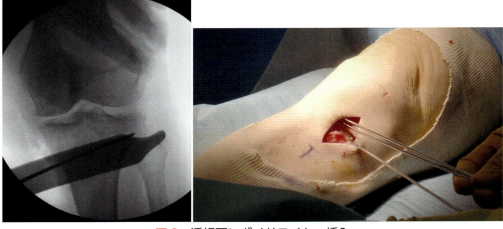

図2　透視下にガイドワイヤー挿入

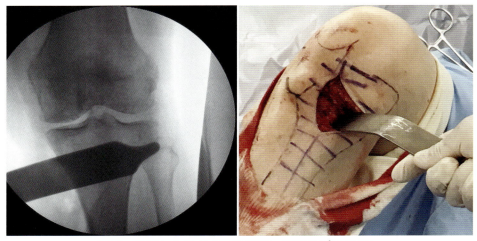

図3　専用レトラクターで神経・血管をプロテクト

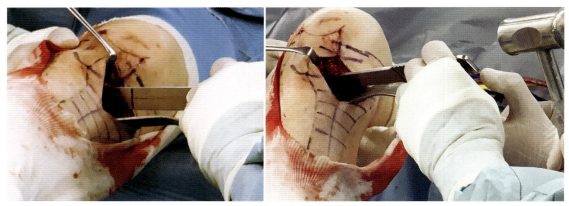

図4　前方は伸展位，後方は屈曲位で骨切り

ligament：MCL)浅層の剥離を行った後，脛腓関節の5 mm手前まで2本のガイドワイヤーを挿入する(図2).ガイドワイヤーの刺入から骨切りに際し，脛骨内側後方の軟部組織をエレバトリウムなどで十分に剥離して，専用のレトラクターで後方の血管・神経のプロテクトを確実に行うことが極めて重要となる(図3).筆者らはボーンソーの刃の先端が手振れにより血管・神経損傷を引き起こす可能性を懸念してボーンソーを用いず，Codmanの薄刃のノミ(ジョンソンエンドジョンソン株式会社；J & J社)で屈曲位にて慎重に骨切りを行っている．このとき，レトラクターに沿ってノミをすすめていき膝窩動脈損傷を回避するようにしている(図4)．次に専用ノミを重ねて打ち込み，開大器を用いて安全に開大する(図5).これら一連の操作の際

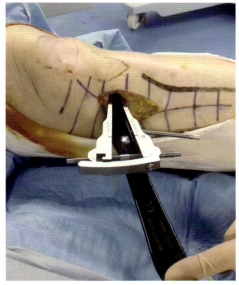

図5 専用ノミで徐々に開大し，専用開大器で開大

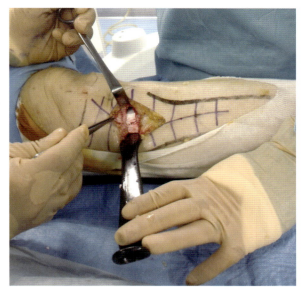

図6 人工骨挿入

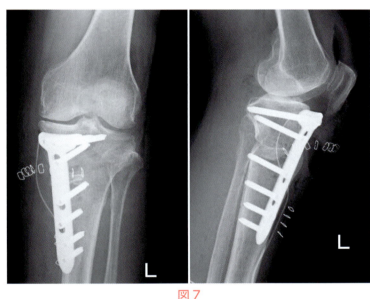

図7 術後X-pはプレートの前方設置およびスクリューが膝窩部方向に向かっている．

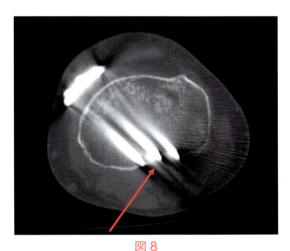

図8 術後CTはプレート最近位のスクリュー3本の先端が膝窩動脈の走行周辺部に位置

に，術者はノミ（またはボーンソー）の刺入方向が膝窩動脈方向に不用意に向かないように注意し，助手は専用のレトラクターで血管・神経をしっかりプロテクトすることに集中する必要がある．次に開大部にβ-リン酸三カルシウム（β-TCP）を補填し（図6），locking compression plate（LCP）を固定し終了となるが，手術が終了次第，足背動脈の拍動触知を確認することが肝要である．もし拍動が消失または左右差がある場合にはドップラーなどで拍動を確認し，動脈損傷が疑われた場合には直ちに下肢エコーを行い，血管外科医へのコンサルトを躊躇せず行う医療連携が必要である．

代表症例

63歳，女性．左膝OAの診断でOWHTOを施行した．手術直後より足背動脈と後脛骨動脈の触知が困難であった．また，足趾の底屈制限，足底部の感覚障害など脛骨神経麻痺の症状を認めた．術後X線ではプレートが前方設置されており，スクリューが膝窩部方向へ向かっている（図7）．術後CTではプレート最近位のスクリュー3本の先端が膝窩動脈の走行周辺部に位置している（図8）．下肢動脈造影CTで膝窩動脈損傷の所見を認めたが，当院血管外科医へのコンサルト

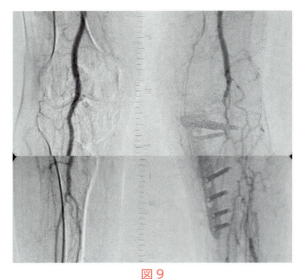
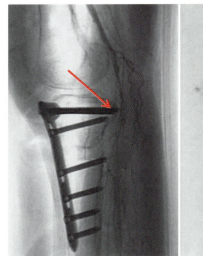
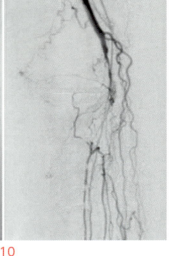

図9 術後3か月血管造影正面はプレート最近位のスクリュー周辺部では膝窩動脈本幹の造影剤が途絶

図10 術後3か月血管造影側面はプレート最近位のスクリューが膝窩動脈本幹に接触している.

の結果，完全閉塞には至らないと診断され，緊急血行再建術は行わず経過観察となった．術後2日目，脛骨神経麻痺症状が増悪し深部外側のコンパートメント圧が上昇していたため，減張切開を行った．術後3か月の下肢血管造影検査ではプレート最近位のスクリュー周辺部では膝窩動脈本幹の造影剤の途絶を認め(図9)，分岐は側副血行で造影されていた．側面像ではプレート最近位のスクリューが膝窩動脈本幹に接触しているようにみえた(図10)．術後8か月時に左足鉤爪変形，尖足に対してアキレス腱延長術，腱切離術を施行した．

重要なポイント

膝周囲骨切り術における膝窩動脈損傷は極めて稀である．我々の経験では切断に至った症例はないが代表症例に示したコンパートメント症候群や仮性動脈瘤に対する血行再建術などの追加処置に伴う神経障害，また後療法遅延による患肢の廃用障害など患者に長期にわたる苦痛を強いることになる．その回避のための要点を述べる．

1. 骨切りのタイプ

Closed wedge HTO（CWHTO）とOWHTOのどの骨切り術であっても膝窩動脈損傷は生じ得る．またCWHTOの場合は腓骨骨切りを併用するため腓骨神経損傷にも注意する必要がある．

2. プレートの設置および骨切りのテクニック

現在数種類のLCPが開発され使用されている．我々もCTを用いた3次元解析を行い，日本人の脛骨内側近位形状に一致したTomoFix（J & J社）と同程度の強度を保持した新しいOWHTOプレート（F-PLATE，帝人ナカシマメディカル株式会社）を開発し臨床応用を開始した[3]．プレートはできるだけ後側方に設置するのが望ましい．我々の術後CTを用いた基礎研究では，プレート設置位置のわずかな変化で，スクリュー先端の方向が大きく変わり，前方設置では短い距離で膝窩部に到達し，側方設置では安全域が長いことがわかった．また最後方のスクリュー（いわゆるC hole）の長さは要注意であることが明らかであった．一般的には膝窩動脈損傷は骨切り時の脛骨内側後方の軟部組織の不十分なプロテクトが原因であると考えられる．

3. 骨切り時の膝屈曲角度

数々の報告があるが，一般的には膝伸展位よりは膝屈曲位が脛骨後縁と膝窩動脈の距離が離れるとの結果が多い[4]．一方，Shettyらによる100例のエコーを用いた報告によると，全例が同様でなく，25%の症例は屈曲に従い距離が縮まったとのことであった[5]．このことから，屈曲位であれば安全であると過信すべきではない．

4. 医療連携

膝窩動脈損傷など血管損傷を疑った場合，整形外科医が対応できる範囲は限られている．繰り返しになるが，血管損傷を疑った場合には，早急に虚血症状などの臨床症状，触診，超音波検査，造影CT，血管造影検査などの診断を行い，血管外科医と連携して対応していくことが重要である．

まとめ

膝周囲骨切り術において，血管損傷は絶対生じないということはない．したがって術前に informed consent において血管損傷の可能性は説明しておく必要があると考える．またできるだけ愛護的操作を心掛け，確実な神経・血管の保護を行うことが重要である．

（花田弘文，藤原　明）

文　献

1）竹内良平，荒武正人，斎藤知行ほか．内側型変形性膝関節症と膝骨壊死に対する opening-wedge 高位脛骨骨切り術-術後 2 年以上の臨床成績と X 線学的検討．整・災外 2008；51：1061-1067.

2）花田弘文，原　道也，藤原　明．内側型変形性膝関節症における開大式楔状高位脛骨骨切り術の術後成績とピットフォール．日関病誌 2015；34（2）：119-125.

3）花田弘文，原　道也，藤原　明ほか．楔開き高位脛骨骨切り術における新しいプレートの開発．整形外科 2015；66（7）：663-667.

4）Zaidi SH, Cobb AG, Bentley G, et al. Danger to the popliteal artery in high tibial osteotomy. J Bone Joint Surg 1995；77-B：384-386.

5）Shetty AA, Tindall AJ, Qureshi M, et al. The effect of knee flexion on the popliteal artery and its surgicall signifye. J Bone Joint Surg 2003；85-B：218-222.

ゼロからはじめる！Knee Osteotomy アップデート

Ⅳ．手術各論

F High tibial osteotomy（HTO）の合併症—回避のコツ—

4 Deep vein thrombosis（DVT）

はじめに

静脈血栓塞栓症（venous thrombo-embolism；VTE）は整形外科周術期の血管合併症として執刀医を悩ますもので，特に人工膝関節全置換術（total knee arthroplasty；TKA）は 2009 年に発行された「肺血栓塞栓症/深部静脈血栓症（静脈血栓塞栓症）予防ガイドライン」では発症高リスク群に分類されている[1]．変形性膝関節症（膝 OA）に対する手術として膝関節の変形の程度や形，年齢から高位脛骨骨切り術（high tibial osteotomy；HTO）を選択することもあるが，HTO 周術期における下肢深部静脈血栓症の発症率についての報告は少ない．当院では膝 OA 術前後に下肢静脈エコーによる deep vein thrombosis（DVT）スクリーニングを行っており，DVT の発症率および治療法，転帰について述べる．

当院における DVT スクリーニング体制

膝 OA 術前検査の項目に下肢静脈エコーが組み込まれており（HTO，TKA ともに），70 歳以上であれば血清 D ダイマーを測定する．術後は 2 日目にエコーを行い，D ダイマーを測定する．DVT の発生が確認されたら血管外科医へ連絡があり，治療に介入する．

DVT 予防としては弾性ストッキングによる圧迫療法を行い，術後ドレーン抜去後（大体術後 2 日目）エドキサバンを予防容量にて開始，DVT 発症がみられた場合は直接作用型経口抗凝固薬（direct oral anticoagulants；DOAC）による抗凝固療法を開始とする．エコーによるフォローアップは DVT 発症後 1 週，その後は 2 週おきに DVT が消失するまで継続する．抗凝固療法の期間は基本的に 3 か月としている．

DVT 発症率および発症例の検討

2013 年 5 月～2017 年 2 月まで当院で膝 OA の診断で手術を施行した 682 例中，術前に DVT が 41 例（6.0％）で認められ，このうち 26 例は術後のエコーで DVT の増悪がみられた．術前に DVT がみられた 41 例を除いた 641 例中（HTO 347 例，TKA 266 例，unicompartmental knee arthroplasty（UKA）28 例）術後新しく 248 例（38.7％）に DVT を発症した．術式別の発症率をみると，HTO では 347 例中 122 例に発症（35.2％），TKA では 266 例中 118 例に発症（44.4％）し，HTO と比較して TKA のほうが有意に DVT 発症率は高かった（図 1，$p = 0.0207$）．膝 OA 術後の DVT 発症率については，本橋らは膝関節手術 149 例中（TKA 50 例，HTO 82 例を含む）62 例（41.6％）と報告しているが[2]，術式別に DVT 発症率を検討した報告は検索する限りみられない．

膝 OA 周術期に診断した DVT 289 例について検討すると，近位型は膝窩静脈の 5 例のみでほかの 284 例は遠位型で脛骨・腓骨・ヒラメ筋静脈の発症例であった．遠位型の中で 173 例は多発例もしくは 5 cm 以上の長さで，遠位型の中で 6 割を占めていた．術側発症例の割合が多かったが，両側例が 29 例，対側例が 11 例認められた．性別は女性が 257 例と 9 割近くで，血栓のサイズは平均で径が 10.2 mm，長さが 69.5 mm であった．

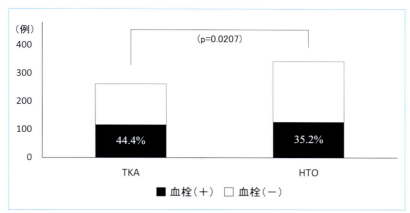

図1 術式別のDVT発症率

表1 血栓群と非血栓群における比較

	DVT群（289例）	非DVT群（393例）	p
年齢（歳）	70.7±0.6	69.0±0.7	0.65
女性の割合	257(88.9%)	260(66.2%)	<0.0001
BMI	26.4±3.4	26.5±0.3	0.97
大伏在静脈径(mm)	4.7±01	3.8±0.1	p<0.0001
小伏在静脈径(mm)	4.1±01	3.4±0.1	p<0.0001
ヒラメ筋静脈径(mm)	6.8±0.2	6.0±0.1	<0.0001
Dダイマー（μg/ml）	8.3±1.0	5.1±0.6	0.04
手術時間（分）	85.0±1.3	83.7±1.4	0.42
ターニケットの駆血時間（分）	44.2±3.3	47.5±2.5	0.09
脈波伝搬速度	1842±25.5	1781±20.7	0.05
高血圧	220(76.1%)	224(56.7%)	0.0001
脂質異常症	110(38.1%)	131(33.3%)	0.20
糖尿病	34(11.8%)	53(13.5%)	0.51
ステロイド内服	12(4.2%)	6(1.5%)	0.03

DVT群と非DVT群の比較検討

　DVT群（289例，術前後発症）と非DVT群（393例）において，年齢，性別，BMI，手術時間，ターニケットの駆血時間，静脈径（伏在静脈・ヒラメ筋静脈），Dダイマー，脈波伝搬速度，併存疾患の有無（高血圧・脂質異常症・糖尿病・ステロイド内服の有無）の各項目について比較した．ターニケットの駆血とDVT発症について，MotyckaらはHTOにおいてターニケットの使用の有無とDVT発症は関連がなかったと報告している[3]．一方，当院で以前TKA症例において検討したところ，DVT群でターニケットの駆血時間が有意に長く，またノンターニケット法の割合が少なかったことから，ターニケットの使用は血栓形成に関与しているものと思われたが[4]，さらなる検討が必要と考えられる．

　性別は女性が88.9％と大半を占めていた．静脈径は大・小伏在静脈およびヒラメ筋静脈いずれの部位もDVT群で有意に大きく，静脈うっ滞が基盤にあるとDVTを発症しやすいと考えられた．またDVT群では脈波伝搬速度および収縮期血圧が有意に高く，併存疾患では高血圧合併の割合が高かった．脂質異常症と糖尿病合併の割合は両群間で有意差はなかったが，動脈硬化の進行がDVT発症にも関連している可能性があると思われた．なおステロイド内服者もDVT群で多かった（表1）．

　DダイマーはDVT群で有意に高値であったが，術式別（HTOとTKA）およびDVTの有無で比較してみると，TKAではDVT群で有意にDダイマーが高値であったが（11.98 vs 6.54μg/ml），HTOでは両群間

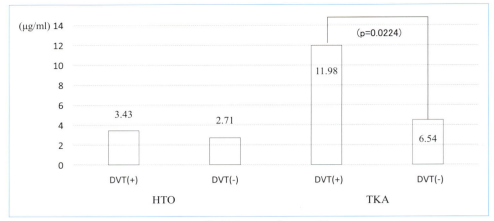

図2 術式別のDダイマー値

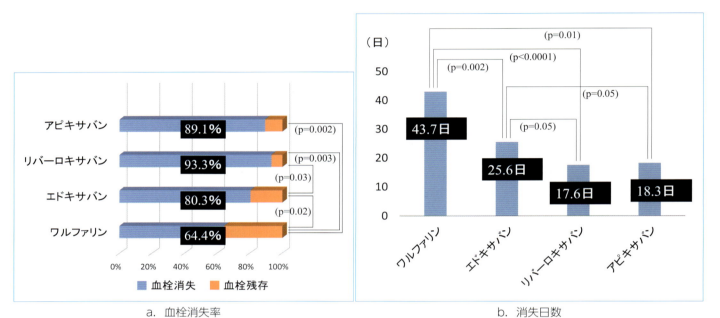

a. 血栓消失率　　b. 消失日数

図3 従来法とDOAC 3種類を比較したDVTの治療効果

に有意な差はみられなかった（3.43 vs 2.71 μg/ml）（図2）．HTO周術期では血清Dダイマー測定のみではDVTのスクリーニングは不十分で，エコーが必要であると考えられる．なおTKAとHTOでの血栓サイズに有意な差はみられなかった．

以上のことから，女性・静脈うっ滞を有する（下腿浮腫や静脈瘤を認める）・降圧剤やステロイド内服（動脈硬化進展）の症例では特にDVTを発症しやすいため，ターニケットをなるべく使用しないなどの細心の注意が必要と考える．

DVTの治療効果：従来法と新規抗凝固薬の比較

VTEの治療は従来ヘパリン＋ワルファリンによる抗凝固療法であったが，2014年にXa因子を阻害するエドキサバンが保険適用となり，その後リバーロキサバン・アピキサバンを含めて3種類のDOACが使用できるようになった．エドキサバンはヘパリンなどの初期治療後に使用，リバーロキサバン・アピキサバンは倍量投与による初期強化療法が可能で単一経口薬剤のみの治療が可能である[5]．エドキサバンのみが下肢整形外科手術（TKA，股関節全置換術，股関節骨折手術）におけるVTE発症抑制に使用可能で，体重に応じた減量基準を有する．

術前後にDVTを認めた289例中281例に抗凝固療法を行った．治療の内訳はワルファリン＋血栓溶解療法（ウロナーゼ使用）59例，エドキサバン122例，リバーロキサバン45例，アピキサバン55例であった．4群間で血栓消失率と消失日数を比較検討したとこ

ろ，DOAC は 3 種類ともにワルファリンを使用した従来法に比較して良好な結果であり，DOAC の中でも強化療法可能なリバーロキサバン・アピキサバンは特に治療効果に優れていた（図 3）．エドキサバンおよびリバーロキサバンを使用した群でそれぞれ 2 例ずつ出血を認めたが，いずれも臨床的に問題となるような出血ではなかった．

　この結果より DOAC 3 剤はいずれも治療効果に優れており，臨床的に問題となるような大出血はみられず安全に使用できると思われた．強化療法を有するリバーロキサバン・アピキサバンはヘパリンによる初期治療が必要なく，経口剤のみの単一薬剤での治療が可能であり（シングルドラッグアプローチ），比較的処方しやすい．今回の検討において強化療法の有無でも治療効果を比較したところ，いずれの薬剤においても有意差は認めなかった．周術期の DVT はほとんどが下腿の静脈に発症することから，強化療法を行わずに維持容量にての治療開始も選択肢の 1 つとなる可能性があると考えられる．

まとめ

　膝 OA における HTO 術後では，エコーによるスクリーニングを行うと 1/3 程度に DVT が発症している．HTO において血栓群と非血栓群では術後 D ダイマー値に有意差はなく，D ダイマー測定のみでは DVT のスクリーニングは不十分であると考えられる．女性，下腿浮腫や下肢静脈瘤を認める例，降圧剤やステロイド内服例では特に DVT 発症率が高く，エコーによる DVT 早期発見および治療開始が望ましい．DVT 発症時は血栓の形成部位，サイズにより DOAC 3 剤を使い分ける（表 2）．近位型で血栓量が多い場合は，強化療法を行うことができるリバーロキサバンとアピキサバ

表 2　DOAC 3 剤の使い分け

エドキサバン
TKA における VTE 発症予防に使用可能 予防から治療まで同一薬剤で行える
リバーロキサバン
強化療法が 3 週間可能で血栓量が多い症例に使用 近位型 DVT（腸骨静脈領域）
アピキサバン
強化療法が 1 週間と適度で出血のリスクが少ない 近位型 DVT（大腿静脈領域）

ンを使用する．リバーロキサバンは強化療法期間が 3 週間と長く使用でき，血栓量のより多い症例に適している．エドキサバンは TKA においては VTE 予防として使用可能で，DVT 発症時も同一薬剤で治療できるというメリットがある．DOAC の登場により経口薬剤による DVT 治療が可能となり，注射剤を使用していた従来法と比較して治療の簡略化が得られ安全面でも遜色なく使用できるようになった．

（武内謙輔，藤原　明）

文　献

1）肺血栓塞栓症/深部静脈血栓症（静脈血栓塞栓症）予防ガイドライン作成委員会．肺血栓塞栓症/深部静脈血栓症（静脈血栓塞栓症）予防ガイドライン　ダイジェスト版（第 1 版）．メディカルフロントインターナショナル；2009．1-20.

2）本橋雅壽，安達　昭，瀧上　剛ほか．下肢整形外科手術における深部静脈血栓症―下肢静脈エコー法による評価と対策について―．脈管学 2010；50：95-100.

3）Motycka T, Eggerth G, Landsiedl F. The Incidence of thrombosis in high tibial osteotomies with and without the use of a tourniquet. Arch Orthop Trauma Surg 2000；120：157-159.

4）武内謙輔．整形外科周術期の静脈血栓塞栓症早期発見の試み―深部静脈血栓症の転帰を含めて―．静脈学 2016；27：7-11.

5）山田典一．深部静脈血栓症の最新治療．日医雑誌 2017；146（1）：37-41.

ゼロからはじめる！Knee Osteotomy アップデート

Ⅳ．手術各論

F High tibial osteotomy（HTO）の合併症—回避のコツ—

5 感　染

はじめに

　術後感染は，大きく術後3か月以内の早期感染（主には術中の術野汚染）と，それ以降の遅発性感染（主には血行性感染）に分けられる．また感染の主な局在病巣により表層感染と深部感染がある．本稿では，これら感染症を回避するコツについて，手術前・手術中・手術後に分けて述べる．また，不幸にも感染した場合，感染を極力悪化させない方法についても言及する[1]．

手術前

1. 入院前

　骨切り術の術後感染のリスク因子としては，貧血，糖尿病，膠原病などの基礎疾患や，喫煙習慣などが挙げられる（表1）．手術前には，これら術前スクリーニングを行い，感染のリスクとなる因子を把握し，術前に治療可能なものについては治療しておくことが肝要である．

a) 貧　血

　貧血があると組織の酸素化不良のため，創の治癒遅延が生じ，表層感染が生じやすい．Hb 12 g/dl 以下は治療を行う．鉄欠乏性貧血のことが多く，骨切り術を施行する患者の術前採血では，血清鉄濃度も測定し，低ければ鉄剤の投与を行う．鉄欠乏性貧血の場合，術前1か月前からの鉄剤投与で貧血は改善できる．エリスロポイエチンの投与も有効である．

b) 糖尿病

　糖尿病合併患者は，免疫機能の低下により感染しやすい．空腹時血糖200 mg/dl 以下かつ HbA1c 7%以下

表1　手術部位感染の危険因子（文献1より）

> 高齢者
> 貧血、糖尿病，膠原病などの基礎疾患
> 喫煙
> 肥満
> 栄養状態
> 術前長期入院
> 長時間手術
> 術中低体温
> 術後血糖コントロール不良
> ステロイド・免疫抑制剤の使用

を目標に，血糖コントロールを行う．血糖コントロールは術前のみならず，術後も注意深くコントロールする必要があり，インシュリンコントロールも必要な場合が多々ある．そのため院内に糖尿病内科があれば，躊躇せずに糖尿病内科にコンサルトすることをおすすめする．

c) 膠原病

　大腿骨内顆骨壊死は骨切り術のよい適応であるが，原疾患が SLE などによるステロイド誘発性である場合もある．膠原病は免疫能が低下しており，次項で述べる術中術後の感染予防を確実に行う．

d) 皮膚の状態

　骨切り術においても人工関節置換術と同様に，皮膚の状態には常に気を配る必要がある．手術目的に紹介されてくる患者の中に，膝周囲が湿布かぶれで浸出液まで出ている患者に遭遇することがある．本書を手にするような医師に，衣服の上から患部を診察する者はいないと思われるが，外来での診察では，必ず衣服を脱がせ，下肢全体の皮膚を観察し，特にアトピー性皮

206　ゼロからはじめる！Knee Osteotomy アップデート　　Ⅳ．手術各論

膚炎と湿布かぶれには細心の注意を払う．皮膚の湿布かぶれを予防するため，外来診察の時点で患部に湿布を貼らないように指導し，湿布かぶれがある場合は手術を急いではならない．また入院時にも必ず皮膚のかぶれがないことを確認する．

アトピー性皮膚炎では，1年を通せば皮膚症状が治る時期があるのでこの時期を選んで手術を行う．

e）爪白癬
足趾の爪の状態も確認し，白癬があれば治療しておく．

f）喫　煙
喫煙者は，非喫煙者に比べ，術後合併症として偽関節や骨癒合障害が多く，創感染のリスクが高くなるとの報告が多い．したがって喫煙者には，術前の禁煙を励行させる．手術4週前からの禁煙が望ましい[2]．

g）下腿浮腫
弾性ストッキングを装着させ，静脈・リンパのうっ滞を極力なくす．

2．入院後
術野の皮膚の状態を確認する．皮膚がかぶれていたり，湿疹がある場合は手術を延期することをためらってはならない．術前の術野の剃毛は，皮膚の微細な損傷などにより，感染の危険性を高める（CDC Guideline）ため行わない．どうしても手術の障害になるような毛深い場合は，除毛クリームや手術用クリッパーを用いて手術直前に除毛する．術直前のブラッシングについても有用性を示した報告はなく不要と考える．

手術中

1．抗菌薬の術前・術中・術後投与[3]
Surgical site infection（SSI）は黄色ブドウ球菌が起炎菌であることが多い．このため，感染予防のための抗菌薬はセフェム系を第一選択とする．投与方法は，手術の1時間前に静脈投与し，1回1g，1日3～4回で術後48時間まで投与とする．

抗菌剤を投与してから有効な血中濃度に達するには，約10分必要であり，駆血帯を使用して手術を行う場合は，使用の10分前までに抗菌剤投与を終えておくこと．体重80kg以上の患者では，通常の倍量投与を行う．

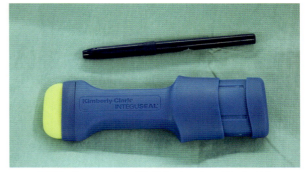

図1　InteguSeal®（Kimberly-Clark社）

2．手術室の温度
術中の低体温が手術部位感染の危険因子となることが報告されている．骨切り術ではX線透視装置を用いるため，放射線防護服を着用して手術を行う．このため，室温を下げすぎるきらいがある．汗をかかない範囲で室温は高めに設定し，患者の体温が36.5°以下にならないようにベアーハガー（スリーエムジャパン株式会社）などの体温管理装置を用いる．

3．術野の消毒
ポビドンヨード，アルコール配合剤，グルコン酸クロルヘキシジンが代表的な消毒薬であるが，どれが一番SSI発生率を下げるかを明らかにした報告はない．術野のアルコール消毒は有用との報告が多い．

4．術野のドレーピング
ドレープの有無でのSSI発生率の差を明らかにした報告はない．しかし，これは整形外科の手術では感染率が極めて低いために有意差が出なかったともいえる．一般的に整形外科手術では，術野のドレーピングには粘着性の強いイソジンドレープ（スリーエムジャパン株式会社）を用いることが多い．骨切り術の場合，骨切り前に関節鏡検査を行い，必要に応じて鏡視下関節内処置を行うことが一般的である．この際ドレープの辺縁が剥がれ手術操作の邪魔になりやすい．そこで我々は，術野のドレーピング材としてシアノアクリレートベースの抗菌皮膚シーラント（InteguSeal®, Kimberly-Clark社）（図1）を用いている．皮膚表面に塗ることにより，皮膚がコーティングされる．本材は一般のドレーピング材と違い，皮切部からドレーピングが剥がれてくることもなく，手術終了まで皮膚のコーティングが保たれ有用なドレーピング材と思われる（図2）．

5．手　術
手洗い30分後には，手部は細菌に汚染されていると考えてよい．そこで，手術手袋は必ず二重とし，手袋

Ⅳ．手術各論

F High tibial osteotomy（HTO）の合併症―回避のコツ―

6 脛腓関節障害

はじめに

　内側型変形性膝関節症（内側型膝 OA）や特発性膝骨壊死（SONK）に対する内側楔状開大式高位脛骨骨切り術（open wedge high tibial osteotomy；OWHTO）の利点は，外側軟部組織への侵襲がなく腓骨骨切りが不要で，脛骨外側の骨皮質を温存し強固な内固定を行うことで，術式を簡略化すると同時に後療法の短期化がはかれることにある．一方で，腓骨骨切りをせずに脛骨を外反矯正することにより，当然発生する脛腓関節への影響に関しては不明な点が多く，見ないふりをしていたのが現状であった．筆者らは，術後の下肢アライメントが良好に矯正され内側の症状は改善しているにもかかわらず，外側に何らかの不定愁訴があり，抜釘時の再鏡視所見でも外側関節面に異常を認めなかった症例を経験したことから，OWHTO の合併症の1つとして脛腓関節障害の存在を疑い調査検討したので[1]，その詳細について述べる．

代表症例呈示

　72歳，女性．Kellgren-Lawrence 分類（K-L 分類）grade 4 の内側型 OA（femorotibial angle：FTA 186°，Mikulicz line 通過点（%MA）-3%）に対し15°外反のOWHTO を施行（図1）．術後3か月の時点で坐位から立位・階段昇降時の外側膝窩部痛が出現したが外側関節面障害と類推し保存的に経過観察とした．術後1年の抜釘時 FTA は 168°，%MA は 71% に改善し抜釘時の関節鏡視で内側の関節面修復は良好，外側関節面には著変を認めないにもかかわらず（図2），抜釘後も外側膝窩部痛が継続した．近位脛腓関節は術後12°外反および 3.6 mm 上方移動しており（図3），CT で脛腓関節に明らかな OA を認めた（図4）．Image 下に近位脛腓関節を局麻でブロック（図5）することで一時的に疼痛が改善したことより近位脛腓関節障害と診断した．脛腓バンド固定などの保存加療も効果がなく初回術後1年9か月後に 1 cm の腓骨短縮骨切りを施行．近位腓骨は前方へ回転し CT では関節裂隙の開大を認め（図6），術後翌日の階段動作では術前の症状が著明に改善した（図7）．

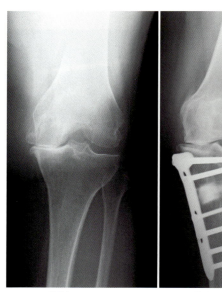

a．術前：FTA186°　　b．術後：FTA168°
図1　術前後のX線所見（文献1より引用改変）

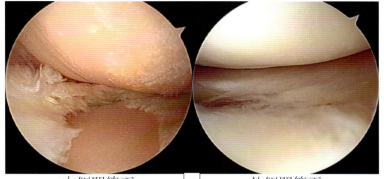

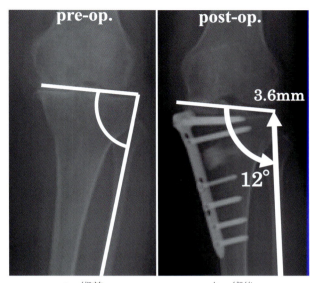

図2 術前および抜釘時の鏡視所見（文献1より引用改変）
上：術前　　下：抜釘時

　　　　a. 術前　　　　　　　　b. 術後
図3 術前後の脛腓骨の位置関係（文献1より引用改変）

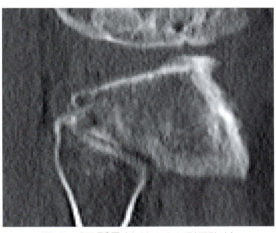

図4 CT所見（文献1より引用改変）
近位脛腓関節にOA＋

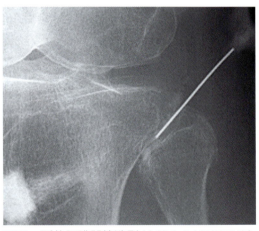

図5 近位脛腓関節造影（文献1より引用改変）
ブロック効果あり

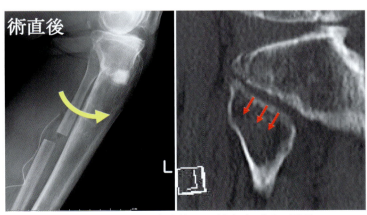

図6 腓骨骨切り術直後のX線およびCT所見
（文献1より引用改変）

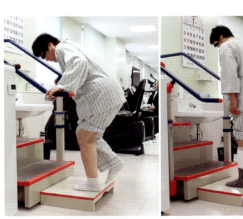

図7 術前後の階段動作の違い
（文献1より引用改変）
a：術直前：疼痛により障害著明
b：術翌日：スムースに動作可能

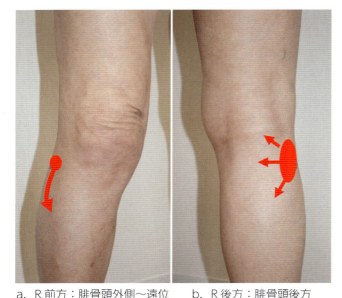

a. R前方：腓骨頭外側～遠位　　b. R後方：腓骨頭後方
図8　外側膝窩部痛の発症部位

表1　外側膝窩部痛（＋）群と（−）群の諸因子比較

	膝窩部痛（＋）群 （n＝11）		膝窩部痛（−）群 （n＝386）
年齢	68.4	N.S.	66.1
術前FTA	182.6	N.S.	181.1
矯正角	12.5	N.S.	11.8
術後FTA	168.8	N.S.	168.8
腓骨近位 移動距離	2.04	N.S.	1.51
腓骨外反角	10.3	N.S.	9.9

OWHTOによる脛腓関節の変化の実際

　先の症例を経験したことから，実際に脛腓関節にどのような変化が起きているかを調査した．対象は当科で手術を施行した341例397関節（男性97例113関節，女性244例284関節，手術時年齢66.2歳，疾患はOA 320関節，SONK 73関節，その他4関節）．立位FTAは術前181.1°が調査時168.8°，％MAは術前18.7％が調査時68.7％に改善し，術中矯正角は11.8°であった．

　結果，脛腓関節の変化に関し，近位では腓骨頭が約1.6 mm上方に転位し腓骨が脛骨に対し約10°外反していたが，遠位の脛腓関節変化では有意な変化は認められなかったことから，脛骨外反に伴う負荷はほぼすべて近位脛腓関節で代償されていることが判明した．

　次にX線上の近位脛腓関節でのOA発症は57関節14.4％に認められ，OAを発症した群と発症しない群で諸因子を比較すると，発症した群では術前内反が強く（FTA 183.0°＞180.8°），術後腓骨がより近位（約1.5 mm）に移動していたことがわかった．

　近位脛腓関節に由来する合併症として外側膝窩部痛を11関節2.8％に認め，このうちX線でのOA発症は5関節45.5％と高率に合併していた．症状は伸展から屈曲・坐位からの立ち上がり・階段上がりなどの動作開始時に腓骨頭外側と後方に疼痛が出現するものであり（図8），症状発現時期は初回術後18.1±18.1か月と症例により様々であった．外側膝窩部痛発症群と非発症群間の諸因子に明らかな有意差は認められず（表1），多くは薬物・脛腓バンド固定などの保存的加療で寛解したものの，先に示した一例ではADL障害が著しく，観血的治療を余儀なくされた．

文献的考察

　OWHTO術後の脛腓関節変化に関する報告は片側仮骨延長法での報告が数件あり，Nakamuraら[2]は平均矯正角13.2°の7関節全例で腓骨頭の上方転位を認め1関節に軽度の疼痛ありと報告，松田ら[3]は平均矯正角14.2°の54関節で腓骨頭が3.2 mm上方転位し近位腓骨軸が8.4°外反するが遠位脛腓関節での変化はなく，長期的な近位脛腓関節のOA発症に注意すべきと述べている．王寺[4]は術後5年以上経過した55関節中5関節9％でX-p上OA発症を認めたが症状はなかったと報告している．

　一般的なOWHTOによる我々の結果が松田らの報告と異なった理由としては，骨切り開大のhinge pointが違う点にある．片側仮骨延長法のhinge pointが脛骨結節レベルの外側であるのに対し，我々のhinge pointは近位脛腓関節中央付近であり，hinge pointと近位脛腓関節までの距離（レバーアーム）には明らかな差がある．同一角度の外反を行った場合，片側仮骨延長法ではレバーアームが長いので，腓骨頭の上方転位量が大きくなるものの腓骨の外反角は緩やかとなり，我々の術式ではレバーアームが短いため上方転位量は少ないものの腓骨外反角は脛骨外反角とほぼ同様とな

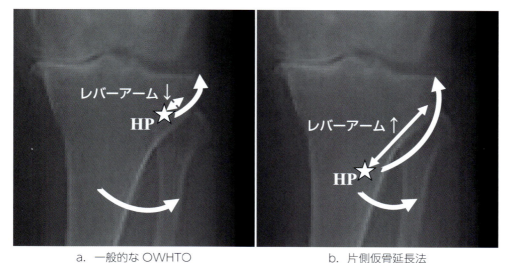

a. 一般的なOWHTO　　　b. 片側仮骨延長法
図9　一般的なOWHTOと片側仮骨延長法との違い（文献1より引用改変）

る（図9）．またhinge pointが近位脛腓関節近傍であることから関節面に影響を及ぼした可能性も否定できず，OA発症がやや多く有症候例も存在したと考えられる．一般的には片側仮骨延長法よりも我々と同様な術式のほうが多く行われており，近位脛腓関節障害に伴う合併症は稀だが注意すべきである．

近位脛腓関節の機能と障害

近位脛腓関節の機能は足関節背屈に伴って生じる腓骨に対する回旋ストレスや，膝関節に内反強制力が作用した際生じる張力を吸収する働きとされ[4]，膝屈曲では外側側副靱帯と大腿二頭筋腱の弛緩により腓骨頭は前方に移動し，伸展では逆に後方に動く[5]．この関節に起因する障害に関し，高井らは膝関節屈曲・足関節背屈荷重位での疼痛誘発テストが有効と述べ3つにtype分類している．TypeⅠは靱帯性あるいは骨性癒合症で腓骨頭の動きがないもの，typeⅡはスポーツ障害で腓骨頭の可動性が低く成人男性に多く認められるもの，typeⅢは近位脛腓関節不安定症で全身関節弛緩性を認め，軽度のOAも伴う中年女性に多いものとされている[6]．OWHTO術後の近位脛腓関節障害は脛骨外反に続発する二次性の変化であり，高井らの原発性障害とは一線を画するものであるが，自験例では女性が多く（8/11），OA合併を高率に認めたことよりtypeⅢに類似する症例が最も多く，OAを認めない活動性の高い男性例も存在したことからtypeⅡに類似する症例も存在したと考えられる．

近位脛腓関節障害の治療

治療としては腓骨の前後方向の動きを制限する脛腓バンドが推奨され活動性の高いtypeⅡに有効とされる[7]が，発症からの期間が長い場合や保存加療が無効な場合は観血的治療の適応となる．術式としては腓骨頭切除[8]，脛腓関節固定術，腓骨骨切りの報告があり，特に脛腓関節固定の場合は足関節への影響を考慮し腓骨骨切りとの併用がすすめられている[6]．我々は腓骨骨切りを選択したが，これはOWHTOによる近位脛腓関節への圧力増加と関節面の適合性変化が症状の原因と考え，腓骨骨切りにより減圧をはかると同時に関節面の適合性が改善されればよいと推察したためである．今後も慎重な経過観察が必要であるが，症状が残る場合は関節固定術の適応も考慮しなければならない．

まとめ

OWHTOは手技が比較的簡便で強固な内固定による早期後療法が可能な関節温存術として近年症例数が増加しているが，合併症としての近位脛腓関節障害は稀とはいえ起こることを念頭に置かなければならない．OWHTO術後経過において，下肢アライメントが良好にもかかわらず外側に何らかの疼痛が残り，抜釘時の再鏡視でも外側関節面に著変がない場合，本合併症を考慮し高井らの疼痛誘発テスト[6]を行うと同時にimage下で近位脛腓関節の局麻ブロックを行って疼痛が軽快すれば診断はさほど困難ではなく，適切な治療で対処し得る．

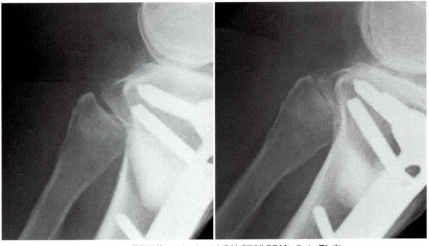

図 10 側面像でわかる近位脛腓関節 OA 発症
60 歳，女性．左 OWHTO（外反 15°）
a：術後 1 週．近位脛腓関節裂隙は正常
b：術後 1 年．外側後方膝窩部痛出現．近位脛腓関節裂隙は明らかに狭小化

　筆者らも含めとかく臨床医は内反変形が外反に矯正され内側の症状が改善したことに満足し，外側の疼痛に関し「外側に手術操作はしていないので原因不明」「鏡視で外側に異常がなかったのだからそのうち治るでしょう」などと流してしまいがちだが（図10），この合併症の存在を知っていればいわゆる不定愁訴として片付けるのではなく，適切な対処が可能となるので注意していただければと思う．

（五味徳之，近石宣宏）

文　献

1) 五味徳之，近石宣宏，松浦一平ほか．Opening wedge HTO 術前後の脛腓関節変化に関する検討．JOSKAS 2017；42（3）：697-702.
2) Nakamura E, Mizuta H, Kudo S, et al. Open-wedge osteotomy of the proximal tibia with hemicallotasis. J Bone Joint Surg 2001；83B：1111-1115.
3) 松田秀策，王寺亨弘，林田光正ほか．片側仮骨延長法における脛腓関節への影響．日整会誌 2005；79：S326.
4) 王寺亨弘．片側仮骨延長法を用いた脛骨骨切り術．整・災外 2010；53（7）：803-810.
5) Kapandji IA. The physiology of the joints. vol. 2. The lower limb. New York：Churchill-Livingstone；1970.
6) 高井信朗，麻生伸一，坂部智哉ほか．近位脛腓関節障害の 5 例．膝 1996；22：127-131.
7) 野尻武浩，麻生伸一，高井信朗ほか．近位脛腓関節障害に対する脛腓バンドの有用性．整スポ会誌 1998；18：213.
8) 山川隆由，柴田直樹，佐藤　進ほか．近位脛腓関節障害の 2 例．関節外科 1993；12：1495-1498.

IV. 手術各論

F High tibial osteotomy（HTO）の合併症─回避のコツ─

7 HTO から TKA へ

はじめに

内側型変形性膝関節症（内側型膝OA）に対して高位脛骨骨切り術（high tibial osteotomy；HTO）は骨温存の観点から優れた術式の1つであるが，適切な矯正角が得られた症例でも今日の超高齢化社会では継時的に変形が進行し，疼痛も再発する症例が存在する．このような症例は人工膝全関節置換術（TKA）で対応せざるを得ない．近年，HTOはlocking plateを使用したopen wedge法やhybrid wedge法が主流で低侵襲かつ良好な長期成績が期待でき[1]，将来的にはTKAに移行する症例は激減する可能性はあるが，従来行われてきたclosed wedge法による症例の中にはHTOからTKAに移行する症例は少なからず存在する．適切なclosed wedge法が施行され，長期にわたって良好な術後経過であったHTO症例は外反膝となる．この外反膝は通常の外側型膝OAとは異なる特徴が存在するため，TKA術後合併症も多く[2]，かなり難易度は高い．典型的なHTO後症例はTKA施行時に脛骨内顆骨切除量が多くなり，かつ内側型膝OAと同様な骨棘が内側に存在し，これを切除するため，通常の外側型膝OAよりかなり内側が弛緩する．このため内外側軟部組織バランスの調節が困難である．また脛骨近位端の外側偏位，後方偏位，後傾変化，回旋位置変化などがあり，これらにも対処する必要がある．本稿ではこれらの対処方法を術前計画も含めて概説する．

HTO後TKAの問題点

HTOは，内側型膝OAを骨切りにより荷重軸が

%MA 63%前後を通過することを目標として軽度外反にすることが多い．このため，HTO症例のTKA施行時におけるfemorotibial angle（FTA）は165～170°程度の外反膝であることが多い（図1-a）．多くの症例は外側軟部組織拘縮のため徒手的矯正不可能なfixed valgus deformityである．一方これ以外の症例，すなわち矯正不足の症例（図1-b）は内側型膝OAと同様なTKAで対応でき，過矯正の症例（図1-c）の場合は脛骨粗面遠位で内反矯正骨切りを併用すれば，膝関節に関しては内側型膝OAである．もちろん過矯正の症例に対する内反矯正骨切りにも困難さを伴うが，本稿ではfixed valgus deformityとなったHTO後のTKAに関して解説する．

通常の外側型膝OAとは異なり，HTO後症例の外反の原因はHTO時の脛骨骨切りによる変形であるため以下の特徴（問題点）がある．

1）TKA骨切り時，脛骨内顆骨切り量が大きくなる（図2-a）．
2）脛骨近位部が前後面において脛骨骨軸に対して通常外側偏位しており（図2-b），側面においては後方偏位や後方傾斜変化も認める（図2-c）．
3）脛骨近位部が回旋していることがあり，前後軸の同定が困難である．
4）外反膝にもかかわらず内側にも著明なOA変化があり，大きな骨棘が存在する．
5）外反膝，大きな脛骨内顆骨切り量，さらには大腿骨および脛骨の骨棘切除により内側弛緩が必発となる．
6）膝蓋骨低位を伴うことがあり，関節の展開自体に苦慮することもある．

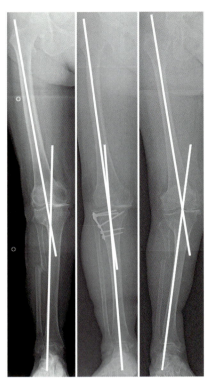

図1 矯正の違いによるHTO後TKAの対応

a：適切な矯正．FTA 165〜170°を外反膝としてTKA

b：矯正不足．FTA＞175°内側型膝OAに準じたTKA手術手技で対処可能

c：過矯正．FTA＜160°の脛骨骨切りにおいて内外顆骨切り差が20 mm以上と予測される場合，内外側軟部組織のバランス調節が困難であるが脛骨矯正骨切りを行えば，内側型膝OAと同様な骨切りで対処可能となる．

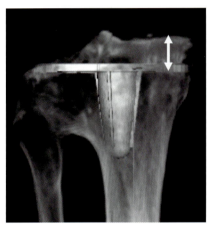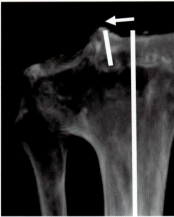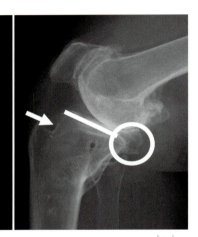

図2 脛骨近位端の骨切り面の問題点

a：脛骨内顆骨切除量増大

b：脛骨骨軸に対して脛骨近位端が外側へ偏位

c：脛骨近位端の後方移動，後方傾斜の変化，および大きな骨棘形成

術前計画

単純X線，CTなどの画像を用いた術前計画ではあくまで解剖学的指標に基づいた骨切り量予測やコンポーネント設置位置の計画は可能だが，軟部組織バランス調節などの計画は不可能である．しかしながら正確に骨切り量を把握することで骨切り後の軟部組織弛緩性もある程度予測可能であり，正確な術前計画は非常に重要である．筆者らは以前から3D術前計画ソフト"Athena"（ソフトキューブ株式会社）を使用し，可能な範囲で正確な術前計画を行っている．

1．大腿骨

通常のTKAと同様な術前計画を行っている．前後像は大腿骨機能軸に垂直，側面像においては大腿骨遠位前方骨皮質に平行，回旋設置位置は上顆軸（外科的上顆軸SEAと臨床的上顆軸CEAの間）に平行とする．大腿骨内外顆遠位端骨切除量は摩耗した内外顆遠位端を基準とするのではなく，摩耗のほとんどない顆間部を基準として決定する[3]．術中は膝外反角を含めて正確な骨切りが行われたかを3D術前計画で確認可能な大腿骨遠位端切骨面の内外顆の形状を参考にして判断している（図3）．また，大腿骨コンポーネントサイズ

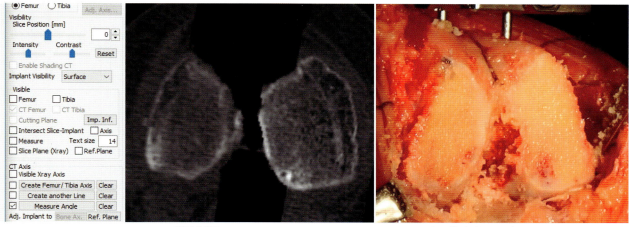

a. 術前計画　　　　　　　　　　　　　b. 術中大腿骨遠位端切骨面

図3　大腿骨3D術前計画の軸写像
遠位端切骨面の内外顆の形状を把握しておけば，膝外反角が術前計画通りに施行されたか否かを確認できる．

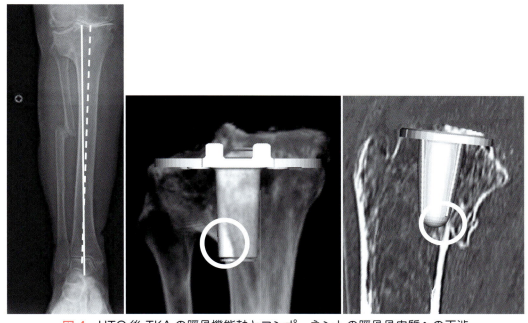

a｜b｜c

図4　HTO後TKAの脛骨機能軸とコンポーネントの脛骨骨皮質への干渉
a：脛骨機能軸は予想される脛骨切骨面内外側中点と距骨関節面中心を結ぶ線とする．
b：脛骨コンポーネント先端が脛骨外側骨皮質に干渉する場合
c：脛骨コンポーネント先端が脛骨後方骨皮質に干渉する場合

は大腿骨前方に notch を作らず，大腿骨内側後顆骨切除量はインプラントの厚さ分としてサイズ選択している．

2. 脛　骨

　HTO後のTKAにおいては3D術前計画が大きな効力を発揮する．まず，前後面における脛骨機能軸は通常用いる骨幹部解剖軸ではなく，予想される脛骨切骨面内外側中点と距骨関節面中心を結ぶ線とし，これに脛骨コンポーネントの軸を一致させる[4]（図4-a）．このとき，HTO後では脛骨コンポーネントのステムが脛骨外側骨皮質に接触するか否かを確認する必要があ

る（図4-b）．ステムが接触する可能性があれば使用機種の変更，脛骨コンポーネントのサイズ変更，わずかな内方移動も考慮すべきである．側面における脛骨近位端の後方移動（図2-c）は矯正不可能で実際の手術において視野にある脛骨骨切り面に設置するしかない．後方傾斜度は使用機種の設計上の考え方に従って決定し，可能な範囲で矯正する．ただしステムが脛骨後方骨皮質に接触することがあるので注意を要する（図4-c）．以上の3D術前計画の結果を考慮し，必要に応じて骨皮質に干渉しにくいセンターステムが短く，キールも浅い機種の選択や，あるいは脛骨トレイ直下からオフ

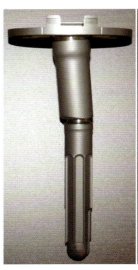 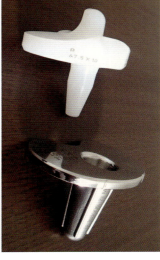

図5 機種選択
a：脛骨トレイ直下からオフセット機能のある機種（Vanguard OFFSET TIBIAL TRAY，ジンマー・バイオメット合同会社）であれば，骨皮質干渉を避けるのに有効である．
b：Mobile型（Vanguard PSRP，ジンマー・バイオメット合同会社）は脛骨前後軸の決定が困難な症例でも大腿骨と脛骨の回旋ミスマッチが回避可能である．

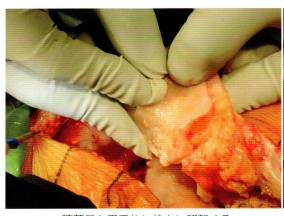 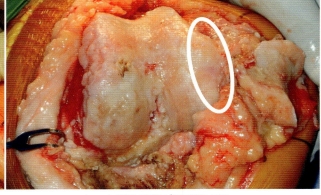

a．膝蓋骨を用手的に徐々に翻転する． 　　b．内側の骨棘が確認できる．

図6 内側後方の骨棘切除法

セット機能のある機種（図5-a）を選択する．次に回旋設置位置だが，通常のCT画像では脛骨切骨面を正確に描出することは不可能なため3D術前計画ソフトを使用するしかない．しかし，このようなソフトを用いてもHTO術後症例ではAP軸を正確に把握するのは困難なため，足関節内外果および前足部を指標とし，被覆率も参考にしながら回旋設置位置を決定するしかない．

手術手技

HTO後のTKAにおいては内側弛緩性を完全に修正し，良好な軟部組織バランスを獲得するのは事実上困難な症例も多い．したがって機種選択において拘束性の高いものも準備しておく必要がある．また，前述のようにHTO後では脛骨コンポーネントの回旋設置位置の決定が難しく，その決定に迷うことが多い．基本的に筆者らは大腿骨と脛骨の回旋ミスマッチを避けるためにMobile型（図5-b）を選択している．

1. アプローチ

通常の外反膝と同様に外側アプローチで展開している．理由として以下の4点が挙げられる．

1) 外側軟部組織の剥離が必須であり，外側アプローチはその展開自体が外側解離を兼ねる．
2) 内側軟部組織の剥離が最小限で済み，このことが外側軟部組織解離の量も減少させる．
3) 外反変形を呈している症例の多くは外側支帯切離が必要であり，内側からアプローチすると膝蓋骨への内外側からの血行が阻害されるが，外側からのアプローチであれば内側からの血行は温存される．
4) 外側アプローチでは膝蓋骨の翻転がやや困難（図6-a）だが用手的に徐々に翻転することは可能である．また膝蓋骨を翻転することで内側の骨棘の全貌が明確になる（図6-b）．

2. 関節内郭清

一般的なTKA手技と同様に残存する前十字靭帯（ACL），後十字靭帯（PCL）切除，大腿骨顆間および内

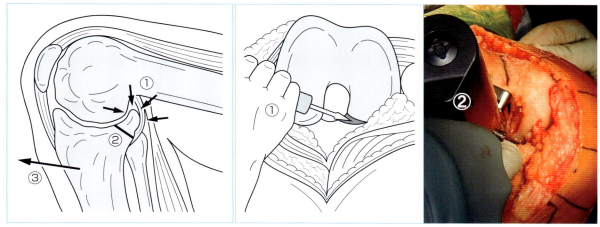

a|b 図7 展開方法
a：脛骨内顆後方の骨棘（①）が関節展開を阻害しているため，これを切除することで（②），脛骨の前方引き出しが容易になる（③）．
b：膝関節を可能な限り屈曲・外旋し，顆間からノミ（①）またはボーンソー（②）で脛骨後方の骨棘を切除する．

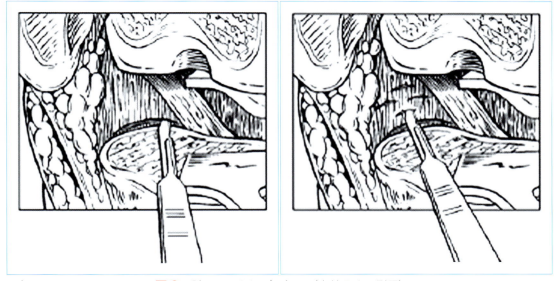

a|b 図8 Pie crust technique（文献5より引用）
a：脛骨骨切りレベル，膝窩筋腱外側で後外側関節包，弓状靱帯を15番メスにて横切する（膝窩筋腱を保護する）．
b：後外側関節包，ITBに水平方向にmultiple puncture．この中にはLCLの線維も含まれる．

外顆周辺の骨棘を切除する．通常の外反膝との大きな違いは脛骨内顆後方にも大きな骨棘が存在し，展開障害因子になっている症例が多い点である（図7-a）．高度屈曲拘縮膝の処理と同様に，この骨棘は顆間からノミまたはボーンソーを用いて破砕しておくことで展開が容易になり（図7-b），すべての骨切り終了後にこの骨片を摘出すればよい．ただし，内側型膝OAと同様な徹底した骨棘切除は内側軟部組織の弛緩につながるため，無理な骨棘切除は避けるべきである．

3. 骨切りと軟部組織バランス調節

大腿骨遠位端と脛骨近位端を術前計画に基づき，骨切りする．HTO後の症例でしばしば認められる膝蓋骨低位のある症例では展開自体が不十分になる可能性があるため，脛骨近位端骨切り時において膝蓋腱の保護に細心の注意を払わなければならない．伸展位で最小のスペーサーブロック（機種により厚さに違いがある）が挿入可能か否かを確認し，外側がタイトなことにより挿入困難なときは脛骨の骨切りを追加する．スペーサーブロックを挿入し，3°未満のバランス不良なら許容する．伸展位で3°以上の内側弛緩性が存在するなら腸脛靱帯，後外側関節包，外側側副靱帯などの外側解離を追加する．解離の順序は諸家によって推奨する順序に違いがあり，ゴールデンスタンダードはない．筆者らは指尖で触診し，緊張の強い部位に対して

尖刃刀や18G針を用いたmultiple stab incision，いわゆるpie crust technique[5]（図8）を多用する．

4. コンポーネント回旋設置位置決定

大腿骨コンポーネントの回旋設置位置は基本的に解剖学的指標を基準に決定する．脛骨コンポーネントの回旋設置位置決定は，術前計画でも述べたように脛骨近位端骨切り面だけの指標では決定し難い症例が多く，足関節内外果や前足部などの膝関節外の指標も参考に決定する必要がある．

まとめ

以下にHTO後TKAのポイントをまとめる．

1) 適切な手技で施行されたHTO後症例は外反膝
2) 外側アプローチを推奨
3) 脛骨内顆の骨切り量が大きく，内側が弛緩することに留意
4) 外反膝ではあるが内側型膝OAと同様の骨棘が内側に存在
5) 展開障害因子である脛骨内側後方の骨棘は大腿骨顆間から切除
6) 使用機種は脛骨コンポーネント遠位と脛骨骨皮質との関係に注意して決定
7) 回旋設置位置決定の簡便さからMobile型も選択肢の1つ

8) バックアップとして拘束型コンポーネントを準備

以上，適切な手技で施行されたHTO後症例は外反膝であり，通常の外側型よりかなり難易度の高い手術であり，対処方法を熟知したうえでTKAに臨む必要がある．

（谷口　亘，近藤　誠）

文　献

1) Takeuchi R, Ishikawa H, Miyasaka Y, et al. A novel closed-wedge high tibial osteotomy procedure to treat osteoarthritis of the knee：hybrid technique and rehabilitation measures. Arthrosc Tech 2014；3（4）：e431-e437.
2) Parvizi J, Hanssen AD, Spangehl MJ. Total knee arthroplasty following proximal tibial osteotomy：risk factors for failure. J Bone Joint Surg Am 2012；86-A：474-479.
3) 埜口貴弘，近藤　誠，泊　一秀ほか．TKAにおける大腿骨遠位端骨切りレベルの違いによる大腿骨後顆overhang量の検討―大腿骨顆部形状を再現するための提案―．日関病誌 2015；34(1)：51-57.
4) Kawano T, Miura H, Nagamine R, et al. Alignment in total knee arthroplasty following failed high tibial osteotomy. J Knee Surg 2003；16：168-172.
5) Clarke HD, Fuchs R, Scuderi GR, et al. Clinical results in valgus total knee arthroplasty with the "pie crust" technique of lateral soft tissue releases. J Arthroplasty 2005；20(8)：1010-1014.

ゼロからはじめる! Knee Osteotomy アップデート

V．術後後療法

V. 術後後療法

1 早期荷重のためのリハビリテーション

はじめに

近年, total knee arthroplasty（TKA）一色であった本邦でも, 骨切り術が見直されてきている. 膝周囲においても脛骨のみならず大腿骨の骨切り術も積極的に取り入れられている. 固定材料の進歩による影響が大きいが, 手術の進化に伴い, リハビリテーションも工夫されてきた. 各医療施設で独自の工夫が取り入れられている中で, 本稿では, 当院で行っている早期荷重が可能なopen wedge high tibial osteotomy（OWHTO）のリハビリテーションを中心に述べる.

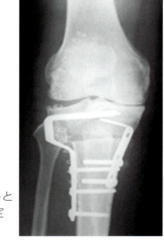

図1
従来のCWHTO
Yブレードプレートと補助プレートで固定

早期全荷重が可能なOWHTO

ロッキングプレートの登場以前は, 骨切り術の後療法は長期間を要するということが一般常識であった. 実際, 骨切り術後（図1）にギプス固定を施行し, 8～12週間の免荷を要していた. ギプスを付けたままの荷重でアライメントが変化し, 矯正ギプスへ巻き直した症例は3か月近く入院していた. アライメント維持の困難さ, 骨切り部のsinking, 長期間の後療法, 骨癒合遷延などが短所であった. これらのことは総じて当時のプレートの初期固定力に問題があった.

しかしロッキングプレートの登場以降は, その強固な初期固定力により, 後療法の短縮が期待できた. 2003年にStaubliとLobenhofferら[1]によりAO TomoFix Plate Systemを用いたOWHTOが報告された. その簡便な手術手技は, 従来の煩雑なclosed wedge high tibial osteotomy（CWHTO）に比べ, 手術侵襲が少なく手術時間も短縮できた. しかし全荷重時期については術後平均10週間（6～12週間）を要していた. 初期固定力の高いロッキングプレートを使用しながらも全荷重時期は以前と変わっていないのは何故か. OWHTOでは骨切り部で骨の連続性がほぼ失われるため, 荷重の大部分はプレートとスクリューにかかってしまう. いかに初期固定力の高いロッキングプレートでも, 体重の動作衝撃までは支えきれないためと思われる. そこでTakeuchiら[2]は骨切り部に人工骨を挿入することでプレートへの応力を分散できると考えた. これらを検証しAO TomoFix Plate Systemと人工骨を用いたOWHTO（図2）により早期全荷重が可能となった. 齋藤ら[3]やTakeuchiら[2]により優れた短期成績も報告されている.

荷重時痛の実際

たとえ強固な固定で早期全荷重が可能であっても,

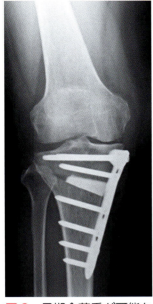

図2 早期全荷重が可能なOWHTO
骨切り部に気孔率60% β-TCPブロックを挿入しAO TomoFix Plate Systemにて固定

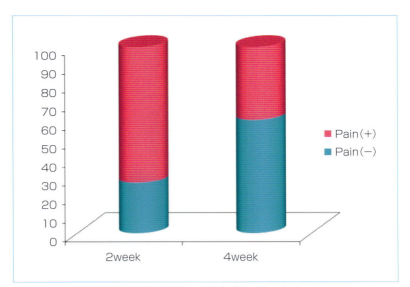

図3 片脚立位時の有疼痛者の割合

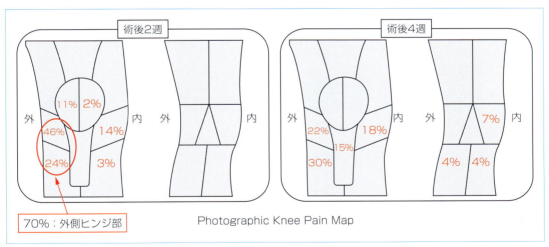

図4 片脚立位時の疼痛部位

骨癒合までは荷重時痛が存在する．早期荷重の実現は，どれほど荷重時痛を制圧できるかにかかっている．実際に術後2週の段階では約70％の症例で疼痛が存在した(図3)．膝周囲，下腿外側，足関節などに疼痛の訴えを認めた．当院で調査した結果では，OWHTO術後の急性期の膝周囲の疼痛のうち約70％が外側ヒンジ部の疼痛であった(図4)．外側ヒンジ部は骨切り部の中でロッキングプレートより最も離れているため，プレートの曲げ応力やひねりの応力などによる歪みの影響を強く受けやすい．このため疼痛が出現していると考えている．

疼痛時歩行容姿と股関節の外転

通常，下肢に痛みがある場合，重心は健側に偏り患側肢は健側肢から離して歩行する．結果的に患側の股関節は外転位となり下腿は内側に傾斜する．これは疼痛を軽減させるための本能的な姿勢であるが，OWHTO術後の場合には当てはまらない．図5に示す如く，脛骨が内側に傾斜すると骨切り部に曲げの応力が発生し外側ヒンジ部に圧縮力がかかり疼痛の原因になると推測した．OWHTO術後の荷重時痛を軽減するためには，この余分な曲げの応力を発生させなければよい．

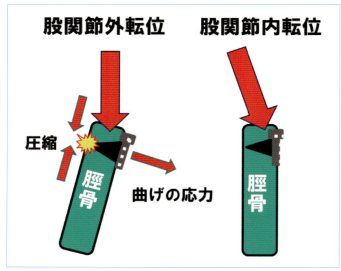

図5　股関節外転位と内転位の下肢

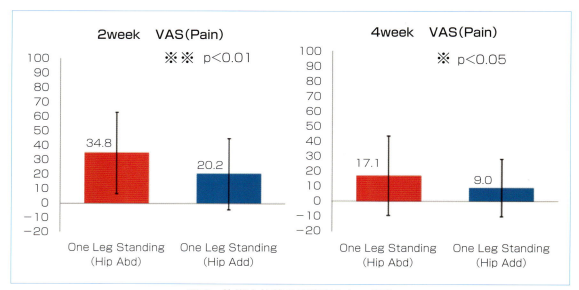

図6　片脚立位時の疼痛変化(n：37)

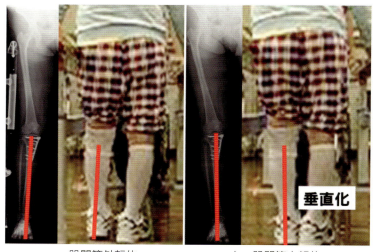

a. 股関節外転位　　　　b. 股関節内転位

図7　股関節外転位と内転位の歩行容姿

表1　OWHTO 術後のリハビリテーション

翌日〜	両下肢起立・立位保持訓練(calf raise ex.) 膝関節可動域訓練(CPM 含む) 下肢筋力維持・増強訓練
1 週目〜	疼痛自制内 FWB 歩行訓練
2 週目〜	一本杖歩行訓練
3 週目〜	退院

表2　DVT 予防プロトコール

入院日〜	弾性ストッキング装着
術中〜	健側下腿 IPC 開始
術当日	術後足部 IPC 開始(翌日まで) 術後ヘパリン 5000 u 皮下注射
術翌日	ドレーン抜去後ヘパリン 5000 u 皮下注射 ベッドサイドにて calf raise ex. 開始 両下肢起立・立位保持訓練開始
2 日目	ヘパリン 5000 u 皮下注射×2
3〜14 日目	エキドサバン 15 mg 内服

股関節の内転と下腿垂直化

　まず術後の立位訓練にて股関節の内転を意識させ重心を中心化させる．疼痛の程度には個人差があるが，股関節の外転位よりも内転位で明らかに疼痛が軽減する(図6)．このときの疼痛軽減を患者によく認識してもらうことが重要である．認識できればスムースに歩行訓練へ移行できる．歩行訓練にて股関節の内転がなされているかどうかは，図7 のように下腿が垂直化しているかどうかで容易に確認できる．

OWHTO 術後のリハビリテーション

　表1 は早期全荷重可能な OWHTO における当院のリハビリテーションプロトコールである．術翌日より両下肢での起立訓練や立位保持訓練を行う．術後の硬膜外麻酔の恩恵も得て，術後早々に立てるという感覚と自信を持たせることで離床を促進している．硬膜外麻酔は術後 3 日目に外しているが，そのあとの疼痛コントロールも重要である．当院ではクリニカルパスとしてトラマール(25)8 錠分 4，アセトアミノフェン(500)4 錠分 4 を内服させている．術後 1 週目には全例において疼痛自制内 FWB を許可し，歩行訓練を開始する．術後 3 週前後で一本杖歩行が安定し退院となる．

DVT 予防への期待

　DVT 予防については，Ⅳ．手術各論　F．HTO の合併症—回避のコツ—　4．Deep vein thrombosis (DVT) (p.202〜205)で詳細に述べられているが，ここではリハビリテーションの観点から触れる．当院では表2 の DVT 予防プロトコールを行っている．OWHTO 術後の調査[4]では 110 例中 15 例(13.6%)に遠位型 DVT が生じた．この発生頻度はほかの報告から比較すると少ない数値である．薬物的作用に加え，早期離床や早期荷重などの理学的作用が DVT 予防に効果を上げたと推測する．発生した DVT のうち 80%がヒラメ静脈内での発生であったことから，calf raise ex. に注目したい．筋ポンプ作用によりヒラメ静脈の血行を促進し，これが DVT 予防に寄与していると考えている．

（石川博之，竹内良平）

文　献

1) Staubli AE, De Simoni C, Babst R, Lobenhoffer P. TomoFix : A new LCP-concept for open wedge osteotomy of the medial proximal tibia—early results in 92 cases. Injury 2003 ; 34(Suppl 2) : 55-62.
2) Takeuchi R, Ishikawa H, Aratake M, et al. Medial opening wedge high tibial osteotomy with early full weight bearing. Arthroscopy 2009 ; 25 : 46-53.
3) 齋藤知行，竹内良平，高橋　晃ほか．変形性膝関節症に対する強固な内固定とハイドロキシアパタイトを用いた高位脛骨楔状開大骨切り術．膝 2004 ; 29(2) : 127-131.
4) 大澤克成，竹内良平，石川博之ほか．超早期荷重 open wedge high tibial osteotomy における深部静脈血栓症発生率．JOSKAS 2017 ; 42(3) : 692-696.

ゼロからはじめる! Knee Osteotomy アップデート

VI. 評価とバイオメカニクス

1 評価方法

はじめに

　術式の臨床成績を科学的に論ずるためには，科学的に認められた評価方法で提示する必要がある．Expert opinion として「成績は良好である」とだけ述べても，それは何の説得力もない．評価方法には，3つの手法がある．まず，数値で表現できる客観的なデータとして，可動域，画像計測値，筋力や様々な生体工学的手法を用いた数値データなどがある．そして，医師主導型のスコアリングシステムがあり，最後に患者立脚型のスコアリングシステムである．それぞれに意義と限界があるが，臨床医はそれらを理解したうえで取捨選択し，自らの治療成績の記録を残す姿勢が求められる．

計測データ

　記録されるデータとして，可動域は必須である．術前の可動域は，病状の程度を示唆し，手術適応の判断材料の1つでもある．術後の可動域を論ずる際にも，術前との比較が必要であり，術前の可動域は術後の可動域に大きな影響を与える．術前後の可動域の変化は，関節への侵襲の程度やリハビリテーションの妥当性を示唆し，骨切りによる矢状面アライメント（大腿骨屈曲/伸展，脛骨後傾）の変化の影響を受ける可能性もある．

　X線によるアライメント計測については，他稿で詳しく述べられている．Hip-knee-ankle angle（HKA angle），weight bearing line ratio（%MA），mechanical lateral distal femoral angle（mLDFA），medial proximal tibial angle（MPTA），joint line convergence angle（JLCA）など，術前後で計測すべき必須の項目がある．立位（片脚または両脚）か臥位か，内反・外反ストレス下かどうかなど，検討すべき条件もある．

　筋力については，携帯型のハンドヘルドダイナモメーターから，BIODEX に代表される設置型リハビリテーション機器による計測まで各種あるが，実施可能な方法で術前後に評価しておくとよい．筋力は活動性に大きな影響を与えるため，手術成績にも影響を与える．成績を比較するときには術前の筋力の状態を加味したほうがよい．

　研究レベルでは，体表マーカーと赤外線カメラによる四肢動作解析や透視画像を用いたイメージマッチング法などで，荷重動作時の下肢運動機能や関節動態を定量評価することが試みられている．骨切り術の効果は，荷重動態に変化をもたらすことによるものであるので，これらの研究は重要である．しかしながら，研究手法の特性上，サンプル数を増やすことに限界があり，骨切り術のように，多くの因子が術後成績に影響を与える状況の中では，結果の解釈に注意が必要である．

医師主導型臨床スコアリング

　従来，多くの研究報告は，医師主導型の臨床スコアによってなされてきた．日本整形外科学会による膝関節 JOA スコア（JOA スコア）や，Insall らが 1989 年に報告した Knee Society Clinical Rating System による Knee Score，Function Score は頻用されている評価方法である．両者は類似項目も多く，両者を含むようにデータを採取すると両方のスコアをつけることができ

る．例えば歩行可能距離と疼痛の程度，階段昇降が可能か，昇降に手すりを要するか，杖が必要か，可動域はどのくらいか，水腫があるかに加えて，屈曲拘縮や伸展ラグの程度，X線でのアライメントや動揺性の有無を評価していれば，これらをスコアリングできる．病歴の聴取と診察所見，X線にこれらの項目を入れておく習慣にしていれば，レトロスペクティブに評価するときも有用である．JOAスコアもKnee Society Scoreも臨床的妥当性は十分に検討されており，特に後者は国際的に頻用されており，近年の論文においても主要な評価法の1つである．Orthopaedic Scores（www.orthopaedicscore.com）というウェブで点数をつけることもできる（後述の各種スコアも掲載されている）．ただ，これら医師主導型の臨床スコアリングの問題点は，再現性や妥当性はある程度担保されるものの，実際に患者が感じている成績との間に乖離がしばしばみられることである．ある研究によると，Knee Societyが2011年に報告した患者立脚型スコアと，1989年版の医師主導型スコアとの間の相関が低く，医師主導型スコアは患者自身が感じている症状や膝関節機能を十分に反映していない可能性があると示されている[1]．そのため，患者立脚型スコアの重要性が近年注目されている．

臨床スコアのもう1つの問題点は，いわゆる天井効果である．変形性膝関節症（膝OA）を対象とした従来の臨床スコアの多くは，歩行や階段などの最低限の日常生活動作を評価項目としており，スポーツや労働といった高機能の膝を十分に評価できない．このような機能は靱帯・半月板損傷などのスポーツ障害・傷害に対する治療成績判定基準として別に設けられていることが多かった．JOAスコアでも区別されており，国際的にもCincinnati rating systemやLysholm scoreなどが使われる．特に骨切り術においては，対象がOAにありながら，術後に高機能の膝を求めることも多く，従来のKnee ScoreやFunction Scoreでは，満点に近いスコアが多くの症例で得られることもあり得る．その場合，天井効果によって症例ごとの違いを評価できない．スポーツ活動を含めた評価手法が求められる．

患者立脚型臨床スコアリング

前述のように，医師主導型スコアが必ずしも患者自身が感じている症状や機能を反映していないという問題から，近年患者立脚型スコアの重要性が取り上げられている．生命に直結しない慢性疾患が治療の対象である以上，患者自身の自覚的な評価を向上させることが治療の主目的といえる．そのため，患者立脚型スコアを重視するのは妥当な考え方である．一方で，患者立脚型スコアには，スコアリングそのものの信頼性や妥当性および再現性に問題が起こり得る．スコアの結果が，患者のスコア票に対する理解度や，そのときの感情や体調などによって変わり得るという問題がある．また，スコアの結果が，必ずしも目的とする関節の結果を反映しない，例えば脊椎の問題やほかの隣接関節や反対側の下肢の問題に影響を受けるという問題もある．そのため，スコアの取り方には十分注意をすべきであり，例えば複数回聴取する，当該医師以外の他者（事務系職員など）によるバイアスを避けた聴取補助を行うなどの工夫が求められる．患者立脚型スコアと医師主導型スコアの両方で評価するなどの方法もすすめられる．

膝周囲骨切り術に対して，一般に使用されている評価法として以下のものがある．

1. Western Ontario and McMaster Universities Osteoarthritis Index（WOMAC）

1982年にWestern Ontario大学とMcMaster大学によって作られた患者立脚型スコアで，股OAや膝OAに対して，広く用いられている．痛み，こわばり，身体機能の3つのカテゴリーに分けられた24質問項目から成り立っている．痛みは歩行，階段，ベッドの中，座位，立位においての疼痛を尋ね，こわばりは歩き始めと1日の終わりのときの症状を尋ね，機能は階段，立ち上がり，立位，歩行，車からの乗り降り，買い物，靴下の着脱，風呂やトイレの使用，簡単な家事や重労働などについて，5段階の評価を患者にそれぞれしてもらうことでスコア化される．日本語を含む多言語に翻訳されて使用されている．WOMAC使用の利点としては，長年にわたって世界中で使われてきた経緯から，標準的指標として認知されていることで，過去の論文とも比較しやすいことである．しかし，使用にはWOMACのホームページからライセンス契約を結ぶ必要がある

表1 Knee Injury and Osteoarthritis Outcome Score (KOOS)日本語版での質問項目の抜粋

症状：ここ1週間の症状について

S1：膝に腫れがありますか？

S2：膝を動かしたときにきしみを感じたり，ひっかかる音が聞こえたり，その他の雑音が聞こえたりしますか？

S3：動いている最中に膝がひっかかったり，動かなくなったりしますか？

S4：膝を完全に伸ばすことができますか？

S5：膝を完全に曲げることができますか？

S6：朝起きた時にどの程度の膝のこわばりがありますか？

S7：午後や夕方，座ったり横になったり，休んだ後にどの程度の膝のこわばりがありますか？

痛み：痛みの頻度や程度はどのくらいか

P1：膝の痛みの程度はどのくらいですか？

P2：膝をひねったり回したりする時

P3：膝を完全に伸ばす時

P4：膝を完全に曲げる時

P5：平らな場所を歩く時

P6：階段を上り下りする時

P7：夜，寝ている時

P8：座っている時や，横になっている時

P9：まっすぐ立っている時

機能：膝が原因で感じた困難の程度は

A1：階段を下りる時

A2：階段を上る時

A3：座った状態から立ち上がる時

A4：立っている時

A5：身をかがめて，床に落ちたものを拾う時

A6：平らな場所を歩く時

A7：車の乗り降り

A8：買い物に行く時

A9：靴下やストッキングをはく時

A10：ベッドから起き上がる時

A11：靴下やストッキングを脱ぐ時

A12：ベッドに横たわっている時（寝返りをうつなど）

A13：浴槽に入る/浴槽から出る時

A14：イスに座っている時

A15：洋式トイレを使う時

A16：大変な家事を行う時（重い箱を動かす，床を拭くなど）

A17：簡単な家事を行う時（料理，ちりやほこりを払うなど）

スポーツ・レクリエーション：膝が原因で感じた困難の程度は

SP1：しゃがむ時

SP2：走る時

SP3：ジャンプをする時

SP4：悪い方の膝をひねったり，回したりする時

SP5：ひざまずく時

生活の質

Q1：どのくらいの頻度で自分の膝の問題を自覚しますか？

Q2：膝によくない行動を避けるために，生活様式を変えましたか？

Q3：膝に自信を持てないことで，どの程度困っていますか

Q4：全体的に，どのくらい膝について困難を感じますか？

2. Knee Injury and Osteoarthritis Outcome Score (KOOS)

KOOSは，1998年にWOMACを発展させて作られた評価で，WOMACの質問項目が含まれており，さらにスポーツやQOLの項目も追加されている．そのため，OAと靱帯損傷や半月板損傷などのスポーツ外傷の両方で使用されている．また，KOOSからWOMACを計算することもできる．KOOSはインターネットで公開されており，特にライセンス契約を結ばなくても無料で使用することができ，日本語を含む多言語で翻訳されている（表1）．それぞれの質問に対して5段階の回答が設定されており，その中から回答を選択する．Symptom，Pain，ADL，Sports，QOLのカテゴリーごとに100を最良の点とする点数計算を行ってスコアとする．合計点での評価は推奨されていない．臨床的に意義のある点数変化とされるminimal important changeは8～10点くらいと考えられているが，まだ結論は出ていないとされている．質問項目がやや多く，10分程度の時間を要するが，質問や回答の形式は一律なので，質問と回答の方法に関して理解はしやすい．使用に制限がないということもあり，近年多くの論文で使用されてきており，標準的指標として定着している．

3. Oxford Knee Score (OKS)

本来は人工膝関節置換術後の評価目的に開発されたが，保存療法の評価についても有用であることが示され，膝OAの治療全般に使用されている．12の質問項目から形成されており，ほかのスコアよりも簡便で使いやすい利点がある．また，スマートフォンやタブレットで使えるバージョンも用意されているが，OKSの公式サイトによると，使用にはウェブページからライセンス契約が必要とされている．営利企業が関係している場合は使用料金がかかるが，教育機関や一般医療機関が研究や臨床的な目的で使用する場合は無料とされており，ライセンス契約の際の計画書の内容によって使用料の有無や料金が決められている．しかし，実際には日本語版を含めて，翻訳の妥当性が確認されたバージョンがウェブ上で公開されている．

4. Knee Society Score 2011

米国Knee Societyは，1989年より使用してきたClinical Rating Systemを改訂し，2011年のシンポジウムで報告した[2]．その目的は人工膝関節置換術を受

ける患者が若年化する傾向にあり，より活動性の高い患者を評価する必要が出てきたことと，満足度や期待度といった項目を加えることであった．そのため，膝関節機能を評価する項目では，日常生活の様々な動作を想定した質問に加えて，スポーツやレクレーションに関する項目を，あらかじめ調査された人工膝関節置換術後に要求される頻度の高い種目を20種類用意して，それから選んで回答させるという方式を採用している．開発段階でどのくらい術前と術後のスコアに変化が出てくるか，KOOSやSF-12といった既知のスコアとの相関がどのくらいかなどが検討された．日本語版も作成されたが，使用にはKnee Societyとの契約が必要で，有料である．版権についても明記されており，無断で掲載などができないとされている．前述のほかのスコアは比較的容易にダウンロードできるウェブサイトが存在するが，本スコアは契約なしに簡単に入手はできない．質問に「人工膝関節置換術」と書かれている項目があるため，ほかの術式や保存療法などの評価には不向きと思われる．しかし，同じ尺度で人工膝関節置換術と比較するには利用価値があるかもしれない．

5. 日本版変形性膝関節症患者機能評価尺度（JKOM）

日本整形外科学会，日本運動器リハビリテーション学会，日本臨床整形外科学会が合同で開発した患者立脚型評価で，保存療法や運動療法の効果を判定することを目的に2010年に作られた[3]．ほかのスコアと類似の質問も多いが，特徴として，外出や趣味のことを実際に行えなくなったかどうかというQOLの障害度を尋ねていることと，全体の健康状態を尋ねる項目が含まれていることが挙げられる．国際的に使用されてい

ないということが問題であるが，質問項目は25項目で，比較的使いやすい．

おわりに

様々な評価方法があるが，数値データ，医師主導型スコアリング，患者立脚型スコアリングともに利点と注意点があり，それぞれの限界をよく理解したうえで使用すべきである．医師主導型と患者立脚型と両方を採取しておいたほうがよい．また重要なことは，術前のスコアをとっておくことである．特に慢性疾患である膝OAは，術前の状態が患者によって様々である．骨切り術の対象となる患者は，特に患者ごとの違いの幅が大きいことが考えられる．そして術後の成績は術前の状態に強く影響を受ける．そのため，術前からの変化を治療効果の尺度として考えるべきであり，何らかの患者集団を比較するときは，術前のスコアでマッチングするなどの工夫が必要である．

（岡崎　賢）

文　献

1）Matsuda S, Kawahara S, Okazaki K, et al. Postoperative alignment and ROM affect patient satisfaction after TKA. Clin Orthop Relat Res 2013；471：127-133.

2）Noble PC, Scuderi GR, Brekke AC, et al. Development of a new Knee Society scoring system. Clin Orthop Relat Res 2012；470：20-32.

3）赤居正美，岩谷　力，黒澤　尚ほか．疾患特異的・患者立脚型変形性膝関節症患者機能評価尺度：JKOM（Japanese Knee Osteoarthritis Measure）．日整会誌2006；80：307-315.

ゼロからはじめる！ Knee Osteotomy アップデート

Ⅵ. 評価とバイオメカニクス

2 高齢者の成績

はじめに

内側楔状開大式高位脛骨骨切り術(open wedge high tibial osteotomy；OWHTO)は変形性膝関節症(膝OA)や大腿骨内顆骨壊死(ON)に対する手術療法として，良好な臨床成績が報告されている[1]．HTOにおける成績関連因子として，高度内側型膝OA，膝関節の不安定性，膝蓋大腿関節OA，術前のROM制限，肥満，矯正不足，過矯正などが報告されているが，年齢に関する報告は少ない[2]〜[5]．2005年のISAKOSでは，HTOの理想年齢は40〜60歳であると提唱され，高齢者に対するHTOは望ましくないとされてきた．しかし，これはclosed wedge HTO(CWHTO)または従来のnon locking plateを用いたOWHTOの成績である．本稿では，高齢者に対するTomoFixを用いたOWHTOの治療成績について述べる．

対象と方法

対象は2005〜2012年までの間に，内側型膝OAおよびONに対してTomoFix(ジョンソンエンドジョンソン株式会社)を用いたOWHTOを施行し，術後2年以上経過観察可能であった50例60膝である．OAは54膝，ON6膝，手術時平均年齢61.6±8.6歳(38〜75歳)，術後平均経過観察期間は51.2±21.8か月(24〜107か月)であった．これらを65歳以上のA群26膝と65歳未満のB群34膝の2群に分けて治療成績を比較検討した．

X線評価としてfemorotibial angle(FTA)，weight bearing line ratio(WBLR)，脛骨後方傾斜(TPS)，Blackburne-Peel ratio(BP ratio)を調べ，臨床評価はROM，膝関節JOAスコア(JOAスコア)，Oxford knee score(OKS)，術後合併症を調査した．

統計学的検討はJMP，version 11(SAS Institute Japan株式会社)を使用し，2群間比較はStudent t検定を用い，有意水準は1%未満とした．

1. 手術適応と手術方法

手術適応は活動性が高く後療法に理解力のある内側型膝OAおよびON症例で，年齢制限は設けていない．ROMは伸展−10°以下，屈曲130°以上，外側大腿脛骨関節，膝蓋大腿関節に明らかな関節症性変化がなく，FTAは185°未満とした．

手術手技はStaubliらの方法に準じて行っている[1]．また，初期の6症例(自家骨1膝，人工骨5膝)を除き，骨切り開大部に骨移植を行っていない．

後療法は術翌日ドレーン抜去後，可動域訓練を開始．術翌日より疼痛に応じて部分荷重を開始，術後1か月で全荷重を許可している．

2. 患者背景

A群の手術時平均年齢は68.7±2.9歳に対してB群は56.2±7.5歳であった．両群間で男女比，BMI，術後経過期間，ROM，OAやONの進行度，開大幅，JOAスコア，術前のX線パラメーター(FTA，WBLR，TPS，BP ratio)に有意差はなかった(表1，2)．

結　果

1. X線評価

両群ともに術後FTAは有意に改善し，最終調査時も矯正損失はなくalignmentは保たれていた．また最

表1　患者背景

	A群(N=26)	B群(N=34)	p値
年齢	68.7(2.9)	56.2(7.5)	<0.01
男性/女性	11/15	12/22	n.s.
身長(cm)	156.7(8.7)	160.2(7.4)	n.s.
体重(kg)	60.7(9.8)	63.8(9.0)	n.s.
BMI(kg/m²)	24.6(2.3)	24.8(2.7)	n.s.
経過観察期間(M)	46.3(21.2)	54.8(22.0)	n.s.

平均(SD)

表2　術前の両群比較

	A群(N=26)	B群(N=34)	p値
伸展	−2.5(4.3)	−3.4(5.0)	n.s.
屈曲	131.5(10.7)	132.9(9.5)	n.s.
JOAスコア	66.7(12.2)	67.8(10.4)	n.s.
OA grade			n.s.
Grade 1	0	4	
Grade 2	10	13	
Grade 3	9	13	
Grade 4	4	1	
FTA(°)	180.5(2.7)	180.6(2.8)	n.s.
WBLR(%)	18.2(12.4)	18.7(10.5)	n.s.
TPS(°)	10.3(2.6)	10.5(3.1)	n.s.
BP ratio	0.85(0.09)	0.84(0.07)	n.s.

表3　術直後の両群比較

	A群(N=26)	B群(N=34)	p値
開大幅(mm)	12.7(2.6)	12.4(2.2)	n.s.
FTA(°)	168.3(1.6)	168.6(1.8)	n.s.
TPS(°)	10.2(2.7)	10.5(3.6)	n.s.
BP ratio	0.68(0.1)	0.72(0.08)	n.s.

表4　最終調査時の両群比較

	A群(N=26)	B群(N=34)	p値
伸展	−0.6(2.9)	0.0(0.0)	n.s.
屈曲	137.1(9.1)	140.4(8.0)	n.s.
JOAスコア	86.7(8.2)	90.9(8.7)	n.s.
OKS	41.6(5.9)	41.4(5.9)	n.s.
FTA(°)	168.4(1.9)	168.7(2.4)	n.s.
WBLR(%)	66.4(9.9)	66.8(10.6)	n.s.
TPS(°)	10.2(2.8)	10.6(3.6)	n.s.
BP ratio	0.68(0.13)	0.73(0.09)	n.s.

表5　合併症

	A群(N=26)	B群(N=34)	p値
骨癒合遷延	2(7.7%)	1(2.9%)	n.s.
感染	1(3.8%)	2(5.9%)	n.s.
CRPS	1(3.8%)	0	n.s.

終調査時の alignment は両群間に有意差はなかった．TPS，BP ratio においても両群間に有意差はなかった（表3，4）．

2．臨床評価

JOA スコアは A 群が術前 66.7±12.2 点から術後 86.7±8.2 点，B 群が術前 67.8±10.4 点から術後 90.9±8.7 と両群ともに術後有意に改善し，両群間に有意差はなかった．患者立脚型評価法である OKS においても A 群 41.6±5.9 点，B 群 41.4±5.9 点と両群間に有意差は認めなかった（表4）．

3．術後合併症

術後合併症は A 群で 26 膝中 4 膝（15.4%）に対して B 群では 34 膝中 3 膝（8.8%）であった．骨癒合遷延が 3 膝（A 群 2 膝，B 群 1 膝），遅発性感染が 3 膝（A 群 1 膝，B 群 2 膝），CRPS（complex regional pain syndrome）様症状を A 群に 1 膝認めたが，両群間に有意差はなかった（表5）．

考　察

Long plate である TomoFix を用いた OWHTO は過去の HTO の欠点の多くを解決し，良好な成績が報告がされている[1]．本研究の結果から，高齢者であっても TomoFix を用いた OWHTO の臨床成績は良好であった．

TomoFix を用いた OWHTO の特徴としてはロッキング機構を有する long plate であり，角度安定性に優れていること，さらに 2 面骨切りにより骨切り面の接触面積増加が得られ，また膝関節伸展機構の牽引力が前方骨切り部にさらに圧迫力として働き，骨癒合を促進するなど，過去の HTO に比べ多くの利点を有する．また TomoFix plate の強度に関して，Agneskirchner らは異なった 4 種類の plate（short spacer plate，short spacer locking plate，long spacer plate，TomoFix plate）を用いて力学試験を行い，long plate である

2．高齢者の成績　233

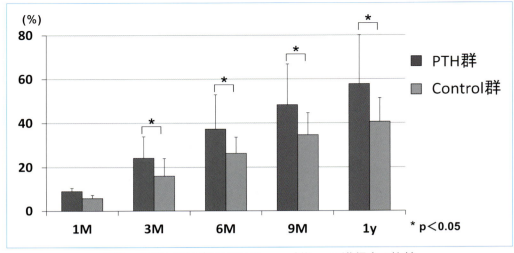

図1 骨切り開大部における gap filling の進行度の比較
PTH群で術後3か月から有意に骨形成の進行を認めた．

TomoFix plate が最も力学的強度を有していたと報告している[6]．よって，より力学的強度を有する TomoFix を用いた OWHTO では，従来 HTO が推奨されていなかった60歳以上の症例に対しても，強固な固定性が期待できる．

TomoFix を用いた OWHTO の年齢制限に関して，Kohn らは年齢は臨床成績に関係せず，HTO の適応に年齢を考慮する必要はないと述べている[3]．また，Floerkemeier らは TomoFix を用いた533例の大規模な multicenter study を行い，年齢は患者立脚型評価である OKS に関係せず，HTO の年齢に関する適応の見直しが必要であると報告している[1]．本邦では Saito らが70歳未満と70歳以上の症例を比較し，臨床スコア，alignment ともに両群間に差はなかったと報告している[4]．本研究においても，JOA スコア，OKS は両群間に差はなく高齢者であっても，良好な臨床成績が得られた．

一方，高齢者に対する HTO の問題点としては，1. 骨粗鬆症を有する場合，骨癒合遷延や術後外側ヒンジ骨折を生じる可能性，2. 手術や術後後療法への理解不足が挙げられる．

1. 骨粗鬆症による骨癒合遷延，術後外側ヒンジ骨折への対応

Locking plate であっても骨粗鬆症があれば骨癒合遷延や術後外側ヒンジ骨折が懸念される．骨粗鬆症に関して，我々は高齢者に術前，骨密度検査を行い，骨粗鬆症の診断を満たすようであれば，術前より PTH（Forteo®，日本イーライリリー株式会社）を投与している．PTH群17膝と case match した Control 群17

膝において骨形成の進行度を比較検討したが，PTH は骨開大部において骨形成を有意に促進し，骨脆弱性を有する OWHTO 症例に対して有用であった（図1，2）．

2. 手術や術後後療法への理解

高齢者であれば手術や術後後療法への理解力への懸念がある．我々は total knee arthroplasty（TKA）と同様に HTO においても術前から看護師や理学療法士による集団指導教室を行っている．我々医師が病態，手術法，術後後療法について説明したうえで，さらに術前集団教室により患者教育を行い患者の理解を高めることは，特に高齢者に対して非常に重要であると考えている．また，クリニカルパスを導入しており，高齢者であっても入院期間は若年者と変わりなく2～3週で退院している．

平均寿命が延びている現代において，暦年齢が70歳，80歳を超えていても，畑仕事，登山，ジョギングなどを行う活動性の高い高齢者は増えている．日常生活でより高い生活を期待する高齢者は関節温存手術を希望する者が多く，HTO の果たす役割は大きい．高齢者であっても活動性が高く，後療法に理解があれば，従来の HTO の適応を満たす場合 TomoFix を用いた OWHTO はよい適応である．

まとめ

1）高齢者における TomoFix を用いた OWHTO の治療成績を調査した．
2）年齢は臨床成績に関係せず，良好な結果が得られた．

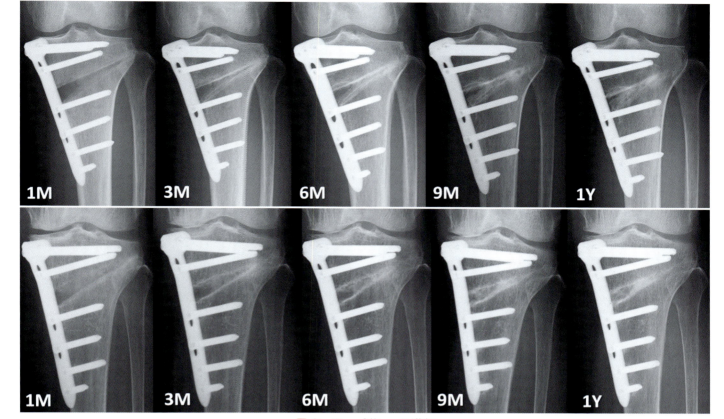

図2 Gap filling の進行
骨粗鬆症を有する高齢者であってもPTH投与により，59歳女性よりも骨癒合が促進されている．
a：59歳，女性．通常のOWHTO
b：83歳，女性．PTH投与

3）高齢であっても，活動性が高く，後療法に理解力があればTomoFixを用いたOWHTOはよい適応である．

（五嶋謙一，澤口　毅）

文献

1) Floerkemeier S, Staubli AE, Schroeter S, et al. Outcome after high tibial open-wedge osteotomy : a retrospective evaluation of 533 patients. Knee Surg Sports Traumatol Arthrosc 2013 ; 21 : 170-180.
2) Trieb K, Grohs J, Hanslik-Schnabel B, et al. Age predicts outcome of high-tibial osteotomy. Knee Surg Sports Traumatol Arthrosc 2006 ; 14 : 149-152.
3) Kohn L, Sauerschnig M, Iskansar S, et al. Age does not influence the clinical outcome after high tibial osteotomy. Knee Surg Sports Traumatol Arthrosc 2013 ; 21 : 146-151.
4) Saito T, Kumagai K, Akamatsu Y, et al. Five- to ten-year outcome following medial opening-wedge high tibial osteotomy with rigid plate fixation in combination with an artificial bone substitute. Bone Joint J 2014 ; 96 : 339-344.
5) Goshima K, Sawaguchi T, Sakagoshi D, et al. Age does not affect the clinical and radiological outcomes after open-wedge high tibial osteotomy. Knee Surg Sports Traumatol Arthrosc 2017 ; 25 : 918-923.
6) Agneskirchner JD, Freiling D, Hurschler C, et al. Primary stability of four different implants for opening wedge high tibial osteotomy. Knee Surg Sports Traumatol Arthrosc 2006 ; 14 : 291-300.

VI. 評価とバイオメカニクス

3 HTO後の効果

はじめに

　内側楔状開大式高位脛骨骨切り術(open wedge high tibial osteotomy；OWHTO)は変形性膝関節症(膝OA)に対する治療効果は，内反alignmentを矯正し，過負荷を生じている内側コンパートメントの除圧効果により得られるとされる．しかし，単純X線，CT，MRIのような画像ツールでは，内側コンパートメントの除圧効果を評価することは困難である．一方，骨シンチグラフィーの集積は膝関節においてalignmentや局所への荷重負荷および疼痛と関連することが報告されている[1]．つまり，骨シンチグラフィーはHTOによる内側コンパートメントの除圧効果を評価可能と考えられるが，OWHTO術前後の評価法として骨シンチグラフィーを用いた報告は少ない．

　我々は，荷重負荷を評価できる骨シンチグラフィーは，内側コンパートメントの除圧を評価するために必要な検査であると考え，全症例に行ってきた(図1)．本稿では，内側型膝OAに対するHTOの効果について，定量的骨シンチグラフィーの観点から述べる．

対象と方法

　対象は2011年1月～2015年8月までに当院でOWHTOを施行し，術前と抜釘術の前に骨シンチグラフィーを行った57例60膝(男性14例，女性43例)である．原疾患は全例OAで，膝骨壊死症，関節リウマチ，外傷後，感染例は除外した．平均年齢は63.2±9.0

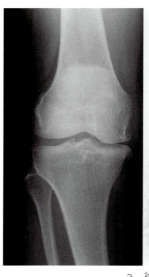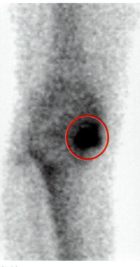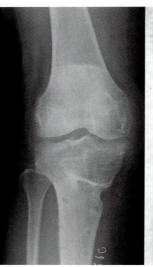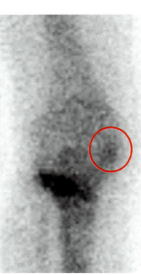

　　　　　a．術前　　　　　　　　　　　　　　b．術後1.5年，抜釘時
図1　骨シンチグラフィーの集積の変化
術前に認めた内側コンパートメントの集積は，OWHTO術後1.5年の抜釘時に消失している．

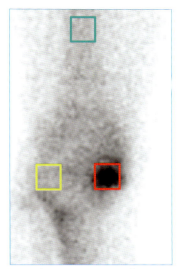

図2 定量的骨シンチグラフィー
内側・外側コンパートメント，大腿骨骨幹部に関心領域を設定

表1 臨床成績

	術　前	術　後	p値
WBLR(%)	23.2±9.7	70.2±9.1	<0.01
VAS	63.2±16.3	10.3±8.5	<0.01
JOAスコア	63.9±11.2	95.1±6.1	<0.01
OKS	28.2±7.7	41.9±4.2	<0.01
KOOS	56.1±13.6	84.0±9.6	<0.01

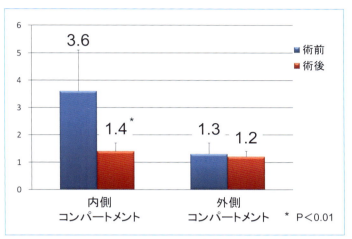

図3 BSSの変化

歳，平均BMI 24.5±3.0 kg/m^2，平均開大幅11.6±2.2 mm，平均経過期間は37.7±15.3か月，抜釘までの平均期間は16.9±5.0か月であった．

OWHTOの手術適応は活動性が高く後療法に理解のある内側型OAおよび大腿骨内顆骨壊死症例で，年齢制限は設けていない．ROMは伸展−10°以下，屈曲130°以上，外側大腿脛骨関節，膝蓋大腿関節に明らかな関節症性変化がなく，femorotibial angle(FTA)は185°未満とした．手術手技はStaubliらの方法に準じ，骨切り開大部に骨移植をせず，TomoFix plate(ジョンソンエンドジョンソン株式会社)を用い固定した[2]．

臨床成績はvisual analogue scale(VAS)，膝関節JOAスコア(JOAスコア)，Oxford knee score(OKS)，Knee Injury and Osteoarthritis Outcome Score(KOOS)を用い，術前と抜釘時に評価した．X線評価は，立位下肢全長写真でweight bearing line ratio(WBLR)を測定した．また，軟骨再生の有無は鏡視下にInternational Cartilage Repair Society(ICRS)分類を用いて評価した．

骨シンチグラフィーは全例HTO術前と抜釘前に行った．^{99m}Tc-HMDP(クリアボーン®，日本メジフィジックス株式会社)740 MBqを静脈内投与し，2時間後の膝関節における取り込みを測定した．機種はSymbia S(シーメンスヘルスケア株式会社)を使用し，撮影は，膝伸展位で膝蓋骨が正面を向くように下肢を固定し，前後方向で両膝同時に施行した．画像ソフト(syngo，シーメンスヘルスケア株式会社)を使用し，関心領域を内側・外側コンパートメント，大腿骨骨幹部に設定して，大腿骨骨幹部に対する比を骨シンチグラフィースコア(BSS＝(各コンパートメントにおけるカウント最大値)/(大腿骨骨幹部におけるカウント最大値))として定量化した(図2)．そして各コンパートメントにおけるBSSの術前後の変化を調査し，さらにBSSとVAS，各臨床スコア(JOAスコア，OKS，KOOS)，術後alignment(WBLR)，軟骨再生との関連を調査した．

統計学的検討はJMP，version 11(SAS Institute Japan株式会社)を使用し，2群間比較はStudent t検定を用い，有意水準は1％未満とした．また，BSSと各パラメーターとの相関関係はSpearman順位相関係数を用いた．

結　果

1. 臨床成績

WBLRは術前23.2±9.7％から術後70.2±9.1％へ有意に改善した．VAS，JOAスコア，OKS，KOOSもすべて術後有意に改善した(表1)．

2. BSS

BSSは内側コンパートメントにおいて術前3.6±1.5から術後1.4±0.3へ有意に改善した．一方，外側コンパートメントは術前1.3±0.3から術後1.2±0.2と変化はなかった(図3)．

表2　BSSと各因子との相関関係

	相関係数	p値
WBLR	−0.39	<0.01
VAS	0.46	<0.01
JOAスコア	−0.11	n.s.
OKS	−0.25	n.s.
KOOS	−0.34	<0.01

表3　軟骨再生と臨床成績

	軟骨再生あり（N＝43）	軟骨再生なし（N＝17）	p値
VAS	11.1±8.9	8.2±7.3	n.s.
JOAスコア	94.5±6.3	96.5±5.2	n.s.
OKS	41.3±4.4	43.2±3.7	n.s.
KOOS	84.3±9.4	83.2±10.3	n.s.
BSS	1.3±0.3	1.4±0.3	n.s.

3. BSSとVAS，各臨床スコア，術後alignmentとの相関関係

JOAスコア，OKSとは相関はなかったが，VASとKOOSにおいて有意な相関関係を認めた（表2）．この中でVASが最もBSSと相関しており，相関係数0.46と中等度の相関関係であった．また，BSSと術後WBLRは，相関係数−0.39と有意な相関関係を認めた．

4. 軟骨再生

軟骨再生は60膝中43膝（72％）に認めた．軟骨再生の有無で各臨床スコア，骨シンチグラフィーの集積に有意な差はなかった（表3）．

考　察

骨シンチグラフィーは骨代謝の活動性を調べることができ，臨床的にはがんの骨転移，骨壊死，疲労骨折の診断に用いられる．また，近年single-photon emission computerized tomography（SPECT）に従来のCTを組み合わせることで，機能的かつ解剖学的画像が得られるSPECT/CTを用いた報告が整形外科領域でも散見される．一方，膝関節において，骨シンチグラフィーの集積はalignmentや局所への荷重負荷と関連し，X線上OA変化が出現する前の初期OAの診断にも有用であると報告されている[1]．

骨シンチグラフィーはHTOにおける除圧効果を評価できると考えられるが，HTO術前後の評価法として骨シンチグラフィーを用いた報告は少ない．Muchaら[3]はOWHTOの23膝に対して術前後にSPECT/CTを行い，術前認めた内側コンパートメントの集積は術後有意に改善したと報告している．本研究においても，OWHTO術後，内側コンパートメントの集積は有意に改善した．このことはOWHTOにより内反alignmentが矯正され内側コンパートメントが除圧されていることを示していると考えられる．一方，外側コン

パートメントの集積に術後変化はなかった．これはOWHTO術後，mechanical axisは外側コンパートメントを通過しているが，外側への過負荷は生じていないことを示している．Zieglerら[4]は羊を用いた動物実験において，OWHTOの外側コンパートメントへの影響を調べている．外反4.5°のOWHTO（標準矯正角）と外反9.5°の過矯正群を比較し，両群ともに肉眼的にも顕微鏡レベルでも術後外側コンパートメントに変性所見を認めなかったと報告している．本研究において術後WBLRは70.2％であるが，外側コンパートメントへの骨シンチグラフィーの集積に変化はなく，OWHTO術後適切な荷重分散が得られており外側への過負荷は生じていないと考えた．

骨シンチグラフィーの集積と疼痛が相関することはすでに報告されている[1]．本研究においても骨シンチグラフィーの集積は疼痛とよく相関していた（相関係数0.46）．膝OAの疼痛は，軟骨下骨，滑膜，半月板，内側側副靱帯（medial collateral ligament；MCL），関節包などに起因するとされるが，なかでも軟骨下骨における骨髄病変（bone marrow lesion；BML）との強い関連が指摘されている[5]．HTOにおける内側コンパートメントの骨シンチグラフィーの集積は，この軟骨下骨の骨髄病変を評価しているため疼痛とよく相関したと考えられる．

一方，臨床スコアとの関連では，KOOSと相関関係を認めたが，JOAスコア，OKSとは有意な相関はなかった．JOAスコアと相関を認めなかった理由としては，医療者側からの評価法であるJOAスコアよりも患者立脚型評価法のほうがより詳細に患者の疼痛を評価していることが挙げられる．また，患者立脚型評価法であるOKSで相関を認めなかったが，これは評価期間の差（KOOSの1週間に対し，OKSは4週間）が関係している可能性があると推察した．また，VASに比べKOOSの相関が弱かったが，これは各臨床スコアには疼痛以外の様々な機能的要素が入っているためと考

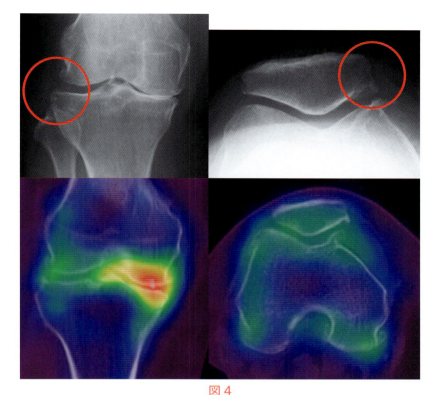

図4
術前X線で外側コンパートメント，PF関節に関節症性変化を認めるがSPECT/CTで同部位に集積を認めない．

えられる．

　本研究では72%に軟骨再生を認めたが，軟骨再生と臨床成績と関連がなかった．OWHTOにおいて，Kimら[6]は軟骨再生と臨床成績は関連がないと報告している．実際，臨床成績が良好であるにもかかわらず再鏡視時，軟骨再生が乏しい症例をしばしば経験する．では，HTOにおける疼痛改善のメカニズムは何なのであろうか？　本研究の結果から，骨シンチグラフィーの集積は疼痛，術後alignmentと相関しており，軟骨再生の有無と臨床成績は関連がなかった．よって，OWHTOにおける症状改善は軟骨再生の有無にかかわらず，HTOでは内反alignmentが矯正され，内側コンパートメントの除圧によりもたらされていると考えられる．

骨シンチグラフィーの臨床的意義

　骨シンチグラフィーはHTO術前に，どのコンパートメントに荷重負荷が生じているかの診断に有用である．術前X線で外側コンパートメントやPF関節に関節症性変化がありHTOの適応に迷う場合があるが，我々は外側コンパートメントに骨シンチグラフィーの集積がなければHTOを行っており，その中でPF関節に集積があればPF関節への負担の少ないclosed wedge HTO（CWHTO）を選択している．骨シンチグラフィーはHTOの手術適応の術前判断に有用であると考える（図4）．また，骨シンチグラフィー（SPECT/CT）の集積パターンとして，内側コンパートメントに限局したfocal typeと膝関節全体に淡く集積するdiffuse typeの2パターンが存在する（図5）．Focal typeは軟骨下骨への荷重ストレスにより生じているため，HTOによる内側コンパートメントの除圧効果により症状の改善が期待される．一方，diffuse typeは滑膜炎による集積を意味しており，HTOの除圧効果が少ない可能性がある．また，内反alignmentを認めても，骨シンチグラフィー（SPECT/CT）の集積がなければ，内側コンパートメントへの荷重負荷は生じておらず，我々はHTOを行っていない．つまり，骨シンチグラフィーの集積パターンはHTOの適応を考えるうえで重要であり，骨シンチグラフィーは膝周囲骨切り術において大変有用な検査であると考えている．

まとめ

1) OWHTO術後，内側コンパートメントにおける骨シンチグラフィーの集積は改善し，疼痛とalign-

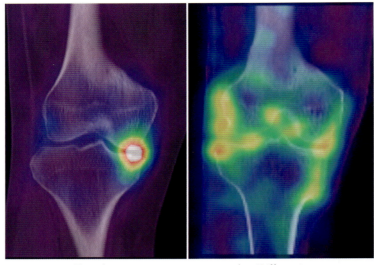

a. Focal type　　　　b. Diffuse type

図5　SPECT/CTの集積パターン

mentと相関していた.
2) 外側コンパートメントにおける骨シンチグラフィーの集積に変化はなく,適切な荷重分散が得られており,外側コンパートメントへの過負荷は生じていない.
3) 骨シンチグラフィーは,HTO術前の荷重負荷ならびに術後の除圧効果を評価することができ,HTO適応の判断や術前後の評価法として有用である.
4) HTOによる症状改善は,軟骨再生の有無にかかわらず内反alignmentが矯正され,内側コンパートメントの除圧効果によりもたらされると考える.

（五嶋謙一,澤口　毅）

文　献

1) Hirschmann MT, Schön S, Afifi FK, et al. Assessment of loading history of compartments in the knee using bone SPECT/CT：a study combining alignment and 99mTc-HDP tracer uptake/distribution patterns. J Orthop Res 2013；31：268-274.
2) Floerkemeier S, Staubli AE, Schroeter S, et al. Outcome after high tibial open-wedge osteotomy：a retrospective evaluation of 533 patients. Knee Surg Sports Traumatol Arthrosc 2013；21(1)：170-180.
3) Mucha A, Dordevic M, Hirschmann A, et al. Effect of high tibial osteotomy on joint loading in symptomatic patients with varus aligned knees：a study using SPECT/CT. Knee Surg Sports Traumatol Arthrosc 2015；23：2315-2323.
4) Ziegler R, Goebel L, Cucchiarini M, et al. Effect of open wedge high tibial osteotomy on the lateral tibiofemoral compartment in sheep. PartⅡ：standard and overcorrection do not cause articular cartilage degeneration. Knee Surg Sports Traumatol Arthrosc 2014；22：1666-1677.
5) Lo GH, McAlindon, Niu J, et al. Bone marrow lesions and joint effusion are strongly and independently associated with weight-bearing pain in knee osteoarthritis：data from the osteoarthritis initiative. Osteoarthritis Cartilage 2009；17：1562-1569.
6) Kim KI, Seo MC, Song SJ, et al. Change of chondral lesions and predictive factors after medial open-wedge high tibial osteotomy with a locked plate system. Am J Sports Med 2017；45：1615-1621.

Ⅵ. 評価とバイオメカニクス

4 歩行解析

はじめに

　内側型変形性膝関節症（内側型膝OA）や特発性膝骨壊死（SONK）に対する内側楔状開大式高位脛骨骨切り術（open wedge high tibial osteotomy；OWHTO）は，術式が比較的簡便で後療法も短期で済み成績も安定していることから近年脚光を浴びつつある．その成績の評価として，膝関節JOAスコアなどに代表される臨床評価と同様に下肢アライメントも重要視されているが，立位 femorotibial angle（FTA）や Mikulicz line 通過点（%MA）は立位静止時のX線計測によるものでしかなく，実際の歩行における動的なアライメントの評価は不可能であった．近年，三次元動作解析装置の進歩によりOWHTO術前後の動的な下肢アライメントの評価が行われつつあり，本稿では筆者らの経験から得られた知見について述べる．

歩行解析の方法

　歩行解析の最大のメリットは実際の動きを評価できる点にある．まず体表マーカー41個を被験者に取り付け，実際に歩行して10個の赤外線カメラで撮影し動きをとらえると同時に床反力計によって下肢にかかる荷重量も測定できる．図1はOWHTO術前の歩行であり，膝の内反変形と膝内側にかかるストレスがわかる．図2はOWHTO術後の歩行であり，内反変形が

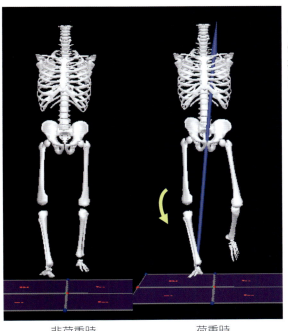

非荷重時　　　　荷重時

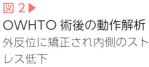

◀図1
OWHTO術前の動作解析
荷重により内反変形進行と内側へのストレスが増大

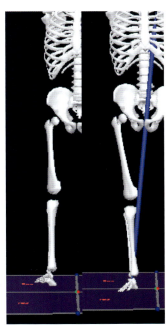

図2▶
OWHTO術後の動作解析
外反位に矯正され内側のストレス低下

表1 患者背景

	42例42関節
性別	男性12例/女性30例
手術時年齢	65.8±6.8歳
疾患	全例OA（K-L-3：14，K-L-4：28）
術前FTA	181.5±2.9°
術中矯正角	11.2±2.0°
術後FTA	168.9±3.0°

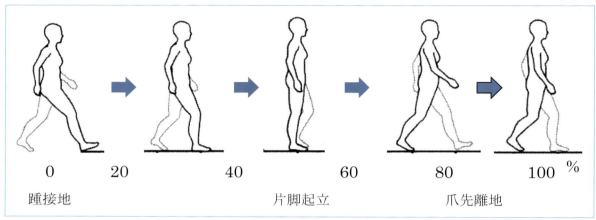

図3 歩行解析方法（右立脚期）

表2 結 果

	術前	抜釘時	
歩行速度(m/sec.)	0.90±0.17	1.02±0.16	(p＜0.05)
歩幅(m)	0.94±0.15	1.02±0.15	(p＜0.05)
動的FTA最大変化量(°)	5.0	2.3	(p＜0.01)
膝関節内反モーメント (Nm/kg)	0.54	0.22	(p＜0.01)
股関節外転角(°)	−0.7	−4.8	(p＜0.05)
足関節内反角(°)	1.2	2.0	(N.S.)
体幹傾斜			
なし	0	24	
患側へ傾斜	30	12	
健側へ傾斜	12	6	

外反位に矯正され内側へのストレスが軽減していることがわかる（使用機種：vicon MX）．

歩行解析の実際

対象は当科でOWHTO術前後に歩行解析を行った42例42関節である．男性12関節，女性30関節，手術時平均年齢は65.8歳，全例変形性関節症（OA）で片側例でありKellgren-Lawrence分類（K-L分類）grade 3が14関節，grade 4が28関節．術前のFTAは平均181.5°，術中矯正角は平均11.2°で術後のFTAは平均168.9°であった（表1）．

解析方法は立脚期（＝荷重時：踵が接地し片脚起立となって爪先が離れるまで）における計測を3回行い平均値を求めた（図3）．歩行条件は裸足で自由歩行とし，測定は術前と抜釘時（術後1年3か月）に行った．また，健常者の歩行と比較するため，膝に愁訴のない健常ボランティア40名（平均年齢60.1歳）についても同様の解析を行った．

検討項目は，1.歩行速度と歩幅の変化，2.動的なアライメントの変化として立脚期における動的なFTAの変化，3.膝関節内反モーメントの変化，4.隣接関節（股関節・足関節・体幹傾斜）への影響である．統計処理にはt検定を用い危険率5％未満を有意と判定した．

結 果（表2）

1. 歩行速度と歩幅

歩行速度は0.90 m/sec.から1.02 m/sec.に，歩幅も0.94 mから1.02 mと有意に改善し，術後歩行速度は増加し歩幅も延長していた．

2. 動的FTA

まずは健常者における歩行時の動的なアライメント変化を示す．踵接地後にやや外反し，片脚起立に至るまでは内反し，そこから爪先が離れるまでは外反する二峰性の歩行パターンである（図4）．これに対しOWHTO術前は踵接地から片脚起立まで内反が増強

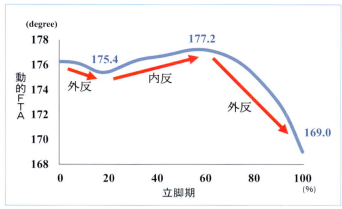

図4 健常者の動的アライメント変化

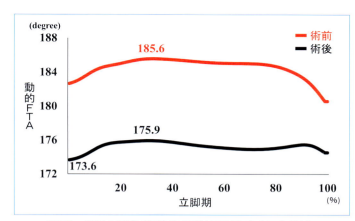

図5 OWHTO術前後の動的アライメント変化

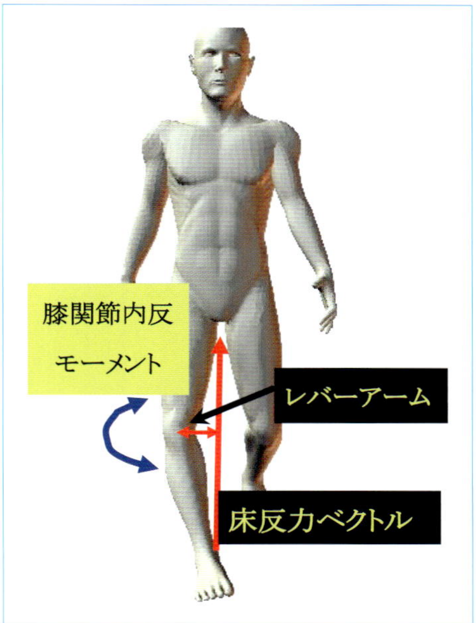

図6
膝関節内反モーメントの概念
膝関節内反モーメント＝床反力ベクトル×レバーアーム(Nm/kg)
膝を内反させようとする外力を示し，内側コンパートメントに加わる力学的ストレスの指標である．

爪先が離れるまで常に内反位であるのに対し，術後は踵接地から片脚起立まで若干内反するものの常に外反位であり，動的FTAは術後減少し外反位に変化していた(図5)．この動的FTAの最大変化量を求めると術前5.0°が術後2.3°と有意に減少しており，荷重歩行時の側方動揺性が低下していることがわかった．この動的FTAの変化量が少ないのは，静的なX線でのFTAでどのあたりになるかを検討すべく，動的FTA変化量が4以上の大群11関節と2.1以下の小群10関節に分けてX-p上のFTAを比較したが，大群169.3°，小群168.9°と有意差はなく，動的FTA変化量と静的FTAとの関連性を見出すことはできなかった．

3. 膝関節内反モーメント

医師にとっては聞き慣れない概念のため，その概要についてまず述べる．これは床反力ベクトルと膝関節中心までの距離（レバーアーム）の積で求められ，膝関節を内反させようとする外力を表し，膝内側コンパートメントに加わる力学的ストレスの指標と考えられる(図6)．

結果，術前の最大値0.54 Nm/kgに対し術後は0.22 Nm/kgであり，膝内側コンパートメントへのストレスは術後有意に減少していた(図7)．次に膝内反モーメントが少なくなる静的なX-p上のFTAはどのあた

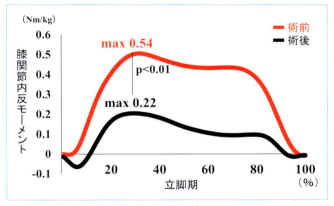

図7 OWHTO術前後の膝関節内反モーメント変化

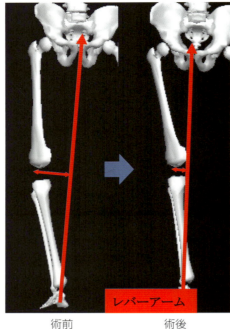

図8 術後膝内反モーメントが減少し疼痛が改善した理由

膝内反モーメント＝床反力ベクトル×レバーアーム
術後は膝内反変形の改善に伴いレバーアームが減少
＝内反モーメント減少＝膝内側へのストレス減少
で疼痛改善

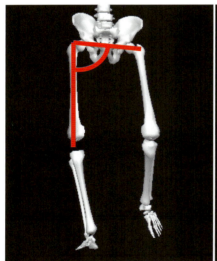
術前：−0.7°

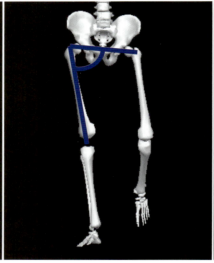
術後：−4.8°

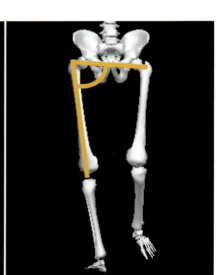
健常者：−4.2°

図9 股関節外転角の変化
膝の外反矯正により股関節が有意に内転

りになるかを検討すべく，術後の内反モーメントが0.3以上の大群10関節と0.1以下の小群10関節に分けてX-p上のFTAを比較すると，大群171°，小群167.7°と有意差が認められた．つまり，膝関節内側コンパートメントへのストレス軽減には，X-p上のFTAで168°前後が理想的と考えられた．

以上の結果をまとめると，動的FTA変化量・膝内反モーメントともに術後有意に減少していた．動的FTA変化の減少は歩行時の側方安定性の向上を示す．膝内反モーメントは内反変形改善に伴うレバーアームの短縮により減少，内側へのストレスが低下し疼痛が改善したと考えられる[1)2)]（図8）．

4. 隣接関節への影響（片脚起立時）

股関節外転角は術前−0.7°が術後−4.8°と健常者（−4.2°）と同等に変化，つまり膝の外反矯正により股関節は術後有意に内転していた（図9）．一方，足関節内反角は術前1.2°が術後2.0°と有意な変化はなかった．体幹傾斜に関し，術前は患側への傾斜が30例（2.2°），健側への傾斜が12例（−1.8°）であったのに対し，術後は傾斜のない正常が24例認められたものの，患側への傾斜が12例，健側への傾斜が6例と，18例42.9％に傾斜異常が遺残していた（図10）．体幹傾斜

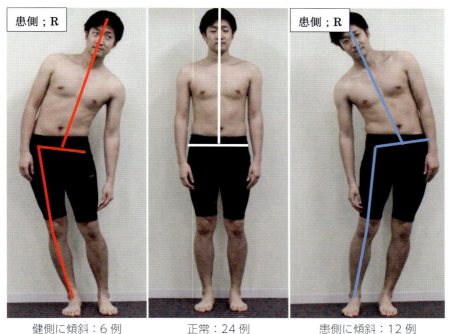

健側に傾斜：6例　　　正常：24例　　　患側に傾斜：12例

図10　術後の体幹傾斜
18例42.9％に歩行時の体幹傾斜異常が残る．

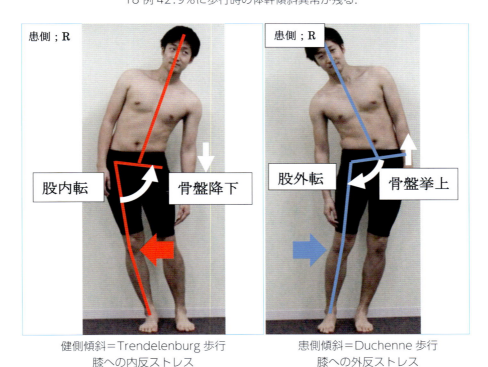

健側傾斜＝Trendelenburg歩行　　　患側傾斜＝Duchenne歩行
膝への内反ストレス　　　　　　　　膝への外反ストレス

図11　体幹傾斜異常による膝関節への影響

異常に伴う歩行としては健側へ傾斜するTrendelenburg歩行と，患側へと傾斜するDuchenne歩行が知られているが，Trendelenburg歩行では健側の骨盤降下に伴い股関節が内転することから膝に対しては内反のストレスが働き，Duchenne歩行では健側の骨盤挙上に伴い股関節が外転することから膝に対しては外反のストレスが働くと考えられる（図11）．そして，両者ともに股関節外転筋力の低下で発症することが知られている．そこでOWHTO術前後での股関節外転筋力を評価すると，術前101.4Nが術後122.3Nと改善したものの，健常者の180.3Nよりは低い結果であった．すなわち術後でも外転筋力は健常者より低いため，これに伴いTrendelenburg，もしくはDuchenne歩行をきたし膝への内外反ストレスが生じている可能

性がある．過去の報告でも膝OA群は外転筋力が24%
低下しているとされており[3]，OWHTO術後の後療法
に外転筋力強化を取り入れることは，歩行時膝関節へ
の内外反ストレス減少につながり，OWHTO術後の成
績向上に寄与するものと考えられる．

まとめ

今回の検討で得られた知見としては，OWHTOによ
り動的なFTA変化量が減少し歩行時の側方安定性が
向上していること，膝の内反変形改善に伴い内反モー
メントが減少し疼痛が改善したことであった．隣接関
節では股関節が術後内転し正常に近くなるが，外転筋
力の低下に伴う体幹傾斜異常が少なからず残り，膝へ
の内外反ストレスを生じる可能性があるので後療法に
おける外転筋力強化が重要なことが判明した．

従来の動作解析は主にACL損傷などのスポーツ外
傷に重きを置かれてきた感があるが，近年の高齢化社
会進行に伴う膝OA患者数の増加を考えると，今後は
OAの病態解析と治療に関し，もっと研究が進まなけ
ればならない分野である．また，従来のOWHTOの治
療成績，特に下肢アライメント評価に関してはいまだ
に静止立位でのX-p計測に頼っており，FTAや%MA
が評価としては絶対的とされ，さらには細かく関節面
の傾斜異常を矯正することまで取り沙汰されている．
しかし，静止立位のアライメントと歩行動作における
アライメントは似て非なるものであり，まずは動的な
アライメントの変化と静的なアライメントの関連性を
明らかにしたうえで，静的なFTAや%MAはこのあ
たりが妥当，関節面の傾斜異常はこのあたりまでが許
容範囲内といったことがわかるように研究が進めばと
思う．

（五味徳之，近石宣宏，山田英司，片岡悠介）

文 献

1) Lind N, et al. Gait analysis of walking before and after medial opening wedge high tibial osteotomy. Knee Surg Sports Traumatol Arthrosc 2013；21(1)：74-81.
2) Deie M, et al. Differences between opening versus closing high tibial osteotomy on clinical outcomes and gait analysis. Knee 2014；21(6)：1046-1051.
3) Hinman RS et al. Hip muscle weakness in individuals with medial knee osteoarthritis. Arthritis Care Res (Hoboken) 2010；62(8)：1190-1193.

ゼロからはじめる！Knee Osteotomy アップデート

Ⅵ. 評価とバイオメカニクス

5 力 学

はじめに

　内側型変形性膝関節症（内側型膝 OA）に対する関節温存手術において高位脛骨骨切り術（high tibial osteotomy；HTO）は良好な長期成績が報告され，その有用性が再認識されてきている．骨切りや固定法の手技は多岐にわたり，どの方法が優れているかは単純に比較できず議論の分かれるところである．Staubli が開発した角度安定性の高いロングプレートである TomoFix（ジョンソンエンドジョンソン株式会社）を用いた内側楔状開大式高位脛骨骨切り術（open wedge HTO；OWHTO）は手術侵襲が比較的少なく，早期荷重歩行が可能で，かつ骨開大部に骨移植を必要としない画期的なものである[1]．OWHTO において術中に形成される不安定な楔状の間隙（骨開大部）を如何に安定させるかがこの手術の大きなポイントであり，骨開大部における骨形成（gap filling）を促進する（阻害しない）力学的環境を作り出すことが重要となる．本稿では生体力学的見地から OWHTO における "骨開大部の安定性" を獲得するポイントについて，文献的考察を中心に一部我々が行った有限要素解析を交えて解説する．

インプラントに関するポイント

1. Gap filling

　OWHTO においてはインプラントのデザインが骨開大部の安定性に多大な影響を及ぼすためその選択は非常に重要であるが，どのインプラントやデザインが最も優れているかはいまだ議論の的となっている．どのインプラントを使用するとしても，良好な gap fill-

ing が得られるためには，①プレートに生じる応力が材料固有の許容値を上回らない，②骨形成が発生するに十分な機械的刺激が骨に加わる，③仮骨形成と骨化に必要な micromotion が起こること，が必要となる[2]．すなわち「骨は力学的環境に基づいて骨形成／骨吸収を行い，その強度を維持するのに適した形と量に調整する」という "Wolff の法則" に則ると，gap filling にはインプラントの弾性も重要となる．Röderer らは TomoFix を用いた OWHTO における不完全な gap filling はプレートとスクリューの高い剛性によるとしている[3]．TomoFix プレートを抜釘するとさらに骨開大部内側端の gap filling が進行するという現象は，荷重伝達路となっていたプレートを抜去することで遮蔽されていた機械的刺激が骨開大部内側端にかかるためである．

2. インプラントの比較

　文献的にはロッキングスクリューを用いたロングプレートが，ショートプレートや創外固定器よりも矯正保持力に優れているとされ[4,5]，特に外側ヒンジ部骨折をきたした場合にはショートプレートでは固定力が不十分であるため外側に追加固定を行うか，ロングプレートでの固定を選択すべきであると報告されている[5]．また薄くて弾力性のあるプレートより厚くて剛性の高いプレートのほうが優れた固定力を有し[6]，スペーサープレートにおけるスペーサーの存在は骨開大部の micromotion を軽減し力学的に有用である[2,7,8]とされている．良好な gap filling が得られるためには micromotion が起こることも重要であるが，OWHTO における不安定な骨開大部の初期固定力を高めることが最も優先されるべきとするならば，荷重歩行に耐え

5. 力学　247

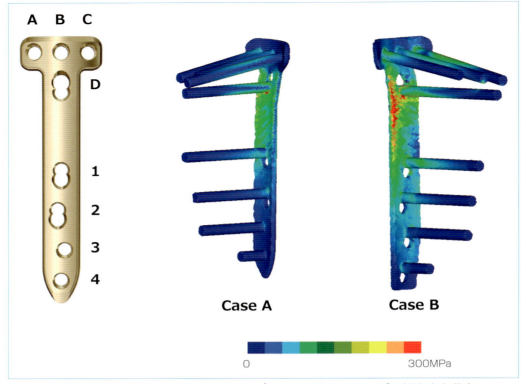

図1 OWHTOにおけるTomoFixプレートに生じるミーゼス相当応力分布
骨開大部直上に位置するDホールのスクリュー基部周囲に比較的高いミーゼス相当応力を認める．

得る剛性の高いロングプレートが望ましいと考える．

3. インプラントにかかる応力と設置位置

　StaubliはTomoFixプレートに関する有限要素解析において骨開大部直上のDホール周囲が最も高い応力に晒される[1]としている．我々は実際にTomoFixプレートを用いてOWHTOを施行した患者のCT画像を用いて有限要素モデルを作成し，1/3部分荷重歩行を考慮した境界条件（詳細は割愛する）を与えた応力解析を行い，全例でDホールのスクリュー基部周囲に比較的高いミーゼス相当応力を認めた（図1）．またRaja IzahamらはTomoFixプレートのT字のコーナー部分と，プレート本体とロッキングヘッドスクリュー（LHS）の結合部分に応力が集中するとしている[9]．Agneskirchnerらは遠位骨片4本のLHSのうち最遠位3本はmonocortical screwを使用して力学的解析を行っており[6]，またTomoFixのマニュアルにおいても最遠位3本はmonocortical screwとしているが，何らかの理由で固定力を上げたいときにはbicortical screwを使用してもよいとしている．ただしその際には脛骨の外側に存在する深腓骨神経を損傷しないように注意すべきとしている．重要なのは骨開大部直下のLHSであり，bicortical screwとして固定力を高めるべきである．

　LuoらはOWHTOにおける内側プレートの設置位置を，ノンロッキングのI字型プレートとT字型プレートの両方で広くサポートするように設置する場合と，TomoFixプレートを前内側設置，後内側設置する場合を比較し，ノンロッキングであっても2枚のプレートで広くサポートした場合が最も安定性が高いが，前内側設置よりも後内側設置のほうが2枚で広く設置する方法に準ずる固定力を有するものとしてTomoFixプレートの後内側設置を推奨している[10]．臨床的にTomoFixプレートを用いたOWHTO後にLHSがロッキングヘッド部で折損する例を経験するが，ほぼ全例がCホール（最近位3ホールの最後方）のLHSである．プレート設置位置が前方になるとスクリューが後方に向かうことで相対的に刺入するスクリュー長が短くなり，荷重による曲げ応力に対抗できなくなる．これが特にCホールに挿入したLHSの折損と関連していると考えられる．

　よってOWHTOにおいて骨開大部を安定させるためには，脛骨近位骨片により長いスクリューを刺入できる位置にプレートを設置する必要があると言い換えることができる．したがって骨開大部の安定化ならびにインプラントへの応力軽減のためには前内側よりも後内側，もしくは真横と表現される位置へのプレート

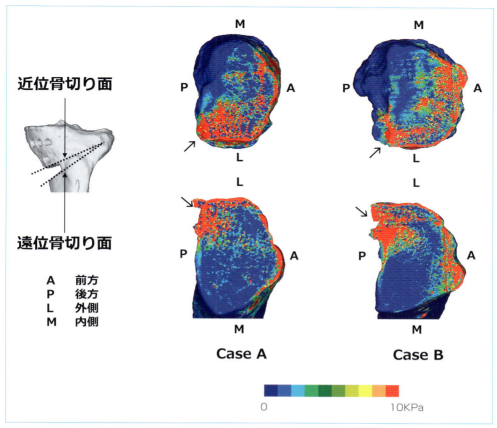

図2 OWHTO直後の骨開大部骨切り面における歪みエネルギー密度分布
外側ヒンジ部に高い歪みエネルギー密度分布を認める(矢印).

設置が望ましい．また脛骨近位骨片をなるべく多くのスクリューで固定すべきであり，すべてのスクリューホールにLHSを挿入すべきである[4)9)11)].

骨切り手技に関するポイント

1. Biplane osteotomy の重要性

Biplaneの骨切りは，膝伸展機構の一部である膝蓋腱から遠位脛骨骨片への途切れない力伝達を可能とするだけではなく，前方の骨性支持が近位脛骨骨片の前方への滑りや傾き，回旋を防止し，何よりも骨片同士が接触し同部位の骨癒合が促進されることでさらに安定性を高められる利点がある．Biplane osteotomyは臨床的にはインプラントの種類にかかわらず骨癒合を促進し，生体力学的にはショートプレートにおいて初期固定力を高めるものの，TomoFixプレートにおいてはその優位性は示されなかったとする報告[12)]もあるが，この結果はTomoFixプレートの固定性が高いことの裏返しであり，biplane osteotomyの有用性を否定するものではない．

2. 外側ヒンジ部の重要性

OWHTOにおいて骨開大部の固定力を高めるために，骨開大の中心となる外側ヒンジ部のbone bridgeが保たれていることはもちろんだが，大腿四頭筋腱，鵞足，外側皮質の骨膜，近位脛腓関節のligamento-taxis(靱帯性整復)などによるtension band効果が重要となる[1)]．外側ヒンジ部の破綻は骨開大部の著しい不安定性を生じ，何らかの対策を講じなければ矯正損失，開大部の遷延癒合や偽関節，インプラントの折損をきたすことになる．我々の行ったOWHTOの骨開大部における有限要素解析において，OWHTO直後のモデルでは外側ヒンジ部に高い歪みエネルギー密度分布を認めた(図2)．力学的刺激量は骨形成量と相関するといわれており[13)]，外側ヒンジ部における高い歪みエネルギー密度は外側ヒンジ部がOWHTOにおけるgap fillingの開始点であるということを示している．OWHTO後の骨開大部におけるgap fillingは外側から内側に向かって起こり，外側ヒンジ部が癒合しないと進行していかない．

3. 内側支持機構の重要性

AgneskirchnerらはOWHTO前後の内外側脛骨大

腿関節面にかかる圧測定を行った研究において，膝内側側副靱帯（medial collateral ligament；MCL）をintactにしたままOWHTOを行うとMCLの過剰な緊張によりOWHTO前の内反変形があったときよりも内側コンパートメント圧が上昇してしまい，MCLの部分剥離を行っても内側コンパートメント圧は上昇するため，MCLの完全剥離ではじめて除圧されるとしている[14]．その一方でMCLの剥離操作はOWHTO後に外反動揺性を生ずるため，必要最小限にとどめるほうがよいという報告もある[15]．靱帯には"stress relaxation（応力緩和）"と呼ばれる一定ひずみ負荷の下で徐々に張力を減ずる特性があるが，van EgmondらはOWHTO後のMCLにおけるstress relaxationは内側・外側コンパートメント圧を減少させるが，MCLを完全剥離しないと内側から外側に荷重圧が移動せず，外反動揺性は有意に増加するもののMCLの剥離は必要であるとしている[16]．臨床的にはMCL完全剥離をしてもTomoFixプレートで固定した後は外反動揺性が減少し，術後経時的には問題がなくなるとされている[17]．またOWHTOにおける鵞足部剥離の影響を生体力学的に比較検討した研究は渉猟し得た限りでは認めないが，鵞足に付着する内側ハムストリングスが有する脛骨遠位骨片の外旋抑止力やbiplane osteotomy部の骨片間圧迫力としての役割を考慮すると可及的に温存もしくは修復すべきと考える．

4. 人工骨移植の影響

Takeuchiらは楔状オスフェリオン60（オリンパステルモバイオマテリアル株式会社）を使用することでプレートと外側ヒンジにかかる初期応力を2/3に減らせると報告しており[18]，オスフェリオン60の移植が骨開大部の安定性に寄与することで早期荷重が可能になるとしている．しかし開大部を完全に充満させるような長い人工骨を挿入すると外側ヒンジ部に発生する骨片間圧迫をかえって阻害することも予想される．スペーサープレートの生体力学的有用性を考慮すると[2)7)8)]，メタルブロックと人工骨間では強度の差があることを差し引いても，少なくとも挿入する人工骨は長すぎないほうがよいと考える．ただし脛骨後内側皮質骨にかませる15mm程度の短いオスフェリオン60を挿入した場合，骨開大部の両端2か所（外側ヒンジ部と人工骨挿入部内側）がまず骨癒合する傾向があり，開大部中央がなかなかgap fillingしない印象もある．人工骨移植をしなくても外側ヒンジ部の歪みエネルギーやプレートの弾性が骨開大部にgap fillingが起こりやすい環境を作り出していることを考えると，人工骨移植を行うことで異なる力学的環境を生じているものと考える．少なくとも人工骨移植は骨開大部の安定性に寄与するものであって，外側ヒンジ部骨癒合やgap fillingを促進するものではないということを忘れてはならない．

（島　洋祐，澤口　毅）

文　献

1) Staubli AE. Application of angular stable plate fixators in open-wedge tibial osteotomy. Osteotomies around the knee. 1st ed. Lobenhoffer P, et al, editors. New York：Thieme；2008. 61-67.

2) Pauchard Y, Ivanov TG, McErlain DD, et al. Assessing the local mechanical environment in medial opening wedge high tibial osteotomy using finite element analysis. J Biomech Eng 2015；137：doi：10.1115/1.4028966.

3) Röderer G, Gebhard F, Duerselen L, et al. Delayed bone healing following high tibial osteotomy related to increased implant stiffness in locked plating. Injury 2014；45：1648-1652.

4) Zhim F, Laflamme GY, Viens H, et al. Biomechanical stability of high tibial opening wedge osteotomy：internal fixation versus external fixation. Clin Biomech 2005；20：871-876.

5) Stoffel K, Stachowiak G, Kuster M. Open wedge high tibial osteotomy：biomechanical investigation of the modified Arthrex osteotomy plate（Puddu plate）and the TomoFix plate. Clin Biomech 2004；19：944-950.

6) Agneskirchner JD, Freiling D, Hurschler C, et al. Primary stability of four different implants for opening wedge high tibial osteotomy. Knee Surg Sports Traumatol Arthrosc 2006；14：291-300.

7) Spahn G, Mückley T, Kahl E, et al. Biomechanical investigation of different internal fixations in medial opening-wedge high tibial osteotomy. Clin Biomech 2006；21：272-278.

8) Maas S, Diffo Kaze A, Dueck K, et al. Static and dynamic differences in fixation stability between a spacer plate and a small stature plate fixator used for high tibial osteotomies：a biomechanical bone composite study. ISRN Orthop 2013；2013：387620. doi：10.1155/2013/387620.

9) Raja Izaham RM, Abdul Kadir MR, Abdul Rashid AH, et al. Finite element analysis of Puddu and Tomofix plate fixation for open wedge high tibial osteotomy. Injury 2012；43：898-902.

10) Luo CA, Hwa SY, Lin SC, et al. Placement-induced effects on high tibial osteotomized construct-biomechanical tests and finite-element analyses. BMC Musculoskelet Disord 2015 ; 16 : 235. doi : 10.1186/s12891-015-0630-2.

11) Golovakha ML, Orljanski W, Benedetto KP, et al. Comparison of theoretical fixation stability of three devices employed in medial opening wedge high tibial osteotomy : a finite element analysis. BMC Musculoskelet Disord 2014 ; 15 : 230. doi : 10.1186/1471-2474-15-230.

12) Pape D, Lorbach O, Schmitz C, et al. Effect of a biplanar osteotomy on primary stability following high tibial osteotomy : a biomechanical cadaver study. Knee Surg Sports Traumatol Arthrosc 2010 ; 18 : 204-211.

13) Huiskes R, Weinans H, Grootenboer HJ, et al. Adaptive bone-modeling theory applied to prosthetic-design analysis. J Biomech 1987 ; 20(11-12) : 1135-1150.

14) Agneskirchner JD, Hurschler C, Wrann CD, et al. The effect of valgus medial opening wedge high tibial osteotomy on articular cartilage pressure of the knee : a biomechanical study. Arthroscopy 2007 ; 23 : 852-861.

15) Pape D, Duchow J, Rupp S, et al. Partial release of the superficial medial collateral ligament for open-wedge high tibial osteotomy. A human cadaver study evaluating medial joint opening by stress radiography. Knee Surg Sports Traumatol Arthrosc 2006 ; 14 : 141-148.

16) van Egmond N, Hannink G, Janssen D, et al. Relaxation of the MCL after an open-wedge high tibial osteotomy results in decreasing contact pressures of the knee over time. Knee Surg Sports Traumatol Arthrosc 2017 ; 25 : 800-807.

17) Seo SS, Kim CW, Seo JH, et al. Does superficial medial collateral ligament release in open-wedge high tibial osteotomy for varus osteoarthritic knees increase valgus laxity? Am J Sports Med 2016 ; 44 : 908-915.

18) Takeuchi R, Bito H, Akamatsu Y, et al. In vitro stability of open wedge high tibial osteotomy with synthetic bone graft. Knee 2010 ; 17 : 217-220.

ゼロからはじめる！Knee Osteotomy アップデート

Ⅶ. High tibial osteotomy（HTO）と関節軟骨

1 HTO と軟骨再生総論

関節軟骨障害と変形性膝関節症

関節軟骨は自然治癒能力に乏しく，関節軟骨損傷は変形性膝関節症（膝 OA）の原因となることが知られている．膝関節荷重面に重度軟骨損傷があるスポーツ選手では 14 年の経過で 42％に関節症変化が進行したとの報告がある[1]．また，膝 OA の関節軟骨の変化を MRI で評価した研究では，2 年間で 81％の症例において軟骨損傷が進行したと報告されている[2]．このように膝関節における関節軟骨損傷は膝 OA の原因となり，また，その損傷程度は経時的に悪化することが証明されている．自然経過で悪化していく関節軟骨に対しては，その進行を止めるための何らかの外科治療が必要となる．

高位脛骨骨切り術術後の関節軟骨変化について

内反を呈する膝 OA は荷重線（股関節中心と距骨近位関節面中央とを結ぶ線）が膝関節の内側を通過するため，損傷した関節軟骨に過度なストレスが加わる．高位脛骨骨切り術（high tibial osteotomy：HTO）は荷重線を内側から外側へ移動させ膝関節内側関節面の荷重負荷を軽減させることができる．一方，外側関節面への荷重負荷が増加するため過度な外反矯正は問題とされている．内側の荷重負荷を軽減させ，外側には過度な荷重負荷をきたさない下肢アライメントが理想とされるが，その追求には HTO 術後のアライメント変化が膝関節の各関節面に与える影響を知る必要がある．

1. 大腿脛骨関節の内側関節面

損傷した関節軟骨に追加処置（骨穿孔術や骨軟骨移植術など）を加えることなく HTO を単独で行った場合，50〜90％に軟骨修復が認められる（図 1，表 1）．また，大腿骨のほうが脛骨より軟骨が修復されやすいと報告されている．関節軟骨修復の有無は臨床成績に影響していないという報告が多いが，観察期間が短いことや評価方法が不十分であることなど問題もあり注意深い観察が必要である．また，術後の下肢アライメントと軟骨修復には関連があるとの報告が多く，外反矯正が不足した症例では軟骨修復の割合が低くなる．過去の報告から，下肢アライメントは大腿脛骨関節の関節軟骨修復に強く影響を与えていることがわかるが，どのくらいの外反矯正が必要であるかの明確な答えはない．また，修復された軟骨様組織は本来の硝子軟骨ではなく線維軟骨を中心とした構造であり，正常の関節軟骨と同等の機能を有していない可能性が考えられる．

2. 大腿脛骨関節の外側関節面

HTO 術後に外側関節面の荷重負荷が増大することが危惧されている．Agneskirchner らは open wedge HTO（OWHTO）術後の関節接触圧変化を調べて，mechanical axis が外側に移動すれば荷重分布も外側に移動することを証明した[3]．一方，Ziegler らは sheep を使って OWHTO 術後の外側の半月板，関節軟骨および軟骨下骨の変化を調べ，過度な外反であっても短期的には悪影響を及ぼさないと報告している[4]．臨床研究ではまとまった報告はないが，過度な外反矯正は外側関節の関節症変化をきたすと報告されており，長期的な観察が必要である．

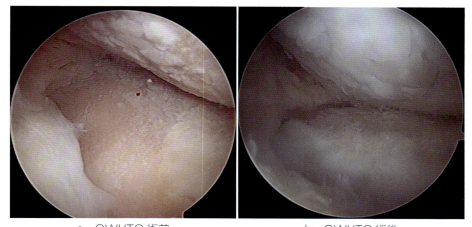

a. OWHTO 術前　　　　　　　　　　b. OWHTO 術後
図1　OWHTO術後における大腿脛骨関節内側関節面の関節軟骨修復
大腿骨内側顆部，脛骨内側顆部ともに軟骨様組織の再生が認められる．

表1　HTO術後の大腿脛骨関節内側関節面の関節軟骨評価

	HTO	Regeneration cases(%) 大腿骨内側顆部	Regeneration cases(%) 脛骨内側顆部	臨床成績（評価方法）	影響因子
Koshino	CWHTO	修復なし　13膝(9%) 部分修復　86膝(59%) 修復　　　47膝(32%)	評価なし	有意差なし(KSS)	術後下肢アライメント 内側関節裂隙の幅
Kanamiya	CWHTO	修復　35膝(55%)		有意差あり（JOAスコア）	術後下肢アライメント
Matsunaga	CWHTO	修復 HTO単独　23/37膝(62%) MF併用　15/26膝(58%) AA併用　48/51膝(94%)	修復 HTO単独　20/37膝(54%) MF併用　18/26膝(69%) AA併用　46/51膝(90%)	3群で有意差なし（JOAスコア）修復有無での比較はない	Abrasion arthroplastyの成績が良好
Jung	OWHTO	修復(92%)	修復(69%)	有意差なし(KSS)	術後下肢アライメント
Kumagai	OWHTO	修復(71%)	修復51%)	有意差なし(KSS)	BMI，初回鏡視時のICRS grade，術後下肢アライメント

3. 膝蓋大腿関節

　HTO術後には膝蓋骨の位置（高位度やshift，tiltなど）が変化することはよく知られており，膝蓋大腿関節の関節軟骨にも影響を与えていると考えられている．Open wedgeとclosed wedgeとで膝蓋大腿関節に与える影響が異なることが報告されている．膝蓋骨高位度はclosed wedgeでは高くなり，open wedgeでは低くなることが知られている[5]．また，膝蓋大腿関節接触圧はclosed wedgeでは変化はないが，open wedgeでは一部の角度で上昇すると報告されている[6]．KimらはOWHTO術後の再鏡視で大腿骨滑車は41%に，膝蓋骨は22%に関節軟骨の悪化がみられたと報告している[7]．一方，我々はOWHTO術後に大腿骨滑車の軟骨修復が認められた症例を経験している（図2）．修復を認めた症例はいずれも軟骨下骨に達する損傷（ICRS分類4度）であり，大腿脛骨関節面の軟骨修復の傾向と同様に膝蓋大腿関節においても軟骨下骨露出と軟骨修復には関連がある可能性が考えられる．また，SongらはOWHTOとclosed wedge HTO（CWHTO）ともに術後3～4年で膝蓋大腿関節の関節症変化（OWHTO：18%，CWHTO：21%）とanterior knee pain（OWHTO：32%，CWHTO：28%）を認め，両術式間に有意差を認めなかったと報告している[8]．下肢アライメントの変化そのものが膝蓋大腿関節に影響を与えている可能性が考えられるため，HTO術後には膝蓋大腿関節の観察も重要である．

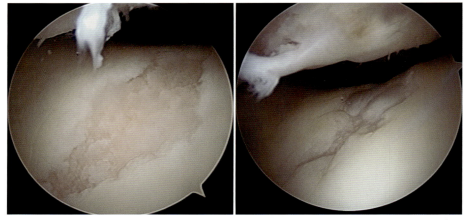

図2 OWHTO術後における大腿骨滑車関節面の関節軟骨修復　a|b
大腿骨滑車関節面に軟骨様組織の再生が認められる．
　　a：OWHTO術前
　　b：OWHTO術後

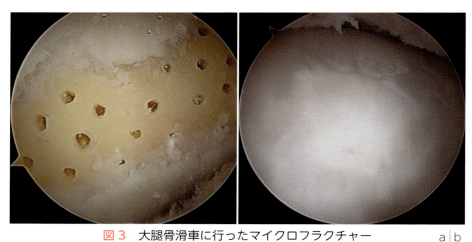

図3 大腿骨滑車に行ったマイクロフラクチャー　a|b
　　a：大腿骨滑車に行ったマイクロフラクチャー
　　b：術後1年における軟骨修復所見

関節軟骨損傷の治療

　HTO単独で脛骨大腿関節の内側関節面における軟骨損傷は50〜90％で修復されることが報告されており，臨床研究でも概ね良好な長期成績が得られている．しかしながら，全症例で関節軟骨が修復されているわけではなく，より高い確率で損傷軟骨が修復されるように術式を選択することが望まれる．HTOに関節軟骨治療の併用が軟骨修復に有用であるかどうかは一定の見解が得られていないが，両術式を併用することで相乗効果が期待される．

1. 骨髄刺激法（マイクロフラクチャー・ドリリング）

　病巣部の損傷軟骨および石灰化軟骨を郭清して軟骨下骨を露出させた後に骨穿孔し，骨髄から細胞を誘導し線維性組織での修復を促進させる方法である（図3）．短期的には良好な成績が得られているものの，長期成績では悪化するとの報告が多い．再生された組織は線維軟骨または一部硝子軟骨を含む線維軟骨であり，荷重負荷に対する耐久性は硝子軟骨と比較して低いためと考えられる．本術式は関節鏡視下に簡便で低侵襲に行うことができることから，HTOとの併用手術として行われることが多い．

　MatsunagaらはCWHTOのマイクロフラクチャー併用が軟骨修復に有用であるかを再鏡視評価し，HTO単独群と比較して差がなかったと報告している[9]．同様に，OWHTOに対するドリリングの有用性を調べた研究でもHTO単独群と比較して差がなかったと報告されている[10]．HTOの骨髄刺激法併用の有用性に関しては長期的な観察が必要である．

2. 自家骨軟骨柱移植

　大腿骨関節面の非荷重部かつ膝蓋骨との接触が最小

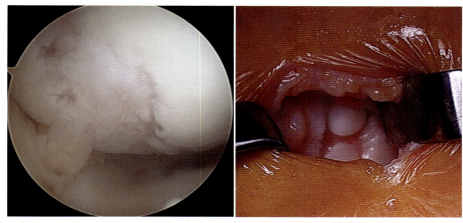

図4 大腿骨内側顆部に行った自家骨軟骨柱移植
a：大腿骨内側顆部の関節軟骨損傷
b：自家骨軟骨柱移植

限となる部分から骨軟骨柱を採取して軟骨欠損部に移植する方法である（図4）．損傷部位に対して硝子軟骨-軟骨下骨-骨の正常な構造を保ったまま修復ができることが利点である．採取できる骨軟骨柱の数には制限があるため広範囲に軟骨が欠損している膝OAには適応がなく，損傷部位が限局している骨軟骨損傷や大腿骨内側顆部骨壊死症にはよい適応である．

3. 自家培養軟骨細胞移植（autologous chondrocyte implantation；ACI）

膝関節非荷重部から軟骨片を採取して培養で増殖させた後に軟骨欠損部に移植する方法である．浮遊液の状態で培養軟骨細胞を移植する方法やScaffoldを使用して移植する方法があり，良好な臨床成績が報告されている．しかしながら，得られる軟骨細胞数に制限があること，軟骨採取と移植の2段階の手術を要すること，さらには高齢者においては良質な軟骨細胞の獲得が困難であること，など様々な問題が存在する．軽度の内反を有する症例に対して，HTOを併用したほうがACI単独よりもfailure rateが少なかったと報告されている[11]．

4. 間葉系幹細胞を用いた治療

多分化能を有する自家間葉系幹細胞を用いた軟骨治療である．特に膝関節の滑膜から得られる幹細胞は増殖能や軟骨分化能が高く，軟骨再生の細胞源として注目されている．滑膜幹細胞を用いた軟骨修復の臨床成績はACIとほぼ同等であり，さらに自己軟骨組織を犠牲にしないなどの有利な点がある．

まとめ

下肢アライメントが膝関節の関節軟骨に大きな影響を与えていることは周知の事実である．HTOは損傷した大腿脛骨の内側関節面の関節軟骨を修復させる効果があるが，それと同時に外側関節面や膝蓋大腿関節にも何らかの影響を与えている．個々の症例に合わせて術式（OWHTOやCWHTOなど）を選択し，軟骨修復手術の併用などを検討する必要がある．

（中村憲正，山田裕三）

文　献

1) Messner K, Gillquist J. Cartilage repair. A critical review. Acta Orthop Scand 1996；67：523-529.
2) Davies-Tuck ML, Wluka AE, Wang Y, et al. The natural history of cartilage defects in people with knee osteoarthritis. Osteoarthritis Cartilage 2008；16：337-342.
3) Agneskirchner JD, Hurschler C, Wrann CD, et al. The effects of valgus medial opening wedge high tibial osteotomy on articular cartilage pressure of the knee：a biomechanical study. Arthroscopy 2007；23：852-861.
4) Ziegler R, Goebel L, Cucchiarini M, et al. Effect of open wedge high tibial osteotomy on the lateral tibiofemoral compartment in sheep. Part II：standard and overcorrection do not cause articular cartilage degeneration. Knee Surg Sports Traumatol Arthrosc 2014；22：1666-1677.
5) El-Azab H, Glabgly P, Paul J, et al. Patellar height and posterior tibial slope after open- and closed-wedge high tibial osteotomy：a radiological study on 100 patients. Am J Sports Med 2010；38：323-329.
6) Stoffel K, Willers C, Korshid O, et al. Patellofemoral

contact pressure following high tibial osteotomy : a cadaveric study. Knee Surg Sports Traumatol Arthrosc 2007 ; 15 : 1094-1100.

7) Kim KI, Kim DK, Song SJ, et al. Medial open-wedge high tibial osteotomy may adversely affect the patellofemoral Joint. Arthroscopy 2017 ; 33 : 811-816.

8) Song IH, Song EK, Seo HY, et al. Patellofemoral alignment and anterior knee pain after closing- and opening-wedge valgus high tibial osteotomy. Arthroscopy 2012 ; 28 : 1087-1093.

9) Matsunaga D, Akizuki S, Takizawa T, et al. Repair of articular cartilage and clinical outcome after osteot-

omy with microfracture or abrasion arthroplasty for medial gonarthrosis. Knee 2007 ; 14 : 465-471.

10) Jung WH, Chun CW, Lee JH, et al. Comparative study of medial opening-wedge high tibial osteotomy using 2 different implants. Arthroscopy 2013 ; 29 : 1063-1071.

11) Bode G, Schmal H, Pestka JM, et al. A non-randomized controlled clinical trial on autologous chondrocyte implantation（ACI）in cartilage defects of the medial femoral condyle with or without high tibial osteotomy in patients with varus deformity of less than 5°. Arch Orthop Trauma Surg 2013 ; 133 : 43-49.

Ⅶ. High tibial osteotomy(HTO)と関節軟骨

2 HTO前後の膝蓋大腿関節(PF)評価

はじめに

　High tibial osteotomy（HTO）は大腿骨-脛骨の内反アライメントを矯正する目的で行われるが，同時に膝蓋大腿関節（PF）のアライメントにも影響を与える．特に近年広く普及してきたopen wedge HTO（OWHTO）では膝蓋骨位置が低下することは基礎研究や臨床研究で報告されている．これらの膝蓋骨位置変化は関節接触圧の増大をきたし術後成績に悪影響を及ぼすと考えられている．そのため術前に膝蓋大腿関節に症状を有する関節症が存在すればOWHTOの手術適応除外とされている．しかしながら，HTO術後に膝蓋大腿関節がどのように変化して，どのように臨床成績に影響を与えているかはまとまった報告が少なく不明な点が多い．HTOの術前後における膝蓋大腿関節の変化とその問題点に関してまとめた．

膝蓋骨位置の変化

1. 膝蓋骨高位度について

　膝蓋骨高位度を評価する方法として単純X線側面像を用いた測定が一般的である．Insall-Salvati ratio（IS）やCaton-Deschamps index（CD），Blackburne-Peel index（BP）は簡易な測定法として広く用いられている（図1）．El-Azabらはclosed wedge HTO（CWHTO）術後にCDおよびBPは増加（膝蓋骨位置が高くなる）し，OWHTO後にIS，CD，BPは減少（膝蓋骨位置が低下）すると報告している[1]．そのほか多くの

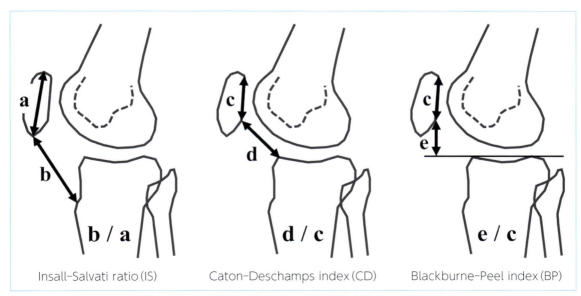

図1　単純X線側面像を用いた膝蓋骨高位度の評価方法

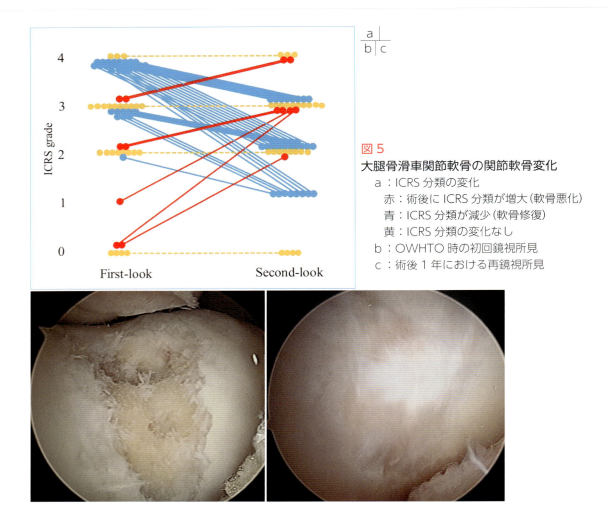

図5 大腿骨滑車関節軟骨の関節軟骨変化
　a：ICRS分類の変化
　　赤：術後にICRS分類が増大（軟骨悪化）
　　青：ICRS分類が減少（軟骨修復）
　　黄：ICRS分類の変化なし
　b：OWHTO時の初回鏡視所見
　c：術後1年における再鏡視所見

症例や単純X線で膝蓋大腿関節の関節裂隙消失を認める症例はOWHTOの適応外と考えているが，症状のない軽度の膝蓋大腿関節の関節症に対しては関節鏡視で関節軟骨の損傷を認めてもOWHTOを選択肢の1つと考えている．OWHTOを行った自験例69膝の術後1年における膝蓋大腿関節の関節軟骨変化を関節鏡視下にInternational Cartilage Repair Society分類（ICRS分類）を用いて評価した．膝蓋骨の関節軟骨は悪化を認めたが（$p=0.056$），大腿骨滑車の関節軟骨は35膝（51％）が修復し，7膝（10％）が悪化，27膝（39％）は変化を認めなかった（図5）．軟骨下骨に達する関節軟骨損傷（ICRS分類4）においては修復する症例が多く，初回の軟骨損傷の程度（軟骨下骨の露出）と関節軟骨の修復には関連があると考えられる（図6）．一方，年齢・性別・BMI・膝蓋骨高位度および下肢アライメントと関節軟骨変化には明らかな関連は認めなかった．膝蓋大腿関節の関節軟骨修復の機序に関しては不明な点が多く，MRIを用いて経時的に膝蓋大腿関節の関節軟骨を評価するような臨床研究が必要である．

また自験例において，術後の臨床成績を患者立脚型膝評価であるKnee Injury and Osteoarthritis Outcome Score（KOOS）を用いて評価した．KOOSは5項目（症状，痛み，日常生活動作，スポーツ・レクリエーション，膝に関するQOL）からなる膝評価表である．関節軟骨修復症例に優越性は認めなかったが，関節軟骨悪化症例では「スポーツ・レクリエーション」および「膝に関するQOL」の項目でscoreが有意に低かった．膝蓋大腿関節の関節軟骨損傷は一般的な膝の症状（日常動作での疼痛やひっかかり感など）を呈さないため診断に難渋することが多いが，将来的には関節症変化をきたす可能性があり注意が必要である．

関節症変化について

近年，HTO術後の膝蓋大腿関節の関節症変化が注目されている．DeMeoらはOWHTO術後8年での単純X線評価で70％の症例で膝蓋大腿関節の関節症の進行を認めたが，臨床成績との関連はなかったと報告している[5]．また，Goshimaら[6]は，OWHTO術後の膝蓋大腿関節のアライメント変化および関節症変化

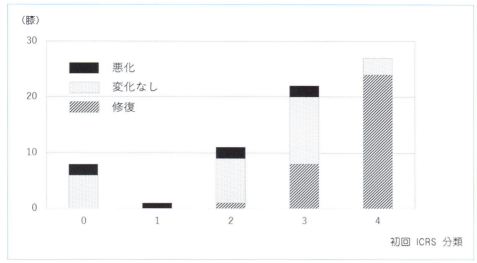

図6 2nd look での ICRS 分類変化
大腿骨滑車関節軟骨の初回 ICRS 分類の分布と再鏡視時の関節軟骨の変化の割合

が，臨床成績に影響していないと報告している．OWHTO 後に生じる膝蓋大腿関節の関節症変化は症状をきたさないことが多いため臨床では過小評価されがちであるが，長期的な観察が必要である．基礎研究結果からCWHTOはOWHTOよりも膝蓋大腿関節への影響が少ないと考えられており，膝蓋大腿関節に関節症変化を認める症例に対して選択されることが多い．しかしながら，両術式を比較した臨床研究でCWHTOにおいてもOWHTOと同程度に関節症変化が認められたとの報告もあり，HTO術後の膝蓋大腿関節の関節症変化に関しては注意が必要である．

まとめ

HTOは大腿脛骨関節だけでなく膝蓋大腿関節にも影響を与えることを理解しなければならない．一般的にOWHTO術後には膝蓋骨位置の低下や内側傾斜が生じて膝蓋大腿関節の関節接触圧は増加すると考えられている．一方，CWHTOでは膝蓋大腿関節への影響は少ないと考えられており，膝蓋大腿関節に関節症変化を認める症例ではCWHTOを選択することが推奨されている．変形性膝関節症に対してHTOを計画する場合は，脛骨大腿関節や下肢アライメントだけではなく膝蓋大腿関節の評価も必要である．

（山田裕三，中村憲正）

文 献

1) El-Azab H, Glabgly P, Paul J, et al. Patellar height and posterior tibial slope after open- and closed-wedge high tibial osteotomy: a radiological study on 100 patients. Am J Sports Med 2010; 38: 323-329.
2) Yamada Y, Toritsuka Y, Yoshikawa H, et al. Morphological analysis of the femoral trochlear in patients with recurrent dislocation of the patella using three-dimensional computer models. J Bone Joint Surg Br 2007; 89: 746-751.
3) Stoffel K, Willers C, Korshid O, et al. Patellofemoral contact pressure following high tibial osteotomy: a cadaveric study. Knee Surg Sports Traumatol Arthrosc 2007; 15: 1094-1100.
4) Kim KI, Kim DK, Song SJ, et al. Medial open-wedge high tibial osteotomy may adversely affect the patellofemoral joint. Arthroscopy 2017; 33: 811-816
5) DeMeo PJ, Johnson EM, Chiang PP, et al. Midterm follow-up of opening-wedge high tibial osteotomy. Am J Sports Med 2010; 38: 2077-2084.
6) Goshima K, Sawaguchi T, Shigemoto K, et al. Patellofemoral Osteoarthritis Progression and Alignment changes after open-wedge high tibial osteotomy do not affect clinical outcomes at mid-term follow-up. Arthroscopy 2017; 33: 1832-1839.

ゼロからはじめる！Knee Osteotomy アップデート

Ⅶ. High tibial osteotomy（HTO）と関節軟骨

3 CWHTO と OWHTO の膝蓋大腿関節（PF）の変化

はじめに

高位脛骨骨切り術（high tibial osteotomy；HTO）は膝関節内側区画の疼痛に対する膝関節温存型の手術治療である．HTO は術後の下肢機能軸に主眼を置き，冠状断における評価と脛骨後方傾斜（TPS）が術後変化しないように意識して術前の計画がなされているが，HTO 手術前後における横断面の変化については議論の分かれるところである．また，HTO 術後における膝蓋大腿関節（PF）症性変化について，軟骨変性はすすむものの愁訴にはつながらないとの論文も散見される[1]．しかしながら，内側楔状開大式 HTO（open wedge HTO；OWHTO）と外側楔状閉鎖式 HTO（closed wedge HTO；CWHTO）のバイオメカニクス研究や，術前の背景を一致させた臨床研究において OWHTO では，脛骨粗面の下方移動が行われるため，PF の圧上昇が懸念されている[2)3]．その一方で CWHTO では脛骨粗面の位置はむしろ近位へ移動されると報告されている[3]．これらの結果から膝蓋大腿関節症（PF-OA）の重症度や PF の適合性などは HTO 術前の評価項目として見落としとしてはいけない点である．我々は，骨切り手術前に PF の関節症性変化の程度を術式選択の指標とし，OWHTO もしくは Takeuchi らが報告した hybrid HTO を選択している[4]．術式選択の留意点や，両術式による術後膝蓋骨位置変化と注意点について述べる．

手術適応

まず，PF-OA の有無について，術前の問診では膝関節内側痛や歩行時痛のみならず，立ち上がり時の膝前面部痛は聴取するようにしている．また，診察所見で patellar glide test の陽性所見や膝蓋骨の mobility の低下がみられる症例は OWHTO の選択には注意を払うべきである．膝可動域については伸展制限が 15°までを HTO の手術適応としているが，OWHTO では伸展角度の改善が期待できないのに対し，hybrid HTO ではある程度の伸展矯正は可能であるので，屈曲拘縮がみられる症例では hybrid HTO を選択するようにしている．

術前計画

術前計画については両下肢立位全長正面像を用いて下肢全体のアライメントを評価している．まず，下肢機能軸が外側顆間隆起先端を通るように計画し，Mini-aci の方法に準じて OWHTO を行った際の脛骨内方傾斜（medial proximal tibial angle；MPTA）の角度を検討する．一般的に術後 MPTA が 95°を超える症例では，我々は double level osteotomy（DLO）の適応と考える．術後 MPTA が 95°以下で PF-OA がないもしくは Iwano 分類で stage Ⅱ までの症例は OWHTO，stage Ⅲ 以上の PF-OA がみられる症例では hybrid HTO を選択している．Femorotibial angle（FTA）は術式選択の考慮に入れていない．OWHTO と hybrid HTO の手術方法は，ともに biplane osteotomy を行っている．OWHTO は鵞足近位で骨切りを行い，鵞足付着部はできるだけ温存を心掛け，骨切り部の開大後も内側側副靱帯浅層を含めた軟部組織の修復を行った後に，ロッキングプレートによる固定としている．Hybrid

表1 対象患者の背景

	OWHTO	Hybrid HTO	p value
症例数(M/F)	40(20/20)	15(7/8)	
年齢(y.o)	62.0±11.9	66.9±8.4	n.s.
身長(m)	1.62±0.07	1.56±0.10	n.s.
体重(kg)	62.8±6.8	58.6±15.3	n.s.
BMI(kg/m²)	24.0±2.4	24.5±4.4	n.s.
K-L 分類	Ⅱ：13 Ⅲ：15 Ⅳ：12	Ⅱ：2 Ⅲ：3 Ⅳ：7	n.s.

BMI；body mass index　　K-L 分類；Kellgren-Lawrence 分類

表2 HTO による膝アライメントと臨床成績

		OWHTO	Hybrid HTO	p value
矯正角度(°)		9.0±2.6	11.9±2.9	<0.01
下肢機能軸(%MA)	術前	19.3±11.3	6.6±17.8	0.01
	術後	60.6±6.3*	57.3±8.4*	n.s.
脛骨後方傾斜(°)	術前	8.3±3.3	7.1±1.8	n.s.
	術後	8.8±4.0	5.9±2.5	n.s.
可動域(ex./flex.°)	術前	−3/144	−9/134	0.03/n.s.
	術後	−1/147	−5/141	n.s./n.s.
疼痛点数(36 点)	術前	6.4±6.6	8.5±7.5	n.s.
	術後	28.5±4.5*	28.3±6.4*	n.s.

*：術前後に有意差あり

HTO は Takeuchi らの手法に準じて行い[4]，ロッキングプレートを用いた固定をしている．後療法は，両術式ともに，手術翌日から可動域訓練および 1/2 荷重を許可し，血栓予防も含めカーフレイズを推奨している．そして，術後 2 週以降で，疼痛範囲内で全荷重許可としている．

OWHTO と hybrid HTO の PF 変化の比較検討

2013～2015 年まで HTO を行った 55 症例のうち，OWHTO 40 症例，hybrid HTO 15 症例について，手術前後の膝蓋骨位置変化や PF の形状について比較検討した．手術時の平均年齢は OWHTO 群 62 歳，hybrid HTO 群 66.9 歳，BMI や Kellgren-Lawrence 分類など有意差はなかった（表1）．膝蓋骨高位は Insall-Salvati ratio，Caton-Deschamps index（CD）を膝関節屈曲 30° 側面像で評価し，CT 横断像で膝蓋骨外

方傾斜および tibial tuberosity-trochlear groove（TT-TG）距離（下腿の回旋）を計測した．また，可動域と疼痛の改善程度は術前と最終調査時（術後平均 22 か月）の ROM と Knee Injury and Osteoarthritis Outcome Score（KOOS）の疼痛点数を用いて比較した．

結　果

まず，矯正角度については hybrid HTO が平均約 12°，OWHTO のほうが 9° であった（p<0.01）．術前の下肢機能軸（%MA）は内反変形の強い hybrid HTO のほうが小さかったが（p=0.01），術後は両群間で有意差はみられず，ほぼ目標の矯正が得られていた．TPS については，OWHTO では増大しやすいので，注意を払って手術を行った結果，両群とも術後有意な増加はみられなかった．可動域は hybrid HTO 群で術前に 9° の伸展制限がみられたが（p=0.03），術後は改善しており，両術式間で有意差はみられなかっ

表3　HTOによる膝蓋骨位置変化

		OWHTO	Hybrid HTO	p value
Insall-Salvati ratio	術前 術後	0.95±0.15 0.96±0.20	0.95±0.11 0.99±0.18	n.s. n.s.
Caton-Deschamps index	術前 術後	0.90±0.20 0.76±0.13*	0.86±0.08 0.88±0.20	n.s. <0.01

＊：術前後に有意差あり

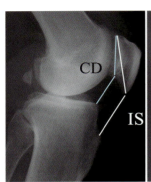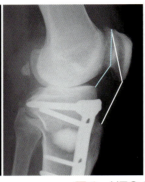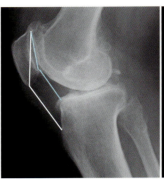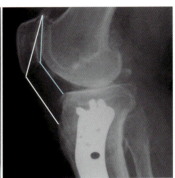

図1　HTOによる膝蓋骨位置変化　　a|b|c|d
　　a：OWHTO，術前
　　b：OWHTO，術後
　　c：Hybrid HTO，術前
　　d：Hybrid HTO，術後

表4　HTOによるPF変化

		OWHTO	Hybrid HTO	p value
膝蓋骨外方傾斜	術前 術後	7.8±3.9 7.2±3.4	8.6±3.0 7.2±3.0	n.s. n.s.
TT-TG距離	術前 術後	11.2±3.6 11.4±3.4	10.8±1.5 6.4±3.9*	n.s. <0.01

＊：術前後に有意差あり

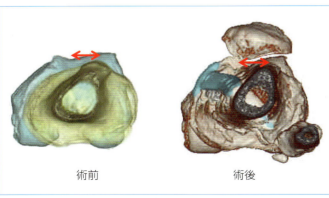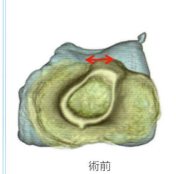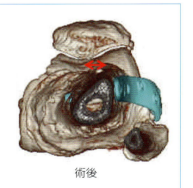

a. OWHTO　　　　　　　　　　　　　b. Hybrid HTO

図2　TT-TG距離

た．KOOSの疼痛点数を検討したところ両手術ともに疼痛点数は有意に改善し，両群間では差はなかった（表2）．次に膝蓋骨位置変化をInsall-Salvati ratioとCDを用いて評価した．結果，Insall-Salvati ratioについては両群で手術前後に大きな変化はみられなかったが，CDはOWHTO群で術前0.90から術後0.76と有意に低下していた（表3，図1，p<0.01）．この測定方法による差について，biplane cut OWHTOでは膝蓋腱長は変化しない一方で，脛骨粗面は遠位に引き下げられることによると思われる．また，HTOによるPFの

表5 HTOによるPF変化のまとめ

	OWHTO	Hybrid HTO
膝蓋骨位置	低位 ✗	変化なし ○
下腿回旋	変化なし △	改善 ○

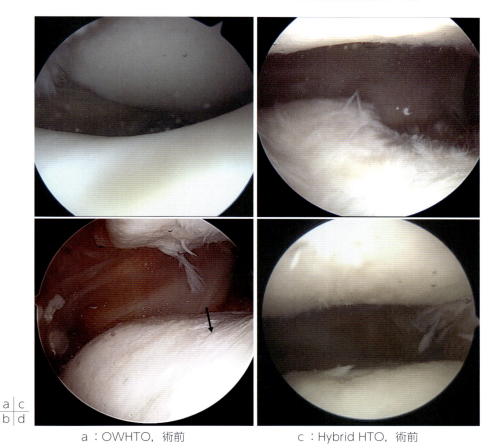

a：OWHTO，術前
b：OWHTO，術後2年
c：Hybrid HTO，術前
d：Hybrid HTO，術後2年

図3

変化を膝蓋骨外方傾斜とTT-TG距離にて検討した．膝蓋骨外方傾斜は両手術ともに軽度減少傾向であったが，手術前後および術式間で有意差はみられなかった．TT-TGについてはOWHTOでは大きな変化はみられなかったが，hybrid HTOでは術後にTT-TGは有意に減少し（p＜0.05），OWHTOよりも小さくなっていた．これは，hybrid HTOでは外側から内側にかけて完全に骨切りすることで遠位を内旋させることが可能となり，OWHTOに比べて外反矯正後も膝蓋骨の運動に悪影響を及ぼさないことが示唆され，PFには負担の少ない手術であると考えられた（表4，図2）．以上の結果からOWHTOでは術後膝蓋骨は低位となる傾向にあり，下腿の回旋も有意な変化はない一方で，hybrid HTOは膝蓋骨高位を変化させず，下腿回旋も改善させることができ，PFに負担を増加させない手術であるといえる（表5）．

関節軟骨の変化

両術式におけるPFの変化において初回手術から平均経過観察期間26（18～28）か月経過し，内固定材料を抜去したときの関節鏡所見を示す．OWHTOでは多くの症例で大腿骨滑車を中心に膝蓋骨の走行に沿ったような縦の軟骨損傷をみることが多く（図3：黒矢印），また，膝蓋骨稜を中心に軟骨変性を認めることもあった．一方，hybrid HTOでは術前に軟骨変性をきたしている症例が多いが，術後は術前にみられた線維性軟骨変性も改善している症例が散見された（図3-c，d）．

術前＼術後	Group B (CD<0.6)	Group N (0.6≦CD)	計
CD<0.8	6	1	7
0.8≦CD	3	30	33
計	9	31	40

図4

術前膝蓋骨位置が0.8未満のような，膝蓋骨低い傾向の症例では
術後膝蓋骨低位になりやすく，リスク比は9.4であった．
CD；Caton-Deschamps index

膝蓋骨高位からみたOWHTOの適応限界

これまで，OWHTOでは膝蓋骨低位となる恐れがあり，PFの軟骨変性が進行する症例がみられることを述べたが，術前の膝蓋骨位置からOWHTOの適応を考えてみるとどうであろうか．手術適応で述べたとおり，矯正角度が非常に大きなOWHTO症例は膝蓋骨低位が誘発されることが予想されるが，我々はMPTAが大きくなる症例ではDLOを適応としており，実際のところ平均9°程度の矯正であった．そのような中程度の矯正を行ったOWHTOにおいて術前のCD 0.8をカットオフとして，術後にCDが0.6未満の膝蓋骨低位となるリスクについて検討した．その結果，CDが術前0.8未満の症例は40症例中7例にみられたが，術後膝蓋骨低位になる症例が6例みられ，その一方，術前0.8以上の33症例の中では3例にみられたのみであった．これらから，CDが術前0.8未満でOWHTOを行い，その結果，膝蓋骨低位になるリスク比は9.4であった（図4）．手術選択には様々な要素を検討して行っているが，このような結果からも，最近では術前のCDも検討項目に入れている．

脛骨粗面下方移動の問題点

1938年Hauserらが反復性膝蓋骨脱臼に対し脛骨粗面の下方移動を行った結果，PFの関節症性変化が誘発された歴史がある[5]．病態の違いから一概にはいえないが，HTOにおいても同様に膝蓋骨低位が誘発されるような術前から膝蓋骨の低い症例へOWHTOを行った場合，短期成績が問題なくても長期成績に影響を及ぼす可能性もあり，注意が必要であると考える．

膝蓋骨高位の計測法は様々なものが報告されており，HTO術前術後の比較をする際，後方傾斜が変化するので，その影響を受けない方法がよいと考えられている．筆者らは，CDを使用しているが，X線膝関節側面を30°屈曲位で測定することと，手術中に後方傾斜をできるだけ増悪させないことを常に意識しているが，今後も詳細な検討が必要と考えられる．

Hybrid HTOがOWHTOに劣る点

膝蓋骨位置変化の観点から両術式の比較と手術適応について述べてきた．一見すると，hybrid HTOがOWHTOより優位性があると思われるが，両手術の一番の違いは，やはり腓骨骨切りを必要とするか否かである．腓骨骨切りの際には腓腹神経損傷や，下腿外側の疼痛残存の可能性などOWHTOでは考えなくてよい合併症もあり，手術時間についてもhybrid HTOのほうがOWHTOより長いことは異論のないところである．また，術後3か月における臨床成績はOWHTOのほうがhybrid HTOよりも改善のスピードも早い．OWHTOでは一般的に外側の骨皮質は温存されるが，hybrid HTOでは脛骨近位の内外側を完全に骨切りするため，脛骨近位内側の痛みなども生じることがある．HTO前後におけるPFの変化は考慮が必要であるが，やはり第一選択はOWHTOであると考える．

まとめ

OWHTOとhybrid HTOにおけるPF-OAのリスクについて述べた．筆者は，PF-OAの増悪が原因で人工膝関節置換手術をOWHTOの術後11年で余儀なくされた患者も経験している．最近では，HTO手術方法や固定プレートの開発もすすみ，臨床成績や早期社会復帰など，膝周囲骨切り術は進歩を遂げている．今後，より一層のHTO術後の長期臨床成績の向上には

冠状面のアライメント改善のみならず，横断面のアライメントも考え，それぞれの膝関節の変形に即した術式選択が必要であると考える．

（大槻周平）

文　献

1）Lee YS, Lee SB, Oh WS, et al. Changes in patellofemoral alignment do not cause clinical impact after open-wedge high tibial osteotomy. Knee Surg Sports Traumatol Arthrosc 2014；24(1)：1-5.
2）Gaasbeek R, Welsing R, Barink M, et al. The influence of open and closed high tibial osteotomy on dynamic patellar tracking：a biomechanical study. Knee Surg Sports Traumatol Arthrosc 2007；15(8)：978-984.
3）Portner O. High tibial valgus osteotomy：closing, opening or combined? Patellar height as a determining factor. Clin Orthop Relat Res 2014；472(11)：3432-3440.
4）Takeuchi R, Ishikawa H, Miyasaka Y, et al. A novel closed-wedge high tibial osteotomy procedure to treat osteoarthritis of the knee：hybrid technique and rehabilitation measures. Arthrosc Tech 2014；3(4)：e431-e437.
5）DeCesare WF. Late results of Hauser procedure for recurrent dislocation of the patella. Clin Orthop Relat Res 1979；(140)：137-144.

VII. High tibial osteotomy（HTO）と関節軟骨

4 OWHTO と軟骨再生

はじめに

　関節軟骨は，修復や再生される環境が整えば open wedge high tibial osteotomy（OWHTO）単独手術であっても，部分的もしくは完全に修復される[1][2]．HTO 後の軟骨再生の程度と臨床成績には関連がないことは多数報告されているが，長期的には関節軟骨が修復，再生することがよいと期待されている[3]．

　OWHTO と併用する軟骨修復術は，様々な方法が報告されている．スタディデザインや手技が各々異なり，一様に比較することは困難であるが，OWHTO と最も頻用されている併用手術はドリリング，マイクロフラクチャー（MF）である[4]．ドリリングや MF は骨髄刺激法（bone marrow stimulation）ともいわれ，骨髄内の幹細胞の誘導により線維軟骨での修復を期待する方法であり，MF 単独でも若年者の小サイズの軟骨損傷では中期（5〜10 年）までの良好な成績が報告されている．

　本稿ではドリリング，MF について説明する．

画像評価

　長期的な軟骨修復や再生の評価は，関節鏡を用いることは困難であるため，MRI が有用であると考える．

　一般的に関節軟骨の MRI 評価は，3 T（テスラー）以上で，専用コイルを用いることが推奨されている．MRI で軟骨の形態的評価に適している撮影法は，2D シークエンスでは spin echo（SE）法での T2 強調画像（T2WI），脂肪抑制プロトン密度強調画像（FS-PDWI）であり，ほぼルーチンで撮影している．3D シークエンスでは gradient echo（GRE）法での脂肪抑制 T1 強調画像（FS-T1WI）を推奨する（図 1，2）．

　T2WI では，軟骨下骨とのコントラストが不良であるが，関節軟骨は低〜中間信号で，関節液は高信号で描出されるため，関節軟骨表面の損傷では関節液が不整に軟骨面に入り込む像が得られ，軟骨表面の形態異常の評価に適している．PDWI では，軟骨下骨の骨皮質が低信号で，関節液はやや高信号のため，軟骨の厚さの評価に適するが，FS-PDWI にすることで関節液はより高信号となり，損傷した軟骨の描出がよくなり，浮遊した軟骨片の発見や，骨髄内の信号変化や骨嚢胞が描出されやすい．骨髄内の信号変化は変形性関節症（OA）と疼痛との関連も指摘されており，手術適応の決定にも考慮している．GRE-FS-T1WI は，スライス幅が薄く高分解能であるが撮像時間が長い．関節軟骨は相対的に高信号，骨髄や関節液は低信号に描出され，軟骨の厚さ，体積計測，形態異常の評価に優れているが，血性関節液は高信号となるため軟骨とのコントラストは低下する．

　スライス幅と撮像条件を確認し，軟骨損傷の範囲と程度（大きさと深さ）を評価し，軟骨下骨や海綿骨の状態を T1WI や CT 画像とあわせて評価する．MRI による OA スコアとして whole-organ magnetic resonance imaging score（WORMS）や Boston-Leeds osteoarthritis knee score（BLOKS），軟骨修復の評価として magnetic resonance observation of cartilage repair tissue（MOCART）がある．

　さらに，軟骨の質的な定量的評価として，軟骨の水分含有量とコラーゲン配列の乱れを評価する T2 マッピング，グリコサミノグリカンの含有量を評価する遅

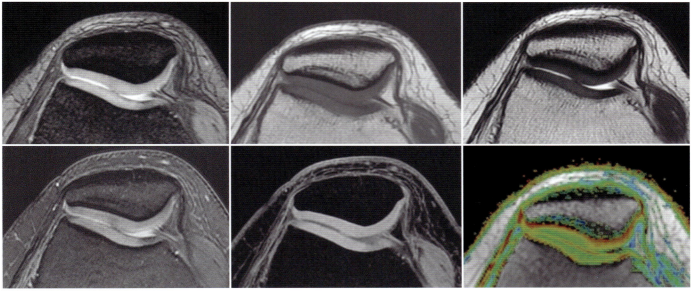

|a|b|c|
|d|e|f|

図1 MRI評価（3T，膝関節axial画像）
a：T2*　b：T1WI　c：T2WI　d：FS-PDWI　e：3D-GRE-FS-T1WI　f：T2マッピング

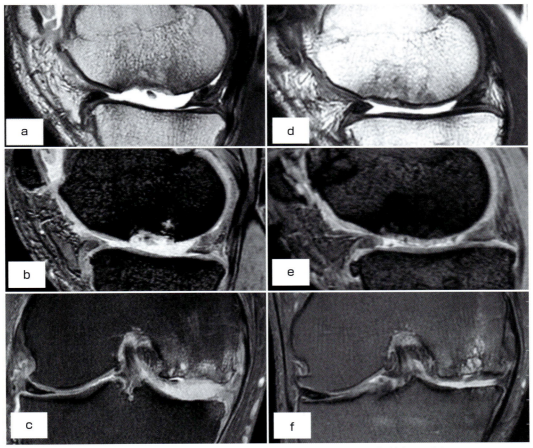

図2 51歳，男性．大腿骨内側顆骨壊死症に対する術前（a～c）と術後3年（d～f）MRI画像

手術は，OWHTOに内側半月中節部分切除と，大腿骨および脛骨のMF，大腿骨に4本の直径8 mm自家骨軟骨柱移植を併用した．術前は，内側半月板の変性断裂と大腿骨内側顆の広範な骨軟骨欠損を認める．術後3年では大腿骨内側顆の骨軟骨による修復が認められるが，一部に髄内信号変化がみられる．

　　　　　　　　a，d：T2WI，内側sagittal画像
　　　　　　　　b，e：3D-GRE-FS-T1WI，内側sagittal画像
　　　　　　　　c，f：FS-PDWI，coronal画像

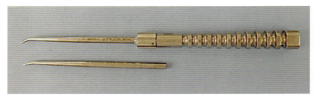

図3 マイクロフラクチャーオウル（60°，30°）

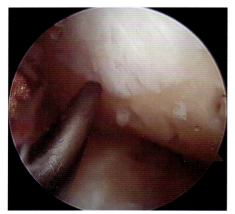

図4 大腿骨内側顆の軟骨欠損に対するMF

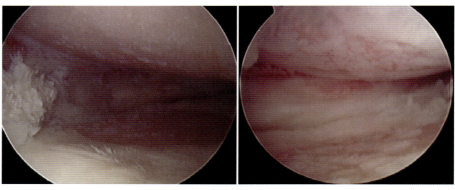

図5 55歳，女性
a：内側変性半月の陳旧性フラップ状損傷に対して内側半月部分切除を施行．大腿骨および脛骨の一部に軟骨欠損を認めた．大腿骨のみのMFと，OWHTOを施行した．
b：術後1年の関節鏡所見では，大腿骨および脛骨とも部分的に関節軟骨の修復が認められる．

延相軟骨造影MRI（dGEMRIC）やT1ρマッピングがある．骨切り術後，軟骨には質的変化が生じることが報告されている．

適応

特に大腿骨の軟骨欠損や骨に達する軟骨損傷は適応と考える．一般的にはMF単独では2～4 cm²程度までは良好な組織修復が期待できるとされているが，変性が進行したOAでは軟骨欠損が広範な場合も多い．軟骨修復に対するOWHTO単独の効果に加えてMFを行うことで，より広範囲の軟骨修復に期待している．特発性膝骨壊死（SONK）は，壊死病変のデブリドマンとMFで十分な軟骨修復が得られるが[5]，広範な骨欠損を伴う場合は自家骨軟骨柱移植の併用の適応と考えている．

準備

関節鏡視下で行うため，術中に膝関節が自由に動くよう肢位を準備する．プローブ，鋭匙鉗子，鋭匙（ストレート型，曲り型，円形型），径1.5 mm Kirschner wire（K-wire），マイクロフラクチャーオウル（角度にバリエーションがある）（図3）とハンマーを用意する．

手技

骨切り術の前に関節鏡による関節内処置を行うが，骨切りの前に皮下腫脹を起こさないよう留意する．関節鏡処置（MF，anterior cruciate ligament（ACL）再建や半月縫合を含む）でタニケットは用いない．関節鏡視下で軟骨面の評価を行う．プローブを用いて不安定な軟骨を，鋭匙鉗子や鋭匙で除去する．電気焼灼は骨・軟骨の壊死のリスクとなるので行わないようにする．白色化した石灰化軟骨層は除去することで修復が良好となるため，これを郭清する[6]．しかし削りすぎて軟骨下骨層に大きな損傷が加わらないように留意する．軟骨欠損の範囲を確認する．ポータルよりマイクロフラクチャーオウル，もしくはK-wireを用いて，約3～4 mm間隔で，骨髄レベルに到達する深さまで骨穿孔を行う（図4，5）．軟骨下骨に直角になるように膝関節の屈曲角度を変える．マイクロフラクチャーオウルはしっかり保持して使用しなければ，容易に大きな骨欠損を作ってしまうので留意する．作成した穴

表1 MF 併用 OWHTO の成績

著者（論文）	手術	荷重	期間	臨床スコア・survivorship	軟骨再生・修復
Pascale ら[9] （Orthopedics 2011）	OWHTO 単独（n=20） vs MF 併用（n=20）	6〜8 週 FWB	5 年	Lysholm スコア，IKDC スコアは差なし，satisfaction スコアは MF 併用で良好	
Schuster ら[10] （Arthroscopy 2015）	MF 併用 OWHTO（n=91）	8 週まで PWB，8 週 FWB	5 年	Survivorship 94.9%，人工関節 4.7%	2 年関節鏡：大腿骨 87.1%，脛骨側 75.8%
Sterett ら[11] （Am J Sports Med 2010）	MF 併用 OWHTO（n=106）		7 年	Survivorship 5 年 97%，7 年 91%，人工関節 11.3%（平均 6.8 年）	
Jung ら[12] （Arthroscopy 2015）	OWHTO 単独（n=30） vs MF 併用（n=30）	単独 1 日目 PWB，6 週 FWB 併用 4 週 PWB，6 週 FWB	2 年	Knee Society スコアの差はない	2 年関節鏡：軟骨形成に差はない
Ferruzzi ら[13] （Knee 2014）	OWHTO 単独（n=20） vs ACI 併用（n=18） vs MF 併用（n=18）		7 年以上	HSS スコアと WOMAC スコアは MF 併用群が最も悪い	
Kim ら[14] （Am J Sports Med 2017）	MF 併用 OWHTO（n=14） vs コラーゲン膜併用 MF/OWHTO（n=14）	4 週 PWB 6 週 FWB	1 年		関節鏡，組織，MRI 評価はコラーゲン膜併用が良好
Takeuchi ら[5] （Knee Surg Sports Traumatol Arhrosc 2009）	SONK に対するデブリドマン，MF 併用 OWHTO（n=30）	2 週 FWB	3.3 年	Knee Society スコアと Function スコア改善	関節鏡，組織：80%（n=26）が線維軟骨で修復

から脂肪滴や出血を確認する．幹細胞を含む血液が病変部に保たれるよう関節内にドレーンは留置しない．

後療法

OWHTO 単独の場合は，翌日より可動域訓練，1〜2 週より荷重制限なく歩行訓練を施行しているが，ドリリングや MF を併用した OWHTO の場合は，可動域訓練は速やかに開始し，4 週間は基本的には免荷とし，4 週から荷重制限をしないで歩行訓練を行っている．高いエビデンスレベルの報告はないが，OA に対するドリリングや MF 単独のリハビリテーションは6〜8 週の免荷，OWHTO 併用の場合は 4〜8 週の免荷期間を設けていることが一般的な報告である（表1）．部位とサイズによってリハビリテーションを調整することは必要であるが，荷重歩行時にかかる軟骨表面や軟骨下骨への axial stress と shear stress が，OWHTO によりどのように変化するかは明らかでなく，幹細胞の誘導と細胞分化までの過程において高率な細胞凝集とその維持を期待するのであれば，自家培養軟骨移植

（ACI）や間葉系幹細胞移植のときと同程度の免荷期間が妥当と考える．より早期の荷重歩行を目指して，リハビリテーションに対する研究や手術手技の進歩が望まれる．

合併症

一般的に，ドリリングや MF 単独での軟骨修復は，範囲と質，長期的な臨床評価において限界がある．また，OWHTO 併用の 10 年以上の長期的な報告は非常に少ない．さらに，MF の合併症として骨嚢胞の形成，骨内骨棘の形成，軟骨下骨の骨密度と骨強度の一時的な低下が報告されており[7]，1.0 mm 径の細いデバイスを用いて nanofracture として推奨する報告もある[8]．

MF 併用 OWHTO

Closed wedge HTO（CWHTO）術後の研究では，関節軟骨は，硝子軟骨での再生よりも線維軟骨での修復が主である病理所見も示されている．本来，再生と修

復は区別して論じられることが望ましいが，以下の英論文からの引用は，regeneration を再生，repair を修復と訳させていただく．

OWHTO と MF 併用の報告は数多く報告されているが（表1），Pascale ら[9]は，OWHTO 単独（n＝20）と MF 併用（n＝20）で比較し，5年の Lysholm スコアと IKDC スコアは差がなかったが，satisfaction スコアは MF 併用で良好であったと報告した．Schuster ら[10]は，MF 併用 OWHTO 91 膝の5年の survivorship は 94.9％で，4.7％が5年の経過観察中に人工関節に至ったと報告した．彼らは2年の関節鏡視所見をあわせて報告し，excellent と good をあわせて大腿骨側87.1％，脛骨側75.8％に再生を認めた．Sterett ら[11]は，MF 併用 OWHTO 106 膝の survivorship は5年で97％，7年で91％，11.3％が平均6.8年で人工関節に至ったと報告した．Takeuchi ら[5]は，SONK に対する MF 併用 OWHTO 30 膝の関節鏡視で線維軟骨の修復と3.3年臨床成績が良好であったことを報告した．一方 Jung ら[12]，OWHTO 単独（n＝30）と MF 併用（n＝30）の2年の成績を比較し，Knee Society スコアと関節鏡による軟骨形成は差がなかったと報告した．さらに Ferruzzi ら[13]，OWHTO 単独（n＝20），ACI 併用（n＝18）と MF 併用（n＝18）の7年以上の HSS スコアと Western Ontario and McMaster Universities osteoarthritis index（WOMAC）スコアを比較して，MF 併用群がほかの2群に比較して最も成績が悪いことを報告した．以上より，OWHTO に併用するドリリングや MF の効果はいまだ明らかにされていないと考える．近年，コラーゲン膜やゲルなど使用することで骨髄刺激による幹細胞の凝集や誘導の効率が高まる報告もされており，Kim ら[14]，MF 併用 OWHTO に比較して，これにコラーゲン膜を使用した群のほうが，1年の関節鏡や病理組織，MRI 評価がよかったと報告した．より安定した長期成績が得られることに期待し，併用する軟骨修復術は，今後 RCT やより高いエビデンスレベルの研究が求められている．

まとめ

Bode ら[15]，1〜5°の内反膝に対して，大腿骨内側顆に ACI のみを行った群（n＝24）と OWHTO を併用した群（n＝19）を比較し，OWHTO を併用した群で graft failure が少なく，約2年の臨床成績もより良好であったと報告した．したがって，軟骨再生には，正確に OWHTO を行ってアライメントを矯正することが最も重要な因子である．さらに，半月板縫合による半月板の温存と，靱帯再建による関節の安定化もまた重要な因子である．ドリリングや MF は半月板縫合術や靱帯再建術と併用しても短時間で簡便に施行できる手技である．しかし OWHTO に併用が期待される軟骨再生・修復術は，様々に報告されており，今後，より確実で合併症が少ない方法へと発展し，関節再建の新しい時代を築いていけることに期待したい．

（阿部里見）

文　献

1) Kim KI, Seo MC, Song SJ, et al. Change of chondral lesions and predictive factors after medial open-wedge high tibial osteotomy with a locked plate system. Am J Sports Med 2017；45(7)：1615-1621.

2) Kim CW, Seo SS, Lee CR, et al. Factors affecting articular cartilage repair after open-wedge high tibial osteotomy. Knee 2017；24(5)：1099-1107.

3) Thambiah MD, Tan MKL, Hui JHP. Role of high tibial osteotomy in cartilage regeneration-Is correction of malalignment mandatory for success? Indian J Orthop 2017；51(5)：588-599.

4) Kahlenberg CA, Nwachukwu BU, Hamid KS, et al. Analysis of outcomes for high tibial osteotomies performed with cartilage restoration techniques. Arthroscopy 2017；33(2)：486-492.

5) Takeuchi R, Aratake M, Bito H, et al. Clinical results and radiographical evaluation of opening wedge high tibial osteotomy for spontaneous osteonecrosis of the knee. Knee Surg Sports Traumatol Arthrosc 2009；17(4)：361-368.

6) Frisbie DD, Morisset S, Ho CP, et al. Effects of calcified cartilage on healing of chondral defects treated with microfracture in horses. Am J Sports Med 2006；34(11)：1824-1831.

7) Orth P, Duffner J, Zurakowski D, et al. Small-diameter awls improve articular cartilage repair after microfracture treatment in a translational animal model. Am J Sports Med 2016；44(1)：209-219.

8) Zedde P, Cudoni S, Giachetti G, et al. Subchondral bone remodering：comparing nanofracture with microfracture. An ovine in vivo study. Joints 2016；4(2)：88-93.

9) Pascale W, Luraghi S, Perico L, et al. Do microfractures improve high tibial osteotomy outcome? Orthopedics 2011；34(7)：e251-e255.

10) Schuster P, Schulz M, Mayer P, et al. Open-wedge high tibial osteotomy and combined abrasion/microfracture in severe medial osteoarthritis and varus malalignment : 5-year results and arthroscopic findings after 2 years. Arthroscopy 2015 : 31(7) : 1279-1288.

11) Sterett WI, Steadman JR, Huang MJ, et al. Chondral resurfacing and high tibial osteotomy in the varus knee : survivorship analysis. Am J Sports Med 2010 : 38(7) : 1420-1424.

12) Jung WH, Takeuchi R, Chun CW, et al. Comparison of results of medial opening-wedge high tibial osteotomy with and without subchondral drilling. Arthroscopy 2015 : 31(4) : 673-679.

13) Ferruzzi A, Buda R, Cavallo M, et al. Cartilage repair procedures associated with high tibial osteotomy in varus knees : clinical results at 11 years' follow-up. Knee 2014 : 21(2) : 445-450.

14) Kim MS, Koh IJ, Choi YJ, et al. Collagen augmentation improves the quality of cartilage repair after microfracture in patients undergoing high tibial osteotomy : a randomized controlled trial. Am J Sports Med 2017 : 45(8) : 1845-1855.

15) Bode G, Schmal H, Pestka JM, et al. A non-randomized controlled clinical trial on autologous chondrocyte implantation(ACI)in cartilage defects of the medial femoral condyle with or without high tibial osteotomy in patients with varus deformity of less than 5°. Arch Orthop Trauma Surg 2013 : 133(1) : 43-49.

ゼロからはじめる！Knee Osteotomy アップデート

Ⅶ. High tibial osteotomy（HTO）と関節軟骨

5 骨軟骨移植と HTO の併用

はじめに

特発性大腿骨内側顆骨壊死（spontaneous osteone-crosis of the knee；SONK）や膝軟骨損傷に膝関節の温存を目的とした手術療法は骨髄刺激法や自家骨軟骨柱移植術（autologous osteochondral graft transplantation；AOCT）[1]，high tibial osteotomy（HTO）などが行われてきた．しかし，その手術適応や臨床成績は確立されていない．当科では下肢内反変形を伴う SONK や膝軟骨損傷の症例に AOCT を併用した open wedge HTO（OWHTO）を行ってきた．本稿では，その手術の適応と手術手技，臨床成績を紹介したい．

手術適応

1. 適 応
保存療法に抵抗する．

2. 年 齢
制限は設けていない．

3. 病態，病期
関節面に 2 mm 以上の陥凹を伴う軟骨損傷．International Cartilage Repair Society 分類（ICRS 分類）grade 3 以上（図 1），SONK は Koshino 分類 stage 3 以上とした[2]（図 2）．

4. 病巣部位
大腿骨内側顆に限局した症例とした．膝蓋大腿関節（PF 関節），大腿骨外側顆は原則として ICRS 分類が grade 2 までの軟骨損傷とした．しかし，大腿骨外側顆に ICRS 分類が grade 3 以上の軟骨損傷が確認されても，AOCT の適応がある症例には AOCT と OWHTO を行う．

5. 病巣部の面積
$4\ cm^2$ 未満とした．$4\ cm^2$ 以上の症例では荷重部を中心に採取可能な本数で AOCT を行う．

6. 下肢アライメント
下肢機能軸（％MA：大腿骨頭中心と距腿関節の中心を結ぶ線，FT 関節の内側端が 0％，外側端が 100％）が 45％未満とした．％MA が 45％以上の場合は AOCT を単独で行い，臨床経過より二期的に HTO を検討する．矯正角度が 16° 以上の症例には interlocking closed wedge high tibial osteotomy を行う．

7. 膝可動域
高度の制限がない（屈曲拘縮 20° 未満，屈曲 100° 以上）．

術前計画：OWHTO の矯正角の設定

臥位と立位の下肢全長 X 線像で行う．術後の％MA が，FT 関節外側関節面に移動するように，立位 X 線像で 65％，臥位 X 線像で 70％に設定する（図 3）．ただし，50 歳未満や FT 関節の外側関節面に軟骨損傷を認め，AOCT を行った症例には矯正角を立位 X 線像で 60％，臥位 X 線像で 65％に設定する．

手術準備

麻酔は腰椎硬膜外麻酔あるいは全身麻酔と大腿神経ブロック，坐骨神経ブロックを併用する．大腿近位部に空気止血帯を装着する．体位は仰臥位とし，患肢の

ICRS Grade 0-Normal

ICRS Grade 1-Nearly Normal
Superficial lesions. Soft indentation (A) and/or superficial fissures and cracks (B)

A　B

ICRS Grade 2-Abnormal
Lesions extending down to ＜50％ of cartilage depth

ICRS Grade 3-Severely Abnormal
Cartilage defects extending down ＞50％ of cartilage depth (A) as well as down to calcified layer (B) and down to but not through the subchondral bone (C). Blisters are included in this Grade (D)

A　B　C　D

ICRS Grade 4-Severely Abnormal

A　B

Copyright © ICRS

図1　軟骨損傷病期分類
ICRS 分類（The ICRS Clinical Cartilage Injury Evaluation system）

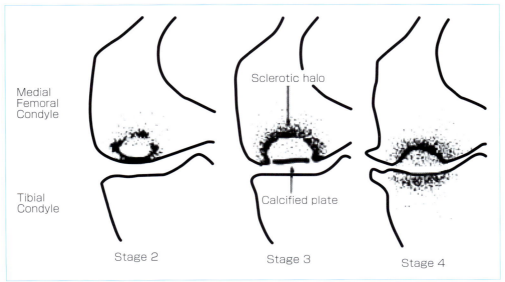

図2　SONK 病期分類（文献 2 より引用）
Koshino 分類

図6
OWHTO（右膝）
a：鵞足，MCL 浅層の剥離
b：膝蓋腱を挙上して膝蓋下脂肪体を切除
c：胡坐位で脛骨後方の骨膜と脛骨の間にエレバトリウムを挿入
d：近位脛骨関節面と平行にガイドワイヤーを刺入

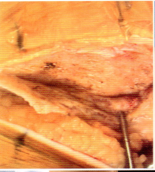
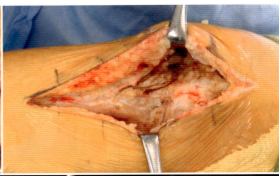
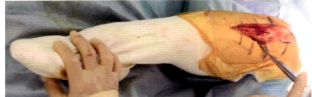
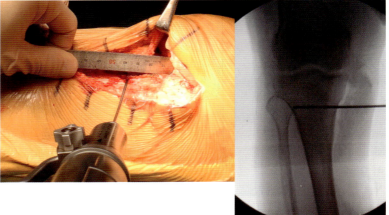

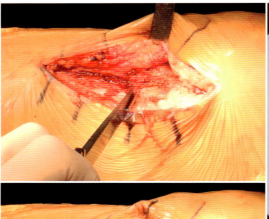
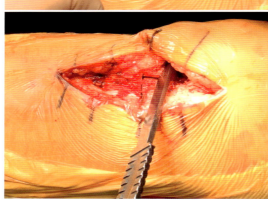
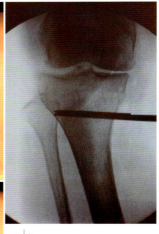

図7
脛骨骨切り
a：骨ノミによる脛骨骨切り
b：ガイドワイヤーに沿って，関節面に平行に骨ノミを刺入させる．
c：脛骨粗面部の骨切り

ヤーは脛骨内側骨皮質より外に約 2 cm 残して切除する（図6）．

3. 骨切り

骨切りは骨ノミで行う．これはボーンソーでの骨切りは摩擦熱が発生し，骨癒合の妨げとなるからである．また，脛骨後方の骨切りにおいても血管神経損傷を発症する危険性があるためである．骨切りは透視下にガイドワイヤーに沿って，脛骨内側より外側骨皮質のすぐ内側まで骨ノミを一気に進入させる．次に脛骨粗面を 5 mm の厚さで脛骨前面の骨切りを行い，脛骨後方の骨切りも外側骨皮質のすぐ内側まで行う（図7）．

👉ポイント 脛骨外側部の骨切りが不十分になると外側

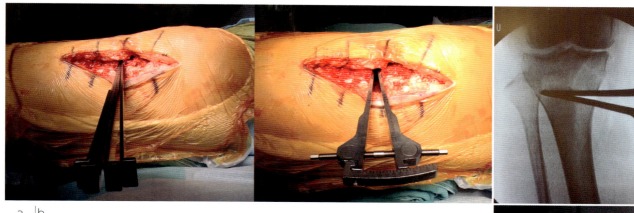
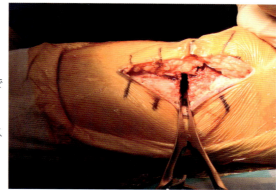
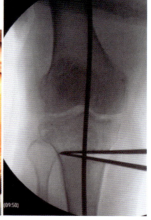

図8
骨切り部開大
a：骨ノミおよび専用オープナーで骨切り部を開大する．
b：開大部の確認
c：膝関節を前方より圧迫し，スプレッターを固定する．
d：アライメントの確認

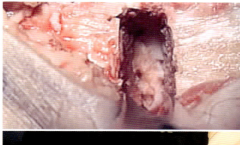
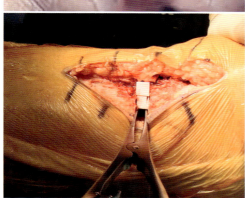
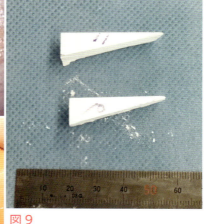

図9
骨棘移植
a：骨棘移植
b：β-TCP の楔径を後方を前方より大きくする．
c：骨切り部後方をスプレッターで固定

ヒンジの骨折を発症する．特に脛骨前方外側部，後方外側部の骨切りを行う際に透視で確認することが大切である．

4. 骨切り部開大

骨切り部の開大は矯正角が10°未満であれば専用オープナーで行い，矯正角が10°以上であれば，まず専用骨ノミで開大した後に専用オープナーで開大させる．透視で骨切り部の開大角度，脛骨傾斜角，%MA，外側ヒンジの確認を行う．助手が脛骨後方傾斜（TPS）の増大防止のために膝関節を前方より圧迫する．また，足関節は中間位とし，足底より軸圧力を加えて保持する．スプレッターを内側より脛骨後方皮質骨にか

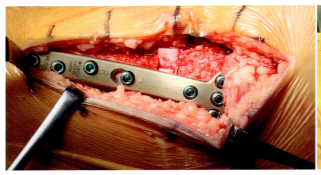

a. TomoFix Medial High Tibial Plate　　　b. TriS Medial HTO Plate

図10　ロッキングプレート：設置位置

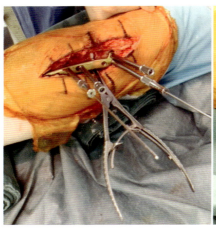
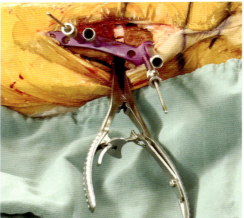

a. TomoFix Medial High Tibial Plate　　　b. TriS Medial HTO Plate

図11　スクリュー固定

かるように固定し，専用オープナーを抜去する（図8）．

5. 骨切り部への移植

骨切り部には骨棘とβ-リン酸三カルシウム（β-TCP）を移植する[3]．β-TCPは60% porosity（OSferion60, オリンパステルモバイオマテリアル株式会社：OTB社）あるいは65% porosity（Apaceram®, HOYA Technosurgical株式会社）を使用している．β-TCPは矯正角に応じて専用切削器で形成する．まず，骨棘を骨切り部のヒンジ部に移植し，β-TCPを内側前方と後方に2個使用する．身長が低い症例ではβ-TCPは1個としている．

👉ポイント　TPSの増加を防止するため，後方設置のβ-TCPは前方設置の楔の径より約1〜2mm程度大きくする．また，プレート固定を行うまでスプレッターは抜去しない（図9）．

ロッキングプレートの設置位置

ロッキングプレートのホールA，Bおよびホール①，②にドリルスリーブを装着する．プレートの設置位置を直視下および透視下で正面，側面像で確認する．

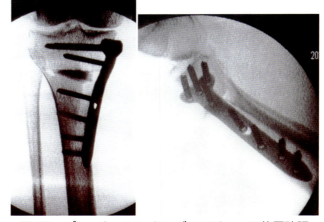

図12　プレート，ロッキングスクリューの位置確認

ロッキングプレートは可能な限り脛骨関節面のすぐ遠位に設置する．

👉ポイント　TomoFix Medial High Tibial Plate（ジョンソンエンドジョンソン株式会社）の設置位置は矢状面で脛骨内側後方の骨皮質のすぐ前に設置する．TriS Medial HTO Plate（OTB社）は正面では脛骨の真側面で，矢状面では内側骨幹部の中央に設置する（図10）．

スクリュー固定はホールBおよびホール②のドリル

表1 対象

対象	101膝94例 （男性34膝31例，女性67膝63例）	
平均年齢	65.6±7.3歳（45〜76歳）	
平均観察期間	81.5±12.4か月（61〜121か月）	
骨壊死部の平均面積	8.6±3.1 cm^2（4〜16.5 cm^2）	
OWHTOの平均矯正角	11.4±2.6°（6〜18°）	
ON stage	Stage 3 (Collapsed stage)	36膝
	Stage 4 (Degenerative stage)	65膝

ON stage：Koshino分類stage

表2 関節鏡評価：軟骨再生率
Cartilage Repair Assessment

Criteria	Points	
Degree of Defect Repair I Protocol A[1]	*In level with surrounding cartiliage	4
	*75% repair of defect depth	3
	*50% repair of defect depth	2
	*25% repair of defect depth	1
	*0% repair of defect depth	0
I Protocol B[2]	*100% survival of initially grafted surface	4
	*75% survival of initially grafted surface	3
	*50% survival of initially grafted surface	2
	*25% survival of initially grafted surface	1
	*0%（plugs are lost or broken）	0
II Integration to Border zone	*Complete integration with surrounding cartilage	4
	*Demarcating border＜1 mm	3
	*3/4 of graft integrated, 1/4 with a notable border＞1 mm width	2
	*1/2 of graft integrated with surrounding cartilage, 1/2 with a notable border＞1 mm	1
	*From no contact to 1/4 of graft integrated with surrounding cartilage	0
III Macroscopic Appearance	*Intact smooth surface	4
	*Fibrillated surface	3
	*Small, scattered fissures or cracs	2
	*Several, small or few but large fissures	1
	*Total degeneration of grafted area	0
Overall Repair Assessment	Grade I　normal	12 P
	Grade II　nearly normal	11-8 P
	Grade III　abnormal	7-4 P
	Grade IV　severely abnormal	3-1 P

ICRS-Cartilage Repair Assessment system（The ICRS Clinical Cartilage Injury Evaluation system-2000）

スリーブにガイドピンスリーブを固定して，ガイドピンでプレートを仮固定する．ホールAよりドリリングを行い，デプスゲージでスクリューの長さを測定する．測定した長さのロッキングスクリューをロッキングホールの直前まで挿入する．この操作をホールC，

A，①，③，④，②，B，Dの順に行う．

ポイント　スクリュー長を決定する際に，測定した長さが既製スクリュー長の中間の場合は短い方を選択する．特にホールCのロッキングスクリューが外側皮質骨を貫くと膝窩動脈損傷を発症する危険性がある．

5. 骨軟骨移植とHTOの併用　283

まとめ

下肢の内反変形を伴うSONKや軟骨損傷に行うOWHTOは膝関節を温存し，バイオロジカルなリモデリングを誘導し，軟骨を修復する有効な治療法であると報告されている[2,4]．Takeuchiらはドリリングを併用したOWHTOを行うことで良好な臨床成績を報告している[5]．当科で行っているAOCTを併用したOWHTOは病巣部を硝子軟骨で修復することで安定した中～長期臨床成績の獲得が期待される．しかし，この治療法は病巣部の大きさで適応の限界がある．今後も手術適応や適正な下肢アライメント，術式，臨床影響因子など継続的な検討が望まれる．

（佐伯和彦）

文 献

1) Hangody L, Kish G, et al. Osteochondral plugs：Autogenous osteochondrla mosaicplasty for the treatment of focal chondral and osteochondral articular defects. Oper Tech Orthop 1997；7(4)：312-322.

2) Koshino T. The treatment of spontaneous osteonecrosis of the knee by high tibial osteotomy with and without bone-grafting or drilling of the lesion. J Bone Joint Surg Am 1982；64：47-58.

3) Akiyama T, Okazaki K, et al. Autologous osteophyte grafting for open-wedge high tibial osteotomy. Arthrosc Tech 2016；5(5)：e989-e995.

4) Saito T, Kumagai K, et al. Five-to ten-year outcome following medial opening-wedge high tibial osteotomy with rigid plate fixation in combination with an artificial bone substitute. Bone Joint J 2014；96-B(3)：339-344.

5) Takeuchi R, Aratake M, et al. Clinical results and radiographical evaluation of opening wedge high tibial osteotomy for spontaneous osteonecrosis of the knee. Knee Surg Sports Traumatol Arthrosc 2009；17(4)：361-368.

おわりに

　HTO およびその関連手術に興味を持つ若い先生の意見交換の場として日本 Knee Osteotomy フォーラムが設立されて今年で 7 年になる．HTO に関する基礎知識と日本における現況をまとめた書を作ることは，この会が発足して以来の一つの目標であった．竹内会長と世話人の諸先生のご尽力により，ここにその書が完成しようとしている．この書の完成にご尽力いただいたすべての皆様に感謝を申し上げたい．

　本書は歴史，解剖，手術総論，手術各論，術後後療法，評価とバイオメカニクス，関節軟骨に関する 7 つの章からなり，HTO およびその関連手術に関する諸問題のすべてを網羅した堂々たる書である．私が HTO を学び始めてから約 40 年を経過するが，HTO とその関連手術に関するこれほど充実した和書の存在を私は知らない．臨床経験に裏打ちされた各筆者の玉稿は，一朝一夕にして得られた知識で書かれたものではない．そこには各筆者が，先人から学んだ HTO の伝統を自らの創意・工夫によって発展させてきた成果が書かれている．

　私が膝関節外科医の道を歩み始めたのは 1980 年代に入って間もなくである．当時の本邦における膝関節外科を牽引していたのは日本膝関節研究会であり，腰野富久先生や藤沢義之先生をはじめとする歴史にその名を残したパイオニア達によって HTO が熱く討論されていた．駆け出しの整形外科医であった私はその討論に大きな感銘を受け，Maquet 先生の名著「Biomechanics of the Knee」を穴が開くほど読み，私の師である佐々木鉄人先生の下で HTO を研究するようになった．いま，送られてきたこの書の校了原稿に目を通しながら，ふと思う．もしもこの書を当時のパイオニアの諸先生に読んでいただくことができたなら，どのような評価をいただけるのだろうかと．

　その後，1990 年代から 2000 年代の前半にかけて HTO の 10〜20 年成績に関する多くの優れた論文が本邦および諸国から発表され，世界の HTO 研究は最初のピークを迎えた．しかし 2000 年代後半に入ると人工膝関節置換術の発展に押されて，HTO は世界中で次第に行われなくなり，本邦もその例外ではなかった．しかし，そうした中にあっても HTO の本質を見失わなかった膝関節外科医は HTO 研究の伝統を守り，各々の地域，それぞれの方法で次の発展へのブレークスルーを探り続けていた．私は 2000 年代から蓄積されてきたこのエネルギーが，現在の新たな HTO の発展につながっていると思う．そして，本書はそのエネルギーの一つの発露である．

　本書はユニークな書である．そこにはこれまでの研究で確立された絶対的真実だけでなく，現在の討論において対立している意見も並列して書かれている．したがって，本書を読まれる方はこれがいわゆる「教科書」ではないことを理解していただきたい．しかし，それでも本書はこれから HTO およびその関連手術を学びたい若い整形外科医がまず読むべき書であると信じる．何故なら，ここにはそれらの手術を行う医師が必ず

知っておかねばならない基本的知識と手技が説明されているからである．また中堅の膝関節外科医がHTOに関する独自の研究をこれから始めようとするときにも，本書は有用であろう．例えば，確立された真実と対立する意見の存在を本書を読んで確認することは，新しい事実を発見するための研究をデザインするために必須だからである．さらに本邦のHTOをリードする膝関節外科医にとっても，本書に掲載された対立する議論に結論を出すための研究を企画するための参考になり，また自らの治療方針や手術手技を吟味するための参考になると信じる．

　まもなく出版される本書が次代を担う若い整形外科医達に大きなインパクトを与え，彼らによって本邦におけるHTOに関する研究が大いに進歩することを心から願いつつ，本稿をもって本書の結びとしたい．

2018年3月　ニューオーリンズにて
北海道大学/医療法人知仁会八木整形外科病院
安田和則

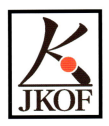

日本 Knee Osteotomy フォーラム　世話人一覧

◆代表世話人

会　長	竹内良平	横須賀市立市民病院関節外科・人工関節センター
副会長	近藤英司	北海道大学大学院医学研究院スポーツ先端治療開発医学分野
監査役	澤口　毅	富山市民病院
監査役	田中孝昭	国立宇都宮病院整形外科
		東京慈恵会医科大学整形外科
事務局	石川博之	横須賀市立市民病院関節外科・人工関節センター
	秋山武徳	秋山クリニック
	葛城良成	札幌整形循環器病院整形外科
	五味徳之	坂出回生病院関節外科センター
	佐伯和彦	福岡大学整形外科
	中村憲正	大阪保健医療大学保健医療学部
	中村立一	春江病院整形外科関節温存・スポーツ整形外科センター
	安田和則	八木整形外科病院
		北海道大学

◆世話人

阿部里見	旭川医科大学整形外科
阿部雅志	藤枝市立総合病院整形外科
井手衆哉	佐賀大学整形外科
大槻周平	大阪医科大学整形外科
大野博史	関西医科大学附属病院整形外科
岡崎　賢	東京女子医科大学整形外科
小川寛恭	岐阜大学大学院医学系研究科整形外科学
久保田光昭	越谷市立病院整形外科/リハビリテーション科
熊橋伸之	島根大学整形外科
五嶋謙一	富山市民病院関節再建外科
齊藤英知	秋田大学附属病院リハビリテーション科
島　洋祐	KKR北陸病院整形外科
鈴木智之	札幌医科大学整形外科
髙原康弘	日本鋼管福山病院整形外科
津田亮二	金沢医科大学整形外科

藤間保晶	市立奈良病院整形外科
中村英一	熊本大学大学院生命科学研究部整形外科学分野
中山　寛	兵庫医科大学整形外科
裵　漢成	豊川市民病院整形外科
藤原　明	福岡リハビリテーション病院整形外科
松枝宗則	新潟中央病院整形外科
松下雄彦	神戸大学整形外科
三上　将	北海道整形外科記念病院
三岡智規	八尾市立病院整形外科
安村建介	レイクタウン整形外科病院
山田裕三	八尾市立病院整形外科
山本祐司	弘前大学スポーツ整形外科
横山勝道	岡山旭東病院整形外科
米倉暁彦	長崎大学整形外科

◆日本 Knee Osteotomy フォーラム　事務局

石川博之	横須賀市立市民病院関節外科・人工関節センター

（2018 年 3 月現在）

索　引

欧 文

A

abrasion 形成術 ……………………… 3
ACI ……………………………… 273, 274
（ACL）再建術 ……………… 68, 80, 85
ACL 不全膝 ……………………………… 80
AKO ……………………………………… 107
Anatomical TomoFix ………………… 52
AOCT ……………………………………… 276
around knee osteotomy …………… 107
autologous osteochondral graft transplantation ………………………… 276

B

β-TCP ……………………………… 66, 116
β-リン酸三カルシウム ………… 61, 116
Barton ……………………………………… 7
biplanar 骨切り ………………………… 4
biplane osteotomy ………………… 249, 250
Blackburne-Peel index ……………… 259
bone block …………………………… 113
bone chip ……………………………… 113
bony correction ………………………… 47

C

Caton-Deschamps index …………… 259
CCD カメラ ……………………………… 92
CD ………………………………………… 266
centralization 法 ……………………… 75
Cincinnati rating system …………… 229
closed wedge DFO …………………… 177
Coventry ………………………………… 9
CPC ……………………………………… 116
CWDFO ………………………………… 177
CWHTO ………………………………… 264

D

delayed gap healing ………………… 186
DFO ……………………………………… 168
distal femoral osteotomy …………… 168
distraction osteogenesis ……………… 70
DLO ……………………………………… 174
DOAC …………………………………… 204

double level osteotomy ……………… 174
DVT 予防 ……………………………… 225
dynamization …………………………… 73
D ダイマー ……………………………… 202

F

fat pad …………………………………… 24
femorotibial angle ……………………… 70
fibula-as-supporting hand theory … 188
fibula-as-supporting strut theory …… 188
fixed valgus deformity ……………… 215
FTA ………………………………………… 3, 9
Fujisawa ………………………………… 9
Function Score ……………………… 228

G

gap filling
………… 102, 107, 186, 247, 249, 250
gap healing …………………………… 186
ghost sign ……………………………… 76
global correction ……………………… 47

H

HAP ……………………………………… 116
hemicallotasis ……………………… 11, 70
high tibial osteotomy …… 141, 206, 276
hip-knee-ankle angle ………………… 10
HKA angle ……………………………… 10
hoop ……………………………………… 75
HTO ………………………… 141, 206, 276
HTO の理想年齢 ……………………… 232
hybrid CWHTO ……………………… 29, 132
hybrid HTO …………………………… 264
hydroxyapatite ………………………… 116

I

ICRS 分類 ……………………………… 276
IFFO …………………………………… 137
incurvated flexiated fibular osteotomy
………………………………………… 137
Insall-Salvati ratio …………… 259, 266
interlocking …………………………… 125
interlocking CWHTO ………………… 125

International Cartilage Repair Society
分類 ……………………………………… 276

J

JKOM …………………………………… 231
JLCA …………………………………… 47
JOA スコア …………………………… 228
joint line convergence angle ………… 47

K

Knee Injury and Osteoarthritis Outcome
Score ………………………………… 230
Knee Score …………………………… 228
Knee Society Clinical Rating System
………………………………………… 228
Knee Society Score 2011 …………… 230
KOOS …………………………………… 230
Koshino 分類 …………………………… 276

L

lateral closed wedge distal femoral osteotomy ……………………………………… 19
lateral closed wedge high tibial osteotomy …………………………………… 9, 29
lateral hinge fracture …………… 121, 185
lateral open wedge distal femoral osteotomy ……………………………………… 19
l-CWDFO ……………………………… 19
l-CWHTO ……………………………… 29
LCWHTO ……………………………… 9
LHF ……………………………………… 185
l-OWDFO ……………………………… 19
Lysholm score ………………………… 229
L 字型骨切り ………………………… 162, 163

M

%MA …………………………………… 64
m-CWDFO ……………………………… 22
MCL …………………………………… 121
medial closed distal femoral osteotomy（DFO） ………………………… 168
medial closed wedge distal femoral
osteotomy …………………………… 22

medial meniscus posterior root tear
······ 75

medial open wedge distal femoral oste-
otomy ······ 22

meniscal extrusion width ······ 77

MEW ······ 77

MF ······ 270, 272, 273, 274

microfracture ······ 3

micromotion ······ 247

Mikulicz line ······ 9, 70

MMPRT ······ 75

Mobile 型 ······ 218

monoplane ······ 94

m-OWDFO ······ 22

MOWHTO ······ 10

MPTA ······ 48, 264

MRI ······ 270, 271

multiple stab incision ······ 220

O

Ogata ······ 9

OKS ······ 230

ON ······ 107

open wedge high tibial osteotomy
（HTO） ······ 52, 58, 102, 120

Orthopaedic Scores ······ 229

OWHTO ······ 4, 52, 64, 92, 107, 120, 264

OWHTO 研究史 ······ 4

Oxford Knee Score ······ 230

P

Pagoda 変形 ······ 160

patello-femoral osteoarthritis ······ 132

PF 関節 OA ······ 29

pie crust technique ······ 220

pie crust 法 ······ 122

proximal tibiofibular joint ······ 185

PTFJ ······ 185

Puddu plate ······ 10

Puddu type プレート ······ 64

pull-out ······ 79

R

rectangular BTB ······ 86

resident's ridge ······ 88, 89

S

safe zone ······ 105

slope correction ······ 85

slot ······ 139

soft tissue correction ······ 47

SONK ······ 272, 273, 274, 276

Staubli ······ 11

Steinmann pin ······ 157

stress relaxation ······ 250

T

Takeuchi 分類 ······ 185

TCVO ······ 160

temporary lag screw fixation ······ 186

tibial condylar valgus osteotomy ······ 160

tibial posterior slope ······ 120

tibial posterior slope angle ······ 191

TKA ······ 215

TomoFix® locking plate ······ 4

TPS ······ 120, 191

TPS（の）増大 ······ 191, 192, 193

TriS プレート ······ 58

truncation sign ······ 75

TT-TG ······ 265

V

varus thrust ······ 85

vertical linear defect ······ 75

W・X

WBL ······ 126

weight bearing line ······ 126

Western Ontario and McMaster Univer-
sities Osteoarthritis Index ······ 229

white meniscus sign ······ 75

WOMAC ······ 229

X 線透視装置 ······ 92

数 字

3D 術前計画 ······ 216

和 文

あ

アナトミカルアライメント ······ 40

い

医師主導型臨床スコアリング ······ 228

一面骨切り ······ 86

一期的再建術 ······ 86

医療連携 ······ 199

え

エドキサバン ······ 202

お

応力緩和 ······ 250

オスフェリオン 60 ······ 56

か

臥位 X-p ······ 4

回旋 ······ 267

回旋ストレス ······ 213

回旋変形 ······ 99

外側アプローチ ······ 218

外側解離 ······ 218

外側型膝 OA ······ 168, 215

外側型変形性膝関節症 ······ 22

外側楔状閉鎖式高位脛骨骨切り術
······ 2

外側広筋 ······ 19

外側骨皮質ヒンジ周辺骨折 ······ 4

外側膝窩部痛 ······ 210

外側皮質骨 ······ 127

外側ヒンジ骨折 ······ 185

外側ヒンジ部 ······ 28

開大幅 ······ 103

開大部 ······ 102

外反 ······ 168

外反膝 ······ 215

外反膝変形 ······ 19, 22

解剖学的ランドマーク ······ 93

海綿骨 ······ 127

角度計付き創外固定用ガイド ······ 157

仮骨延長 ······ 4

索 引　　295

へ

変形解析 ……………………………… 41
変形性膝関節症 …………… 52, 107, 132
変形中心 ………………………… 19, 22, 29
片側型 OA …………………………………… 7

ほ

北大式逆 V 字型 HTO ……………… 154
歩行解析 …………………………………… 241

ま

マイクロフラクチャー … 65, 256, 270
麻酔 ……………………………………… 34

み

ミーゼス相当応力 ………………………… 248

め

メカニカルアライメント …………… 40

ゆ

有限要素解析 …………… 247, 248, 249

よ

容姿 ………………………………………… 97

り

力学的環境 ………………… 247, 250
リスクファクター ……………………… 38
立位下肢全長 X 線 ………………… 41
リハビリテーション ………… 222, 273
リン酸カルシウムセメント ……… 116
臨床成績 …………………… 270, 274

れ

冷凍ボーンバンクマニュアル ……113
レジストレーション ……………………… 93

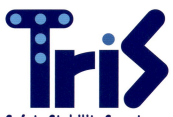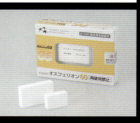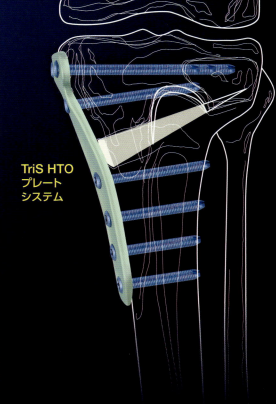

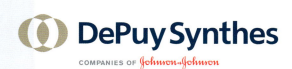
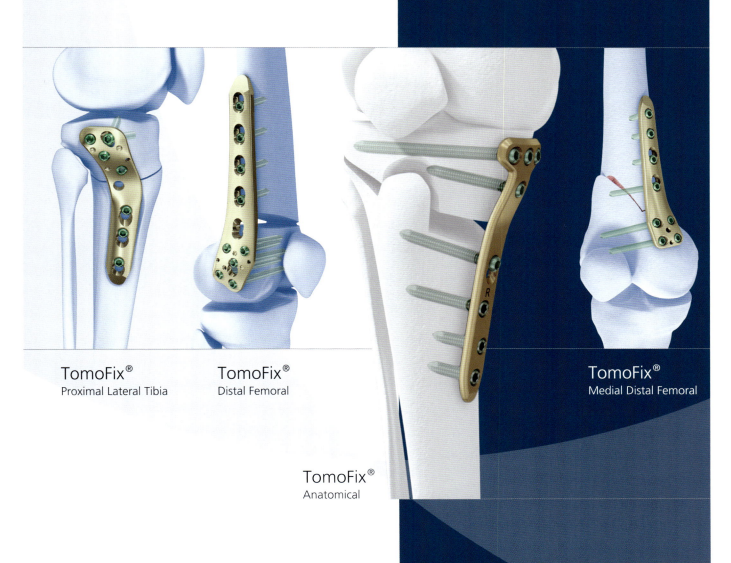

TOMOFIX®
Knee Osteotomy Systems

TomoFix® Proximal Lateral Tibia

TomoFix® Distal Femoral

TomoFix® Anatomical

TomoFix® Medial Distal Femoral

depuysynthes.jp

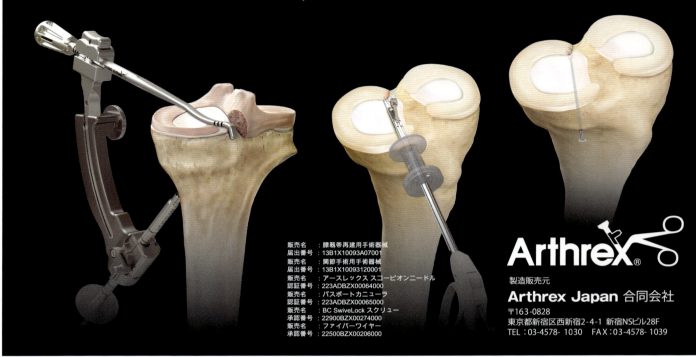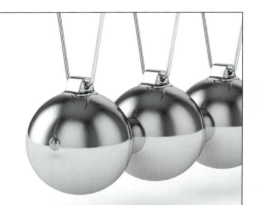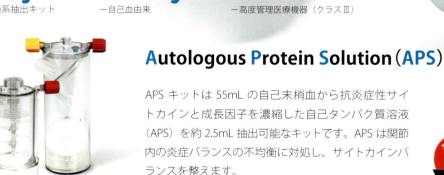

stryker

1588 AIM
Clinically differentiated visualization

これまでの高精細画像を凌駕する映像モダリティ
〜鏡視下映像は新たなレベルへ〜

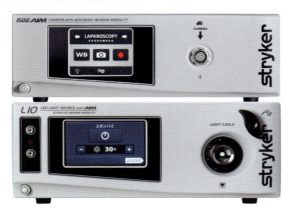

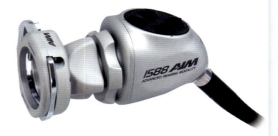

※本製品に関するお問い合わせは弊社営業までお願い致します。

製造販売業者
日本ストライカー株式会社
112-0004 東京都文京区後楽2-6-1 飯田橋ファーストタワー
P 03 6894 0000
www.stryker.co.jp

医療従事者向けサイト：Stryker medical professional site
www.stryker.co.jp/mp2/

髄内釘による骨接合術
―全テクニック公開，初心者からエキスパートまで―

とことん**髄内釘**にこだわった
整形外科医必携の一冊！

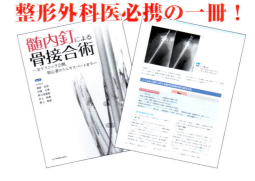

編集 *AIM14*

渡部　欣忍（帝京大学整形外科），白濱　正博（久留米大学整形外科），野々宮廣章（静岡赤十字病院第二整形外科）
井上　尚美（東北労災病院整形外科），最上　敦彦（順天堂大学静岡病院整形外科）

髄内釘初心者からエキスパートまで、幅広い読者層に役立つことを想定し企画された髄内釘の新バイブル！本邦屈指のネイラーが伝授する手技やコツ、ピットフォールや合併症の対策まで、豊富な写真やイラストで丁寧に解説！

2017年5月発行　定価（本体価格 10,000円＋税）　変形A4判　246頁　オールカラー

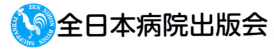

全日本病院出版会　〒113-0033 東京都文京区本郷 3-16-4　Tel：03-5689-5989
http://www.zenniti.com　　　　　　　　　　　　　　　　Fax：03-5689-8030

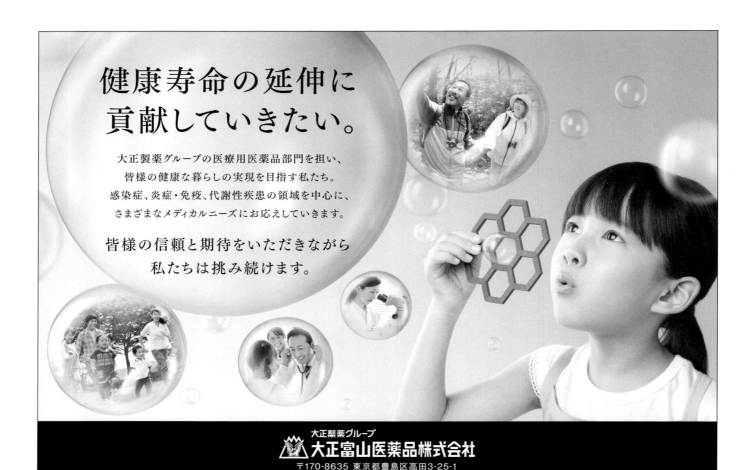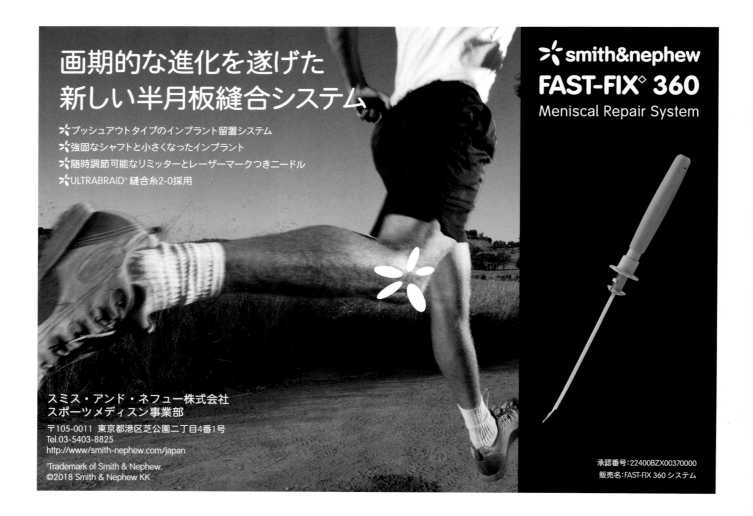

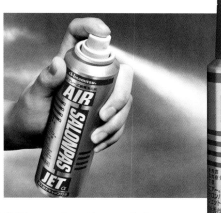
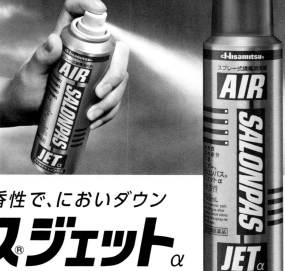

AIR SALONPAS

スポーツ時の筋肉痛、筋肉疲労に

ジェット噴射で、冷却力アップ　微香性で、においダウン

エアーサロンパス®ジェット α

筋肉痛・筋肉疲労に　第3類医薬品

※当社エアーサロンパスEX比

◎この商品に関するお問い合わせは、久光製薬お客様相談室へ。☎ 0120-133250
受付時間／9:00－17:50（土日・祝日・会社休日を除く）　www.airsalonpas.jp

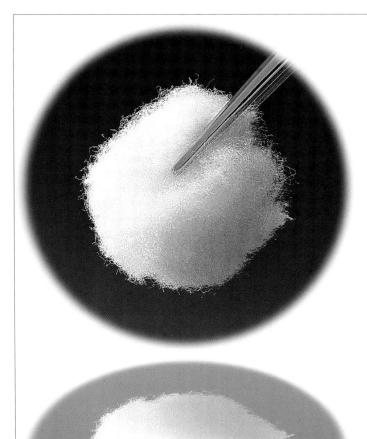

医療用品4整形用品　高度管理医療機器　JMDNコード35895200
コラーゲン使用吸収性局所止血材　保険適用

インテグラン®

綿状　シートタイプ　シート0.2g

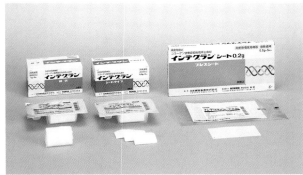

●【使用目的又は効果】、【使用方法等】、【警告、禁忌・禁止を含む使用上の注意】等につきましては、添付文書をご参照ください。添付文書の改訂にご留意ください。

日本臓器製薬

〒541-0046 大阪市中央区平野町2丁目1番2号
資料請求先：学術部
くすりの相談窓口 ☎ 0120-630-093
土・日・祝日を除く 9:00～17:00

2017年11月作成

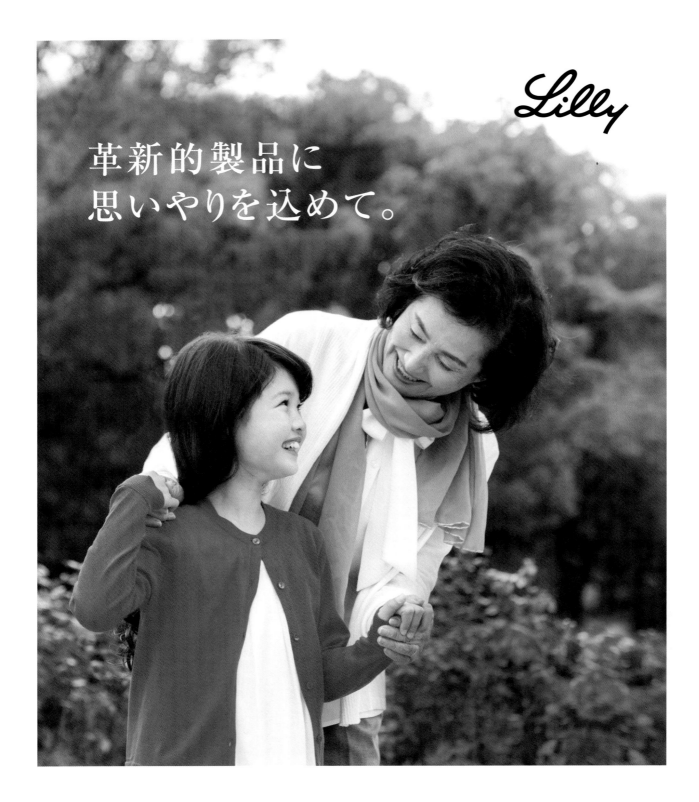

ゼロからはじめる！
Knee Osteotomy アップデート

2018 年 5 月 25 日　第 1 版第 1 刷発行（検印省略）

編　者　日本 Knee Osteotomy フォーラム
発行者　末　定　広　光
発行所　株式会社　全日本病院出版会
東京都文京区本郷 3 丁目 16 番 4 号 7 階
郵便番号 113-0033　電話（03）5689-5989
FAX（03）5689-8030
郵便振替口座　00160-9-58753
印刷・製本　三報社印刷株式会社

©ZEN-NIHONBYOIN SHUPPAN KAI, 2018.
・本書に掲載する著作物の複製権・翻訳権・上映権・譲渡権・公衆送信権
　（送信可能化権を含む）は株式会社全日本病院出版会が保有します．
・JCOPY ＜（社）出版者著作権管理機構　委託出版物＞
　本書の無断複写は著作権法上での例外を除き禁じられています．複写さ
　れる場合は，そのつど事前に，（社）出版者著作権管理機構（電話 03-
　3513-6969，FAX03-3513-6979，e-mail：info@jcopy.or.jp）の許諾を得て
　ください．
　本書をスキャン，デジタルデータ化することは複製に当たり，著作権法
　上の例外を除き違法です．代行業者等の第三者に依頼して同行為をする
　ことも認められておりません．

定価はカバーに表示してあります．
ISBN　978-4-86519-245-2　C3047